第2版

病理学総論にもとづく

口腔病理学

Oral Pathology based on General Pathology

編集主幹
井上　孝
田中 昭男
長谷川 博雅

編集委員
浅野 正岳
安彦 善裕
岡田 康男
草間　薫
久山 佳代
槻木 恵一
前田 初彦
美島 健二

永末書店

序文

歯科医学教育に関連する指針である「歯学教育モデル・コア・カリキュラム―教育内容ガイドライン」および「歯科医師国家試験出題基準」について、前者は平成28年度版として、後者は平成30年版として改訂されました。それ以外に口腔病理学にとって重要な事項はWHO歯原性腫瘍分類の改訂であります。WHO歯原性腫瘍分類については1971年に初めて刊行され、1992年、2005年にそれぞれ改訂されましたが、2005年の改訂では、それまで囊胞として分類されていた歯原性角化囊胞が角化囊胞性歯原性腫瘍として、石灰化歯原性囊胞が石灰化囊胞性歯原性腫瘍として取り扱われました。このように歯原性囊胞の一部が歯原性腫瘍に分類され、大きな変更がありました。しかし、今回、2017年にはこれら2種の歯原性腫瘍について、前者は歯原性角化囊胞に、後者は石灰化歯原性囊胞になり、歯原性腫瘍から歯原性囊胞へともとに戻りました。その他に、口腔粘膜病変の前癌病変および前癌状態についてもWHOは、それらを広義に考え口腔潜在性悪性疾患としてまとめ（ⅳ頁の表）、従来の前癌病変および前癌状態の用語を使用しないことにしており、これらにも呼応して今回、本書を改訂し、第2版を上梓することとしました。

本書の改訂にあたっては、WHO歯原性腫瘍の分類のみならず、歯学教育モデル・コア・カリキュラムおよび国家試験出題基準の改訂をも含め、さらに内容を充実させることを念頭において執筆しています。モデル・コア・カリキュラムでは、従来C-4病因と病態であったのが、C-5となり、「細胞傷害、組織傷害及び萎縮」、「修復と再生」、「循環障害」、「炎症」、「腫瘍」に加えて「病因論と先天異常」および「個体死」の項目が入ってきました。一方、国家試験出題基準では、必修や総論、各論の口腔病理学関連項目に一部変更がありますが、その他、主な検査項目の染色法としてHematoxylin-eosin染色、Sudan Ⅲ染色、PAS染色、Congo-Red染色、Gram染色、Ziehl-Neelsen染色、Grocott染色、May-Giemsa染色、Papanicolaou染色に加えて、今回、PAM染色、Gomori-Trichrome染色、免疫組織化学、酵素組織化学の項目が追加されています。これらについても改訂に含めています。

本書の特徴は、病理学と口腔病理学の繫がりを明確にして総論と各論の関係を重視した内容として、初版で企画したものです。したがって、病理学を学習する意義が理解され、口腔病理学を学習する際の理解度を高めることを当初から主眼としていました。例えば、症候群についても口腔領域に現れるものが多数あります（ⅴ頁の表）。第2版においてもそれらの課題を解決すべく適切に表現し、知識が体系的にそして俯瞰的に理解できることを引き続いて踏襲しています。

本書は、初めて病理学・口腔病理学を学ぶ者に対しても、また、すでに病理学・口腔病理学を学修した者がCBTや歯科医師国家試験を前にして復習するうえでも適切な情報が得られることを念頭においていますので、歯学生にとってさらに有益な、使いやすいテキストとして第2版を企画できたと考えています。

歯学生の皆さんがさらに大いに活用されることを願っています。

平成29年12月

編集主幹　井上　孝　田中 昭男　長谷川 博雅

表　WHO 国際分類の改訂による歯原性腫瘍の新たな組織分類を含む一覧

大分類	中分類	小分類
口腔潜在性悪性疾患 oral potentially malignant disease	白板症	
	紅板症	
	紅板白板症	
	先天性角化不全症	
	口腔粘膜下線維症	
	咬みタバコ関連角化症	
	リバーススモーキングによる口蓋病変	
	慢性カンジダ症	
	扁平苔癬	
	円板状エリテマトーデス	
	梅毒性舌炎	
	光線角化症（口唇）	
WHO 歯原性腫瘍分類	歯原性癌腫	・エナメル上皮癌 ・原発性骨内癌、NOS ・硬化性歯原性癌 ・明細胞性歯原性癌 ・幻影細胞性歯原性癌
	歯原性癌肉腫	
	歯原性肉腫	
	良性上皮性歯原性腫瘍	・エナメル上皮腫 ・扁平歯原性腫瘍 ・石灰化上皮性歯原性腫瘍 ・腺腫様歯原性腫瘍
	良性上皮間葉混合性歯原性腫瘍	・エナメル上皮線維腫 ・原始性歯原性腫瘍 ・歯牙腫、集合型 　　　　複雑型 ・象牙質形成性幻影細胞腫
	良性間葉性歯原性腫瘍	・歯原性線維腫 ・歯原性粘液腫／歯原性粘液線維腫 ・セメント芽細胞腫 ・セメント質骨形成線維腫
歯原性嚢胞	炎症性歯原性嚢胞	・歯根嚢胞 ・炎症性傍側性嚢胞
	歯原性ならびに 非歯原性発育性嚢胞	・含歯性嚢胞 ・歯原性角化嚢胞 ・側方性歯周嚢胞とブドウ状歯原性嚢胞 ・歯肉嚢胞 ・腺性歯原性嚢胞 ・石灰化歯原性嚢胞 ・正角化性歯原性嚢胞 ・鼻口蓋管嚢胞

表　口腔領域に症状が現れる症候群

口腔領域の症状	症候群
歯の早期喪失	Marfan 症候群、Papillon-Lefèvre 症候群
歯の萌出遅延	鎖骨頭蓋異骨症、大理石骨病、Down 症候群
乳歯の晩期残存	鎖骨頭蓋異骨症
多数埋伏歯	鎖骨頭蓋異骨症、Gardner 症候群、大理石骨病、Down 症候群
歯の欠如	Down 症候群、骨形成不全症、Apert 症候群、Crouzon 症候群
無歯症	外胚葉異形成症
融（癒）合歯	Apert 症候群、Down 症候群、Crouzon 症候群
過剰歯	鎖骨頭蓋異骨症、Apert 症候群、Gardner 症候群
矮小歯	外胚葉異形成症 、Down 症候群 、Turner 症候群（♀）
エナメル質形成不全	鎖骨頭蓋異骨症、外胚葉異形成症
象牙質形成不全	象牙質形成不全症 、骨形成不全症
歯列不正	Crouzon 症候群、Down 症候群、Marfan 症候群、Treacher Collins 症候群、Turner 症候群（♀）
不正咬合	Paget 症候群
上顎発育不全	Crouzon 症候群、Apert 症候群、鎖骨頭蓋異骨症、Down 症候群
下顎発育不全	Russell-Silver 症候群、猫鳴き症候群（5P- 症候群）、18 トリソミー症候群（Edwards 症候群）
上顎前突	Turner 症候群（♀）、Marfan 症候群、Treacher Collins 症候群、Pierre Robin 症候群
下顎前突	基底細胞母斑症候群、Crouzon 症候群、Beckwith-Widemann 症候群、Apert 症候群
顎骨の低形成	第一第二鰓弓症候群（Goldenhar 症候群）、Treacher Collins 症候群、Robin sequence（Pierre Robin 症候群）
歯周疾患	Papillon-Lefèvre 症候群、Chédiak-Higashi 症候群、Down 症候群
高口蓋	Apert 症候群、鎖骨頭蓋異骨症、Marfan 症候群、Pierre Robin 症候群、Treacher Collins 症候群、口腔・顔面・指趾症候群（OFD 症候群）（I 型、II 型）、Crouzon 症候群、Down 症候群 、Russell-Silver 症候群、第一第二鰓弓症候群（Goldenhar 症候群）
口蓋裂	Marfan 症候群、基底細胞母斑症候群、口腔・顔面・指趾症候群（OFD 症候群）（I 型、II 型）、第一第二鰓弓症候群（Goldenhar 症候群）、Treacher Collins 症候群、Apert 症候群、Crouzon 症候群、Turner 症候群（♀）、Klinefelter 症候群（♂）、Down 症候群、Robin sequence（Pierre Robin 症候群）、18 トリソミー症候群（Edwards 症候群）
巨舌症	Beckwith-Widemann 症候群、Down 症候群 、Crouzon 症候群
顔面神経麻痺	Ramsay Hunt 症候群、Melkersson-Rosenthal 症候群、Heerfordt 症候群
肉芽腫性口唇炎	Melkersson-Rosenthal 症候群
溝状舌	Melkersson-Rosenthal 症候群、Down 症候群
両側耳下腺腫脹	Heerfordt 症候群（サルコイドーシス）
耳介側頭神経支配領域に発汗、発赤	Frey 症候群
多発性色素斑	Peutz-Jeghers 症候群 、Addison 病、von Recklinghausen 病、McCune-Albright 症候群
多発性神経線維腫症	von Recklinghausen 病
多発性顎嚢胞（歯原性角化嚢胞）	基底細胞母斑症候群（Gorlin-Goltz 症候群）
歯牙腫	Gardner 症候群
骨腫	Gardner 症候群
顔面血管腫	Sturge-Weber 症候群
多発性線維性（骨）異形成症	McCune-Albright 症候群
Hutchinson 歯	Hutchinson 症候群（先天性梅毒）
咬合異常に起因した顎関節形態機能障害	Costen 症候群
再発性アフタ	Behçet 症候群
舌炎、口角炎（鉄欠乏性貧血）	Plummer-Vinson 症候群
口腔乾燥、唾液腺腫脹	Sjögren 症候群

下線：配偶子病　青字：常染色体優性遺伝　緑字：常染色体劣性遺伝　橙字：伴性劣性遺伝　赤字：性染色体異常

目次

本書の使い方

(3) ホルモン性肥大 hormonal hypertrophy（過形成も伴う）

ホルモンの過剰刺激により、その作用する臓器・組織に起こる肥大のこと。妊娠時の乳腺や子宮の肥大がこれにあたり、また、甲状腺摘出後の下垂体の肥大や下垂体腺腫による末端肥大症の原因となる。

(4) 慢性刺激による肥大

①機械的刺激

重層扁平上皮（棘細胞癌）皮膚角質層の肥厚や、口腔内では頬粘膜の咬癖により生じる**刺激性線維腫** irritation fibroma などがあり、過形成に相当する。

慢性の機械的刺激の例としては、ペンダコ（胼胝）や昔の畳職人の肘などにできる胼胝（タコ）がある。

②炎症性刺激

炎症の原因となる物理的あるいは化学的刺激が、軽度にかつ持続的に作用すると、結合組織や被覆上皮に肥大が起こる。

歯科医師国家試験、共用試験歯学系CBTに関与する英語は併記しています。

歯科医師国家試験、共用試験歯学系CBTのキーワードは赤字にしています。

歯科医師国家試験に既出の項目には、☆印をつけています。

2. 化生 metaplasia ☆

分化した細胞が形態・機能において他の分化した細胞に変化することをいう。

1）扁平上皮化生 squamous metaplasia ☆

(1) 線毛円柱上皮からの化生

喫煙者などの気管支上皮でみられる変化で、線毛円柱上皮が重層扁平上皮に変化する。

(2) 腺上皮からの化生（図 4-3）

子宮頸部や**唾石症**などの慢性炎症を有する唾液腺導管にみられる変化で、単層円柱上皮が重層扁平上皮に変化する。

2）腸上皮化生 ☆

ヘリコバクター・ピロリ *Helicobacter pylori* などによる慢性胃炎にみられる変化で、胃粘膜が杯細胞を有する腸の粘膜へ変化する。

歯科医師国家試験に頻出する疾患には病理組織像を掲載しています。

病理組織像の重要な箇所には、引き出し線をつけて説明しています。

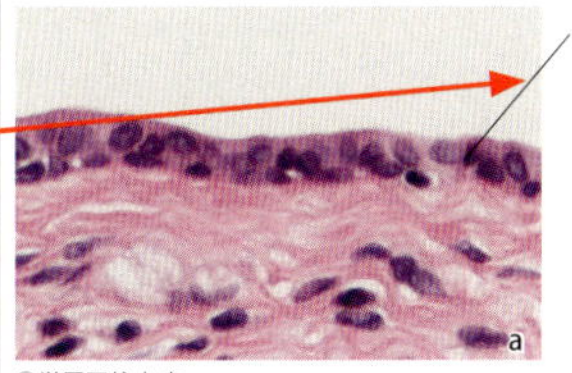

①単層円柱上皮

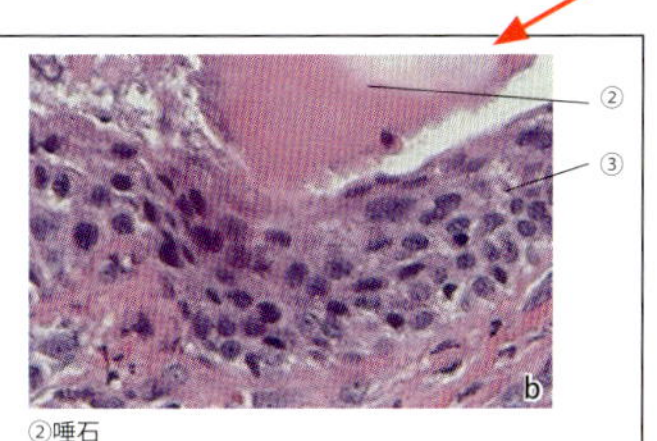

②唾石
③化生後の重層扁平上皮

図 4-3　唾液腺導管上皮の扁平上皮化生

30

CHAPTER 1 病理学とは

1．病理学の歩み

ルネッサンス以後、16 世紀には Vesalius が人体病理学に根差した病理学を示し、18 世紀に入ると、Morgagni が世界初の病理学解剖書を著し、臓器病理学が創始された。時代が進み、19 世紀後半に近代病理学は、Virchow が著した『細胞病理学』によってさらに発展した。そこに示されている細胞や組織の形態的変化に基づいて近年の医学が進歩、発展してきた。病変の観察は肉眼のみならず、細胞の変化を光学顕微鏡や電子顕微鏡、蛍光顕微鏡、レーザー走査顕微鏡などを用いて行われた。さらに現在では、分子病理学やゲノム研究によって病気の原因や病変が多方面から探究され、病気の診断、治療、予防に活かされ、疾病の本質の解明が大きく進んできた。

2．人体病理学 human pathology

人体病理学は、ヒトの病変を肉眼的、顕微鏡的に観察して病理診断を行い、病気の本態を明らかにする学問で、疾病を治療するうえで不可欠のものである。

1）病理診断 pathological diagnosis

病理診断は疾病が何であるかを明らかにし、治療方針を決定することにつながる。その方法として細胞診、生検、組織診、術中迅速診断があり、その他に剖検がある。

(1) **細胞診断（細胞診）** ☆

細胞診とは、病変部を擦過や吸引し、採取した細胞をスライドグラスに塗布し、染色して顕微鏡で調べることである。細胞診は病気のスクリーニングに利用するが、確定診断には用いられない。確定診断は後述の組織診によって行う。

細胞診の具体的な方法は、

①擦過や吸引によって細胞を採取
②スライドグラスに塗布
③塗布した細胞を **95%エタノールで固定** ☆
④ **Papanicolaou 染色** ☆（図 1-1）
⑤検鏡

の流れになる。その他、血液の塗抹標本の染色には **May-Giemsa 染色** ☆を用いる。

(2) 生検組織診断（病理組織診断、組織診） biopsy

生検とは、生体検査の略で、病気の診断や経過予後の判定を行うために患部の組織や臓器の一部を切除し顕微鏡で調べることである。生検を行い診断することを**生検組織診断**（**病理組織診断、組織診**）という。

標本の作製手順は、**図 1-2** に示すように固定（一般的に 10 ～ 20％ホルマリン）、脱水、透徹、パラフィン包埋を経て切片を作製し、染色後、検鏡する。

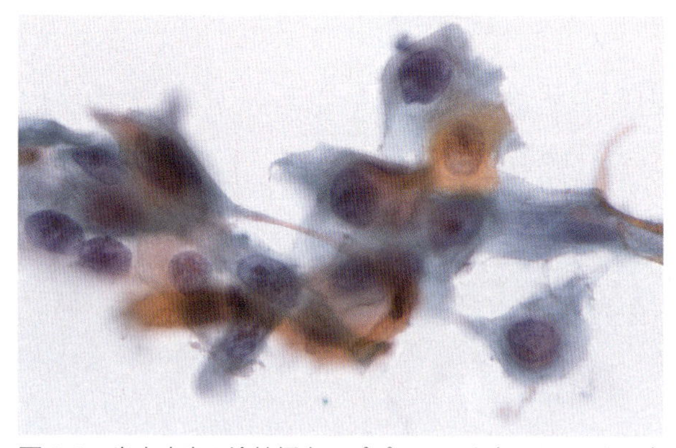

図 1-1 歯肉病変の塗抹標本のパパニコロウ（Papanicolaou）染色

角化細胞の細胞質はオレンジ色に、基底細胞のそれはライトグリーン色に染まり、核はヘマトキシリンで紫色に染まる。核の腫大および核・細胞質比の増大がみられる。

ただし、歯や骨の硬組織はそのままでは薄切できないので、カルシウムを溶かす必要がある。この操作を脱灰という。

脱灰は、酢酸や塩酸などの酸性の溶液を使用する方法と中性状態で脱灰する EDTA（ethylenediamine tetraacetic acid）を用いる方法がある。これらの溶液を脱灰液という。

一般染色は、**Hematoxylin-eosin（H-E）染色**☆である。

特殊染色として糖は **PAS 染色**☆、粘液は **Mucicarmine 染色**、脂肪は **Sudan Ⅲ染色**☆、アミロイドは **Congo-Red 染色**☆、細菌は **Gram 染色**☆、結核菌は **Ziehl-Neelsen 染色**☆、真菌は **Grocott 染色**☆または PAS 染色で検出する。

さらに組織に存在する物質、たとえばケラチンの局在を調べる免疫染色では、ケラチンに対する抗体を作製し、それを切片に反応させ、切片上で抗原抗体反応を起こし、それを可視化して観察する（**表 1-1**）。この手法によって組織中の種々な物質を検出して観察することができる。

(3) 手術で摘出された臓器・組織の診断

摘出された臓器や組織について肉眼的に大きさや性状、広がりを調べ、さらに顕微鏡標本を作製して病変の最終診断を行う。病変の広がり、手術で取り切れたかどうかの確認について臨床医に情報を提供する。

(4) 術中迅速診断 frozen diagnosis

手術中に診断や病変が取り切れているかを判断するために、術中に切除した組織を液体窒素など

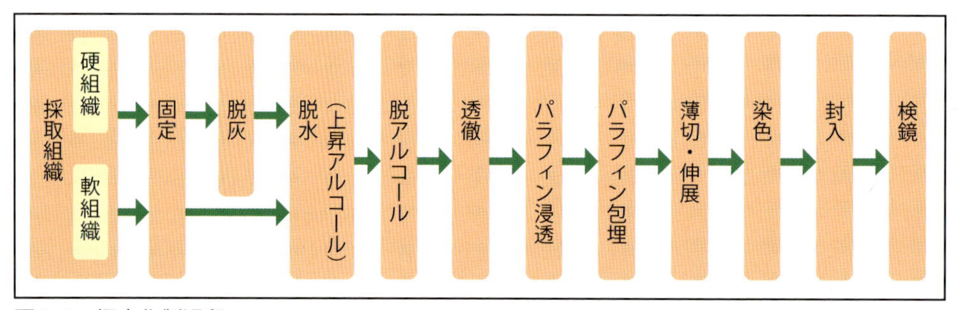

図 1-2 標本作製過程

で凍結して標本を作製し、顕微鏡で診断することを**術中迅速診断**☆という。病変の広がりや手術で取り切れたかどうか、追加切除が必要かどうかを臨床医に情報提供する。診断に要する時間は10分程度である。

(5) 剖検（病理解剖）autopsy

病死された患者のご遺体を解剖することを「病理解剖（剖検）」という。剖検によって得られた疾病の詳細な情報を医療に役立てることができる。もちろん、患者のご遺族の承諾を得る必要がある。

3. 実験病理学 experimental pathology

実験病理学では疾患モデル動物を作製し、あるいは培養細胞などを用いて疾病の本態を明らかにし、診断や治療、予防に活用することが行われる。

表 1-1　染色方法と目的、結果、疾患

染色方法	目的	結果	対象
Hematoxylin-eosin 染色（H-E 染色）	一般染色	ヘマトキシリン（藍色）：細胞核、軟骨、細菌、石灰化組織など エオジン（赤～紅色）：細胞質、結合組織、筋組織など	生検組織 剖検組織
PAS 染色（過ヨウ素酸シッフ反応）	多糖類、特にグリコーゲンの染色	赤色：多糖類	カンジダ症 糖原変性
Mucicarmin 染色	多糖類の染色	赤色：上皮性粘液	粘表皮癌
PAM（染色過ヨウ素酸メセナミン銀）染色	多糖類の染色	黒色：腎糸球体基底膜、細網線維	糸球体腎炎
Sudan Ⅲ 染色	脂肪染色	黒色：脂肪細胞	脂肪腫 脂肪変性
Congo-Red 染色	アミロイドの染色	赤色：アミロイド	石灰化上皮性歯原性腫瘍 アミロイド変性
Gram 染色	細菌の染色		喀痰中の細菌 プラーク中の細菌
Ziehl-Neelsen 染色	抗酸菌の染色	赤色：抗酸菌	結核症
Grocott 染色	真菌、放線菌の染色	黒色：真菌、放線菌	真菌症（カンジダ症、アスペルギルス症） 顎放線菌症
May-Giemsa 染色	塗抹骨髄・血液の染色	赤紫色：核	白血病、塗抹血液
Papanicolaou 染色	塗抹標本の染色 細胞診	オレンジ色～ピンク色～濃青緑色：重層扁平上皮	扁平上皮癌 腺癌
Gomori-Trichrome 染色（Masson-Trichrome 染色）	結合組織		膠原線維
免疫組織化学	S100 ケラチン ビメンチン	存在すればそれぞれ陽性	S100：神経鞘腫、神経線維腫、悪性黒色腫などのメラニンサイト由来の病変、多形腺腫 ケラチン：扁平上皮癌 ビメンチン：線維腫などの非上皮性腫瘍
酵素組織化学	酒石酸耐性酸性ホスファターゼ	活性が存在すれば陽性	破骨細胞

4．病理学と口腔病理学

口腔は全身の一部であるので、全身に生じる病変が口腔領域にも現れる。それら以外に、口腔領域には摂食や咀嚼をつかさどる歯や歯周組織、顎骨、唾液腺など口腔特有の組織があるので、それらに付随した病変が生じる。

以上の人体病理学や実験病理学、病理学、口腔病理学の関係は、**図 1-3** に示すようになる。

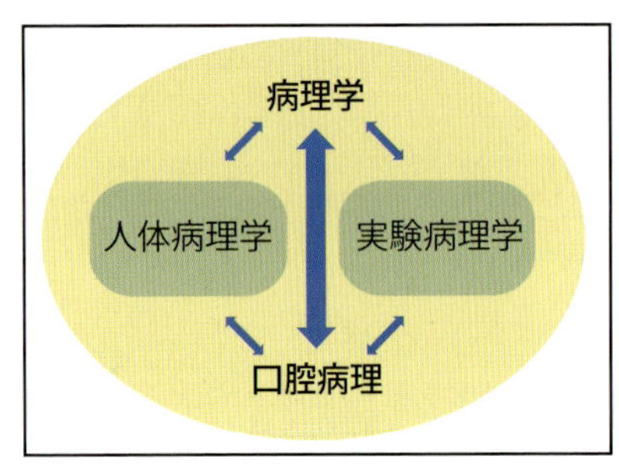

図 1-3 病理学、口腔病理学、人体病理学、実験病理学の関係

（田中昭男、富永和也）

TOPICS

酵素組織化学染色と免疫組織化学染色

染色には一般染色、特殊染色、酵素組織化学染色、免疫組織化学染色（免疫染色）がある。そのうち酵素組織化学染色は酵素反応を利用して、その反応産物に色素を結合させて可視化し、顕微鏡で観察する方法である。したがって、酵素活性が組織標本に残っていることが必要であるので、未固定の凍結切片が使用される。酵素活性検出の一例として酸性ホスファターゼ活性がある。酸性ホスファターゼが作用する基質液を作製して切片に作用させると酵素作用によって反応産物が生じる。それに結合する色素を基質液にあらかじめ添加していると、それと反応して赤色などになる。酸性ホスファターゼ活性は酒石酸で失活するのが多いが、なかには失活しない酸性ホスファターゼがある。それを酒石酸耐性酸性ホスファターゼという。この酒石酸耐性酸性ホスファターゼを有しているのが破骨細胞である。

免疫組織化学的染色は、組織標本中の抗原に抗体を作用させ、抗原抗体反応によって、抗原を検出する方法である。ケラチンやビメンチン、S100、コラーゲンなどに対する抗体に目印となる標識物質を結合させた溶液を組織切片上に添加して抗原抗体反応を起こさせ、その後、標識物質を発色させて可視化し、顕微鏡で観察する方法である。特に S100 は歯科医師国家試験問題として出題されたことがある。S100 は最初ウシ脳から分離されたタンパク質で低分子量であり、カルシウム結合性ドメインをもっている。このタンパク質は、中性硫酸アンモニウムに 100% 溶ける（Soluble）ことから、S100 といわれている。その機能の多くは未解明であるが、神経外胚葉性由来である神経系およびメラノサイト系、ならびにマクロファージ、ランゲルハンス細胞、筋上皮細胞などが陽性である。その他の物質として上皮細胞の細胞質に存在する各種ケラチン、非上皮性の細胞の細胞質に存在するビメンチンなどの物質も一般的なものである。抗体は、種々なものが市販されているので、病理組織検査に用いるのは容易であり、病理組織診断の有用な補助ツールである。

CHAPTER 2

病因

病気が生じるには原因がある。病気の原因を**病因**（etiology、pathogenesis）という。病因は生体内に存在する**内因**（**遺伝的要因**）と生体外に存在する**外因**（**環境的要因**）に分けられ、内因と外因はさらに細分される（**表 2-1**）。また、病気の発症に主体的に関わっているか否かによって主因と誘因に分けられる（**図 2-1**）。

表 2-1　内因と外因の種類

内因 （遺伝的要因）	1）一般的素因（生理的素因） 2）個人的素因（病的素因） （1）先天性素因 （2）後天性素因
外因 （環境的要因）	1）物理的因子 2）化学的因子 3）生物的因子 4）栄養障害

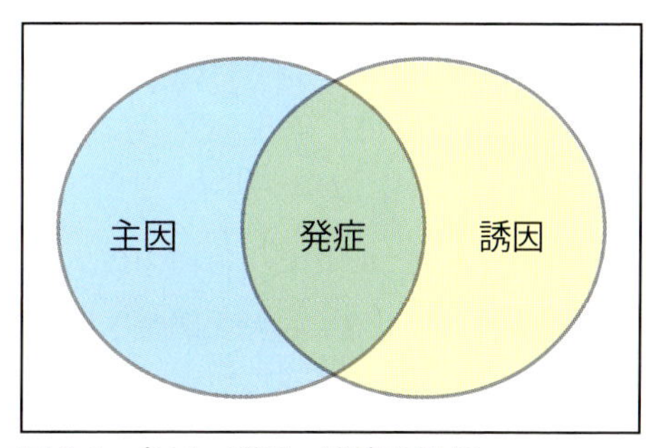

図 2-1　主因、誘因、発症の関係

1．内因

内因は病気にかかりやすい潜在的因子である。これを素因といい、ある集団に共通する一般的素因と個人にみられる個人的素因に分けられる。

1）一般的素因（生理的素因）

一般的素因は生理的素因ともいわれ、ヒトのある集団に共通してみられるもので、人種（**表 2-2**）、年齢（**表 2-3**）、性（**表 2-4**）、臓器（**表 2-5**）に分けられる。

2）個人的素因（病的素因）

個人的素因には、先天性と後天性の素因があり、前者は遺伝的背景や母体の影響が強く、後者は環境の影響が強く関与する。

表 2-2　人種素因と疾患

人種素因　：人種差に起因
遺伝的背景、食習慣、生活様式、居住地の気候に依存 ・欧米人に多い疾患：大腸癌、乳癌、皮膚癌 ・日本人も食習慣の欧米化によって大腸癌が増加

表 2-3　年齢素因と疾患

年齢素因　：年齢差に起因
・子どもに多い疾患：**麻疹**、**水痘** ・高齢者に多い疾患：**癌**、**高血圧症**

表 2-4　性素因と疾患

性素因　：性差に起因
・男性に多い疾患： 心筋梗塞、動脈硬化症、肺癌、食道癌 ・女性に多い疾患： 乳癌、自己免疫疾患、鉄欠乏性貧血、閉経後の骨粗鬆症

表 2-5　臓器素因と疾患

臓器素因　：臓器差に起因
細菌性疾患の好発臓器 ・肺：結核 ・リンパ節：結核 ・小腸：腸チフス ・大腸：赤痢 ウイルスの臓器親和性 ・呼吸器系：インフルエンザウイルス ・腸管：ノロウイルス ・肝臓：肝炎ウイルス ・皮膚・粘膜：麻疹ウイルス、風疹ウイルス、単純ヘルペスウイルス、水痘・帯状疱疹ウイルス ・角膜・結膜：アデノウイルス

(1) 先天性素因

先天性素因は体質であり、それには遺伝子異常、染色体異常、母体の健康状態が大きく関わっている。

①特異体質

特異体質とは、ある種の食物や化学物質、薬物に対して過敏に反応する状態であり、遺伝的要因が大きい。

②遺伝子異常 ☆

遺伝子異常については、p.173 CHAPTER 8「2）単一の遺伝子異常による疾患の種類と代表的な疾患」、p.175「3）複数の遺伝子異常による疾患の概要と種類」を参照。

③染色体異常 ☆

染色体異常については、p.172 CHAPTER 8「1）染色体異常の種類と代表的な疾患」を参照。

(2) 後天性素因

生後、感染やアレルギー、内分泌異常などによってある種の疾患に罹患しやすくなることがある。このような状態を後天性素因という。

①感染 ☆

ウイルス、細菌、真菌などの感染によって身体の状態が変化し、疾患に罹患しやすくなる。

②免疫・アレルギー ☆

免疫異常によりアレルギー反応が生じ、種々な疾患が生じやすくなる。

例として、全身性紅斑性狼瘡（全身性エリテマトーデス、SLE）、関節リウマチ、Sjögren 症候群、天疱瘡、類天疱瘡などの自己免疫疾患、花粉症、アレルギー性鼻炎、糸球体腎炎などがある。

③内分泌異常

内分泌異常によってホルモンのバランスが崩れる。

例として、巨人症、小人症、Basedow 病、Cushing 症候群などがある。

2．外因

外因は環境的要因のことであり、物理的因子（**表 2-6**）、化学的因子（**表 2-7**）、生物的因子（**表 2-8**）あるいは栄養障害（**表 2-9**）によって、種々な疾患が惹起される。

以上のように、内因と外因が作用することによって種々な疾病が生じる。特に遺伝的要因と環境的要因の作用の程度により、遺伝病と外傷は明確に区別できる（**図 2-2**）。癌や生活習慣病は、遺伝的要因と環境的要因が相互に関わっている。

表 2-6　物理的因子と疾患

原因因子	疾患名
機械的因子	損傷、挫傷
冷熱	火傷（発赤、水疱、壊死、炭化）、凍傷（発赤、水疱、壊死）
放射線 ☆	白血病、甲状腺癌など
光線	紫外線による DNA 損傷 → 日焼け、色素沈着、老化、皮膚癌
電気	感電、落雷
気圧	高山病、潜函病

表 2-7　化学的因子と疾患

原因因子	疾患名
腐食剤	腐食（塩酸・硝酸・硫酸、水酸化ナトリウム）
大気汚染	呼吸器障害
重金属	水俣病（メチル水銀）、皮膚・消化器障害（ヒ素）、神経障害（鉛）、イタイイタイ病（カドミウム）
アルコール	アルコール性肝障害
喫煙・受動喫煙	肺癌
治療薬（副作用）	サリドマイド（アザラシ肢症）、フェニトイン（歯肉増殖症）、ニフェジピン（歯肉増殖症）、シクロスポリン A（歯肉増殖症）
違法薬物	中枢神経障害、薬物中毒
アスベスト	中皮腫

表 2-8　生物的因子と疾患

病原微生物	疾患名
ウイルス ☆	麻疹、水痘・帯状疱疹、単純疱疹、手足口病、ヘルパンギーナ、疣、子宮頸癌、流行性耳下腺炎、ウイルス性肝炎（A 型、B 型、C 型）、HIV 感染症、エボラ出血熱、インフルエンザ、ポリオ
クラミジア	オウム病、トラコーマ
リケッチア	発疹チフス
細菌 ☆	齲蝕、歯周炎、化膿性炎、結核症、放線菌症
マイコプラズマ	肺炎マイコプラズマ
スピロヘータ	梅毒
真菌 ☆	カンジダ症、アスペルギルス症
原虫	アメーバ赤痢、マラリア、トキソプラズマ

表 2-9　栄養障害と疾患

ビタミン欠乏	疾患名
A	夜盲症、エナメル質形成不全
B_1	脚気
B_2	口角炎、舌炎
B_{12} ☆	悪性貧血、ハンター舌炎
C ☆	壊血病、Möller-Barlow 病
D ☆	くる病
K ☆	出血傾向

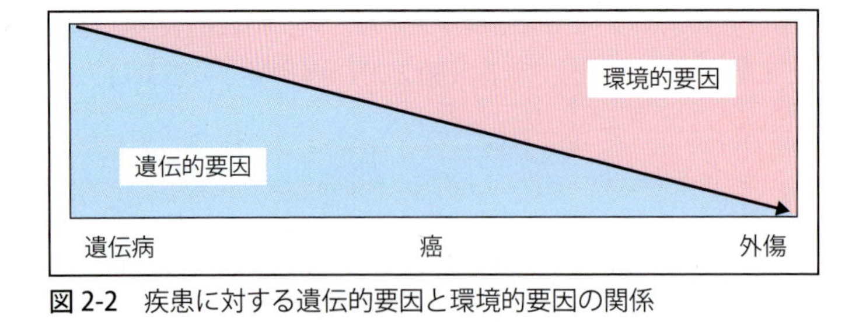

図 2-2　疾患に対する遺伝的要因と環境的要因の関係

（田中昭男、富永和也）

TOPICS

インプラントは代謝障害か？

インプラントは非自己を生体内で機能させる治療法である。天然歯にみられる付着上皮、歯根膜・歯髄はなく、インプラントと組織の界面は、インプラント周囲上皮および骨結合（オッセオインテグレーション）とよばれる。非自己である限り、生体はそれを非免疫的（被包や貪食）または免疫的（液性免疫：インプラント周囲炎）に排除する。前者は進行性病変の異物の処理であり、後者は炎症と免疫に分類される。

一方、インプラント自体がチタンという材料なら、チタンは生体に存在しない物質が生体内に存在する、また、アパタイト製のインプラントは、生体に存在する物質が生体内に異常に存在すると考えれば、いずれも退行性病変の変性と考えても矛盾はしない。チタンは金属であるから外来性色素変性、アパタイトは結晶であるから結晶体変性に分類されてもおかしくない。

しかし、この考え方は病理総論には存在せず、機能的側面から、人工物を用いる置換医療（他家・異種移植）の範疇と捉えることが多い。

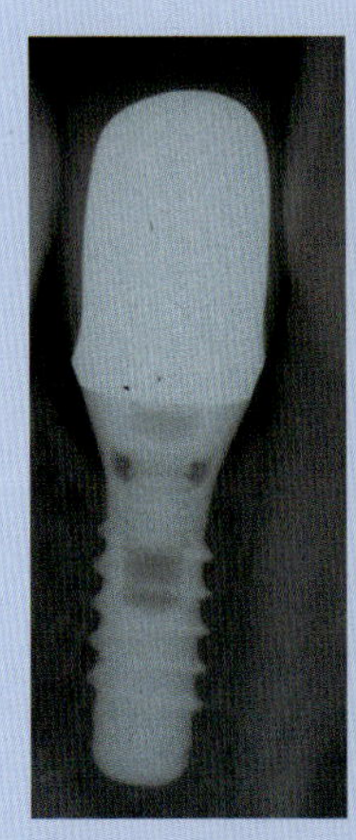
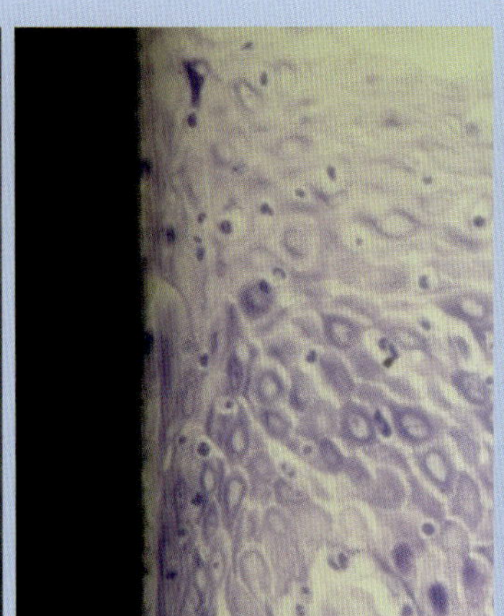
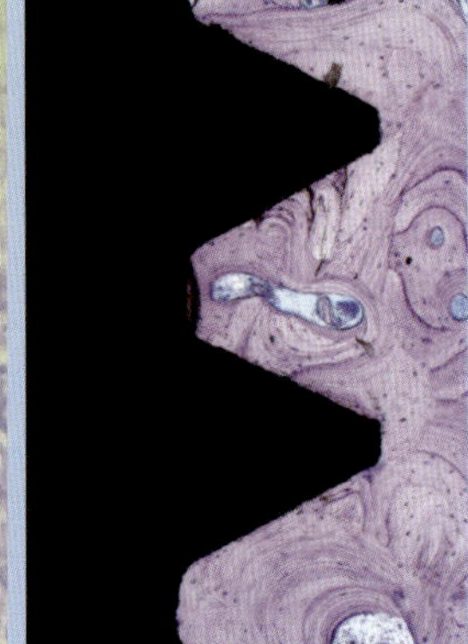

図　インプラント
（左：エックス線　　中央：インプラント周囲上皮　　右：オッセオインテグレーション）

CHAPTER 3

退行性病変（代謝障害）regressive changes

退行性病変は、細胞や組織の正常な機能や形態が障害されて生ずる病変で、細胞や組織の代謝障害によって生ずる。

1．変性 degeneration 

1）定義（図 3-1）

正常に存在する物質が、異常な量および異常な部位に沈着すること。また、生体に存在しない異常な物質が沈着すること。

原因となるものがなくなれば、その細胞や組織はもとの元気な状態に戻れる変化をいう。もし変性を起こす原因が存在し続ければ、細胞は壊死（後述）に陥ることになる。

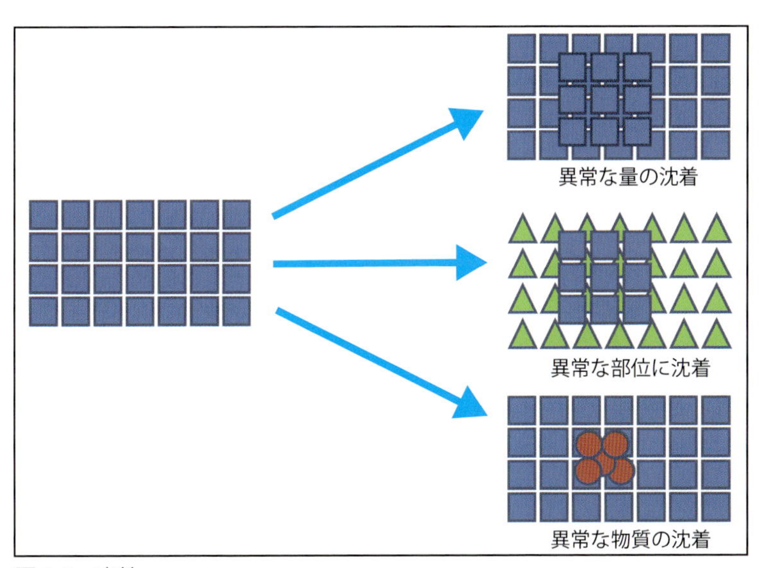

図 3-1　変性
上から、正常に存在する物質が異常な量沈着する例、正常に存在する物質が異常な部位に沈着する例、生体に存在しない異常な物質が沈着する例。

2）タンパク質変性

（1）顆粒変性

①混濁腫脹（実質変性）

・肉眼所見：臓器は腫脹し蒼白となり、割面は不透明に混濁する。

・組織所見：細胞は腫脹し、原形質は顆粒状となり、不透明に混濁する。

・好発部位：肝臓、心臓、腎臓

②硝子滴変性

混濁腫脹より大きい硝子様小滴が細胞質内に出現する。形質細胞中に出現することがある（Russell 小体）。

(2) 空胞変性（図 3-2）

・肉眼所見：顆粒変性と同様にみえる。

・組織所見：腫脹した細胞は無顆粒の漿液を含み、空胞状にみえる。

・好発部位：急性炎症などの際、浸透圧が高まり組織液が細胞内に取り込まれる。

(3) 粘液変性（図 3-3）

・肉眼所見：組織は腫脹。

・組織所見：組織内に貯留している。

(4) 膠様変性（図 3-4）

甲状腺の上皮から分泌されるコロイド（類膠質：サイログロブリン）などで、均質性、半透明ま

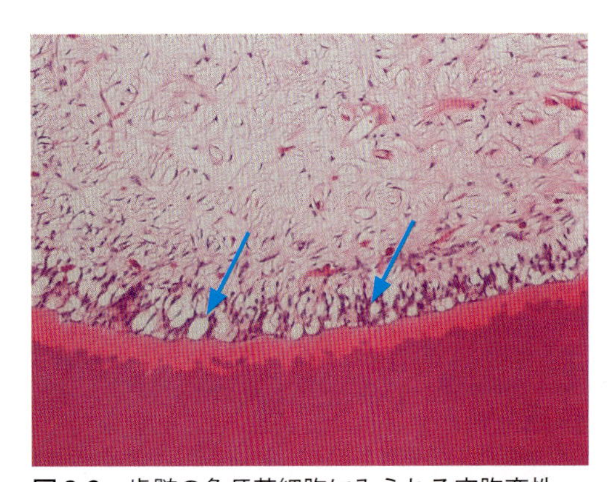

図 3-2　歯髄の象牙芽細胞にみられる空胞変性

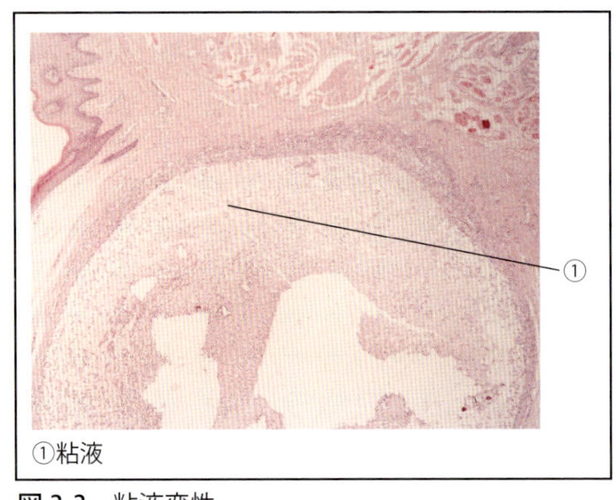

図 3-3　粘液変性
口唇粘膜に発生した粘液嚢胞は、組織内に粘液貯留がみられる。

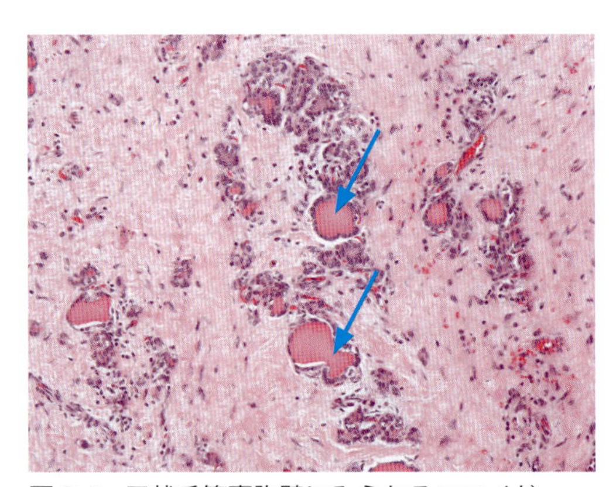

図 3-4　甲状舌管嚢胞壁にみられるコロイド

たは透明な光沢ある物質。H-E 染色では、エオジン好性の均質無構造物としてみられる。

(5) 硝子(様)変性 ☆

結合組織内に生ずるヒアリン(硝子質)を結合組織硝子質という(類膠質〈コロイド〉は上皮性硝子質という)。H-E 染色では、エオジンに淡染する均質構造を示す。

- 均質、無構造で光沢があり、光屈折性。
- 瘢痕組織、血管壁、脾臓、リンパ節にみられる。

矯正で歯が動く理由は、歯根膜と歯槽骨に起こる圧迫側と牽引側の反応による。圧迫側では、しばしば歯根膜の構造は失われ、硝子質が増加する(図 3-5)。

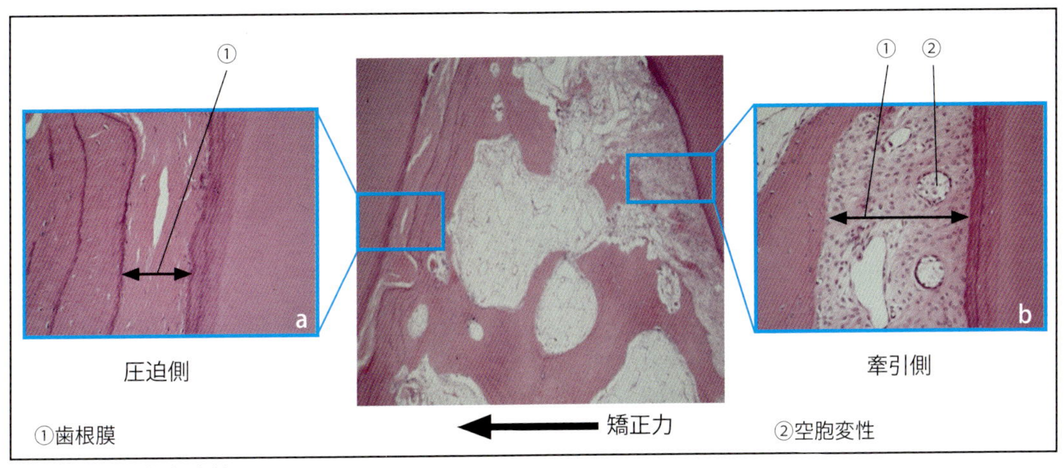

図 3-5 硝子(様)変性
実験的にイヌ(注:実験でしか組織像を示せないため)の臼歯に矯正力を加えると、圧迫側(a)には硝子(様)変性が、牽引側(b)歯根膜は拡大し、Malassez(マラッセ)の上皮遺残細胞の空胞変性がみられる。

(6) 類澱粉(アミロイド)変性 ☆ (図 3-6)

アミロイド物質が、結合組織の基質に沈着し、弾力性があり、無構造半透明で、光屈折性を有し、Congo-Red を吸収し、各種物質で異染性(メタクロマジー)を呈することで、硝子質や類膠質と区別される。H-E 染色では、エオジンに淡染する。

- 好発部:舌、眼瞼、咽頭、気管粘膜、心筋
- 類澱粉小体 corpora amylacea
- 大脳や脊髄に老人性変化として、また正常の前立腺などに出現する同心性の層状構造を有する球状物質 β アミロイドである。

(7) 角質変性(図 3-7)

重層扁平上皮は 4 つの細胞から構成されている。

①角化細胞:重層扁平上皮の 90%以上を占め、外来刺激を防御している。
②メラニン産生細胞
③メルケル細胞:圧・触覚感応細胞
④ Langerhans 細胞:抗原提示細胞

角化細胞は 4 つの分化過程を経て、ケラチンタンパクを作り最表層には角質を作り、外来刺激から生体内を防御している。基底膜側から、基底細胞(母細胞)、棘細胞(ケラチン線維)、顆粒細胞(ケラトヒアリン顆粒)、角質層である。

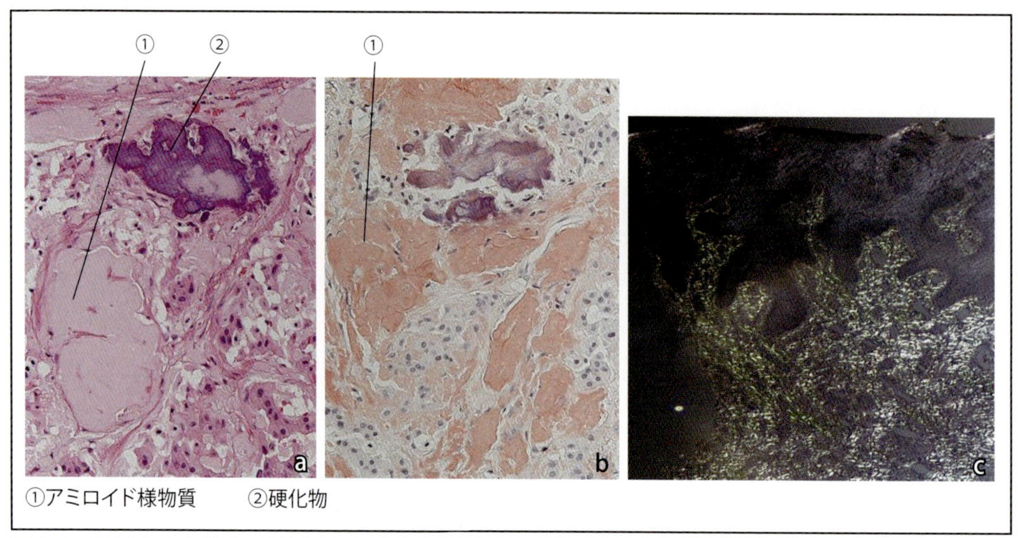

図 3-6　石灰化上皮性歯原性腫瘍にみられるアミロイド様物質
a：エオジンに淡染する均質無構造物質としてみられる。
b：Congo-Red 染色標本で、異染色性がみられる。
c：偏光顕微鏡で光屈折がみられる。

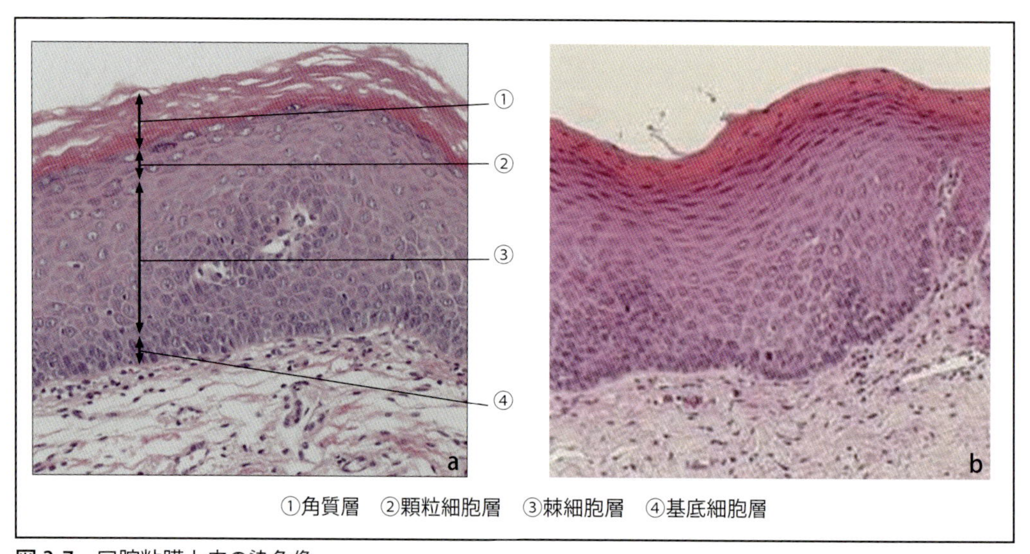

図 3-7　口腔粘膜上皮の染色像
口蓋部（**a**）は正角化している。その他の部位（**b**）は錯角化している。錯角化している上皮は顆粒細胞層がない。

①過角化症（角化亢進症）

角質層が肥厚している状態である。このような、角化症と棘細胞の肥厚が重なると白板症とよばれる状態になる（**図 3-8**）。

②錯角化症（角質形成過程の異常）

分化に問題があり、顆粒細胞層に顆粒がなくなり、角質層内に核が残っている状態である。

③異角化（異所的角質形成） ☆（**図 3-9**）

異角化は、通常の上皮の分化とは異なり、たとえば、扁平上皮癌、特に高分化型では、分化方向が癌胞巣内に起こり（癌真珠）、正常な角化とは異なる状態をいう。

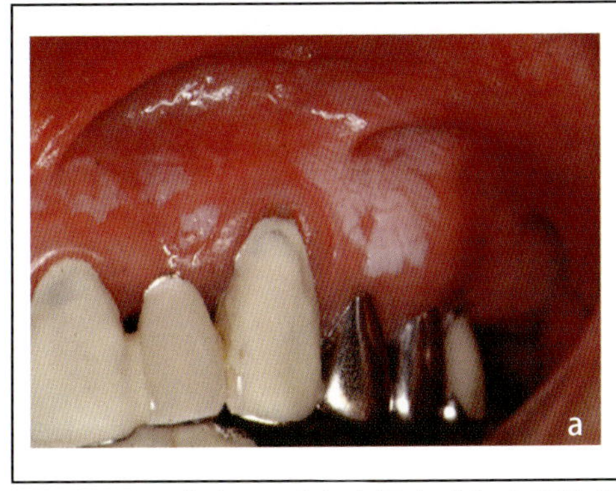

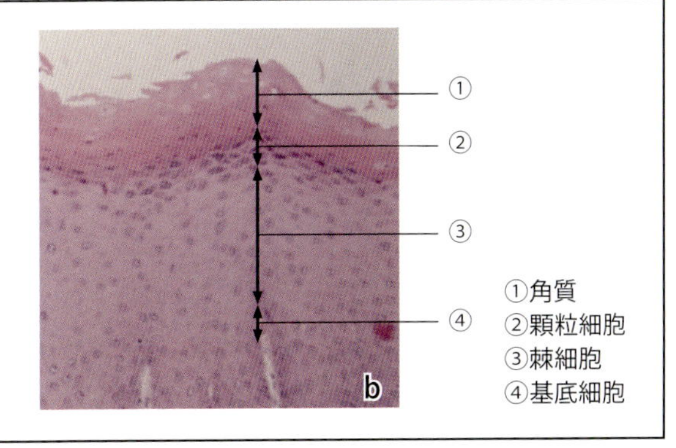

図 3-8　上顎歯肉にできた白板症（a）と同染色標本（b）

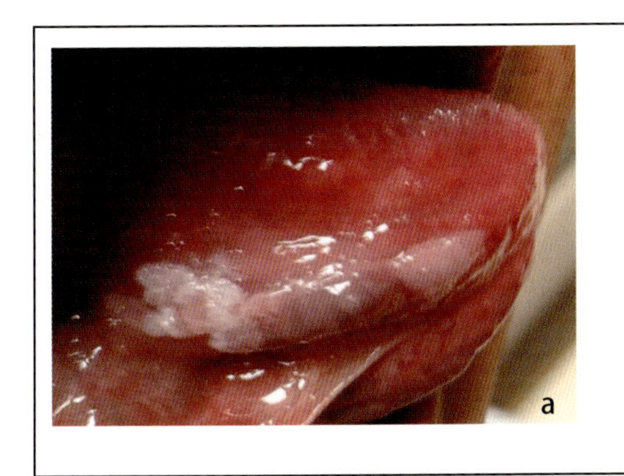

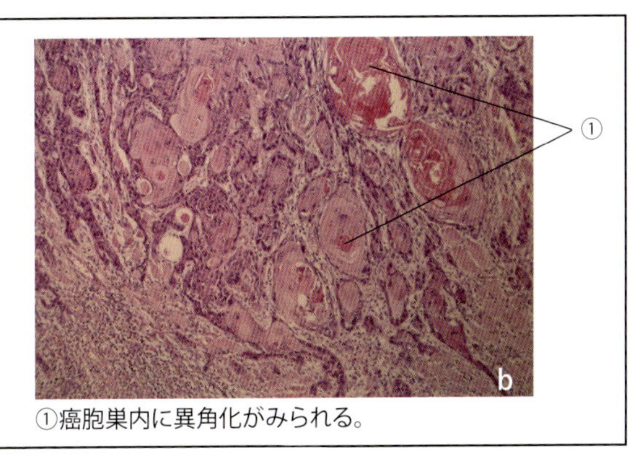

①癌胞巣内に異角化がみられる。

図 3-9　舌縁部にできた癌腫（a）と同染色標本（b）

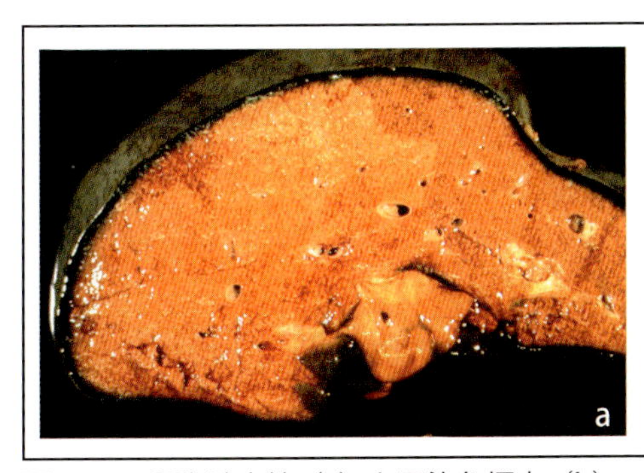

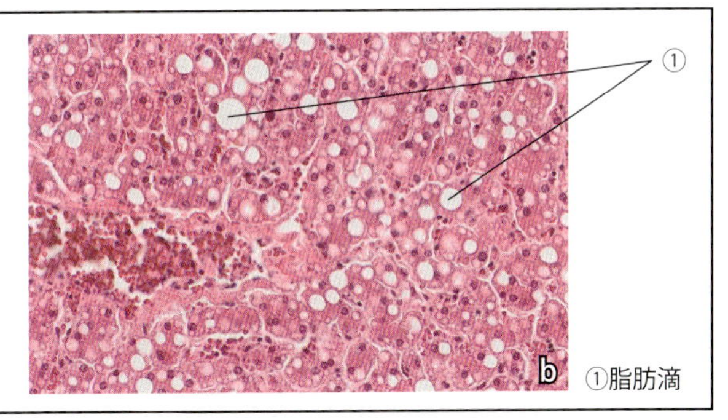

①脂肪滴

図 3-10　肝脂肪変性（a）と同染色標本（b）
細胞質が丸く抜けたような部分が脂肪である。

3）脂肪変性

肝臓においては、中性脂肪は正常でも存在するが、アルコールの摂取過剰や非アルコール性脂肪肝炎（NASH）で、肝細胞質内に多くの中性脂肪が沈着する（**図 3-10**）。

4）色素変性

(1) 内性色素

①血性色素

ヘモグロビンは肺において赤血球の中にある酸素と結合する血性色素である。赤血球の寿命は約

120日といわれ、その後は分解され、鉄を含むヘモジデリンと鉄を含まないビリルビン（尿や糞便の色）になる（**図 3-11**）。

また、内出血を起こした部位はヘモグロビンが分解され、ヘモジデリンとなり組織内に沈着する（**図 3-12**）。

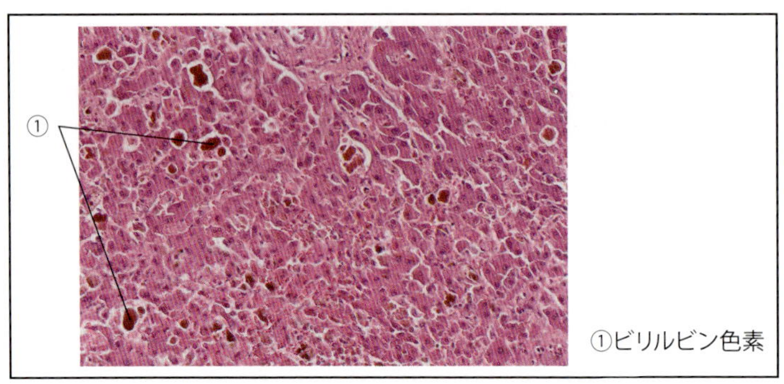

図 3-11　肝臓の毛細胆管内に沈着したビリルビン（胆汁栓）

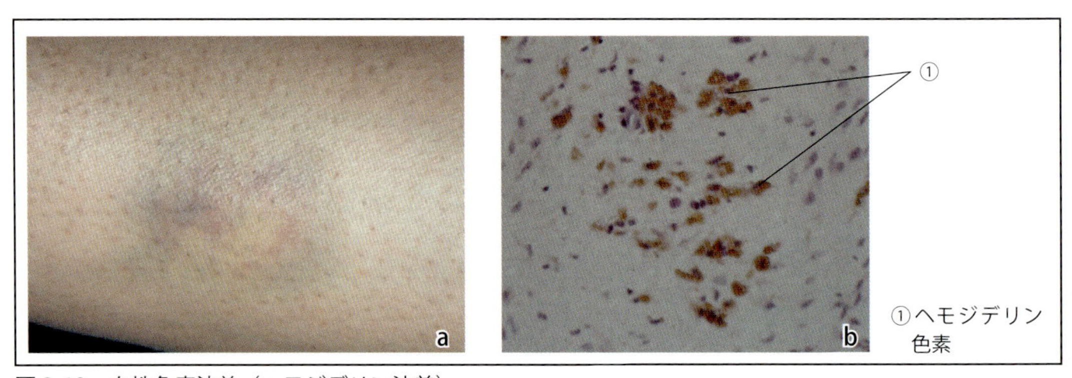

図 3-12　血性色素沈着（ヘモジデリン沈着）
痣（**a**）の部分は黄色く変色して、最終的には消色する。黄色くみえるのは、ヘモグロビンが分解してできたヘモジデリンのためである（**b**）。

②メラニン色素 ☆

メラニン産生細胞は、神経堤由来で、上皮の基底細胞の10個に1個程度配備されている。その発生途中で、上皮下の組織内には母斑細胞とよばれる細胞も存在する。

・メラニン沈着症 ☆（**図 3-13a、b**）

メラニン産生細胞が基底細胞内で増殖し、周囲の角化細胞にメラニンを配分するために黒くみえる。紫外線による日焼けなどがその例である。

・色素性母斑（**図 3-14**）

色素性母斑は、メラニン産生細胞への分化能をもつ細胞が増殖する病変で、病理組織学的には、やや楕円形の明調核をもつ境界明瞭な細胞が集簇する傾向をもつ。母斑細胞は分化が未熟であれば未熟なほど、メラニンは産生せず、黒色調が薄れる傾向を示す。

母斑細胞の増殖位置から、基底部に限局する境界母斑、真皮内に留まる真皮内母斑、その2つが混在した複合母斑がある。

・悪性黒色腫（**図 3-15**）

母斑細胞の悪性化が進み、血管浸潤や転移を起こす。

(2) 外来性色素 ☆

金属、粉塵や刺青に代表される色素が、生体外から生体内に移入された場合に起こる。

①炭粉沈着症（図 3-16）

喫煙などによる肺への炭粉の沈着。

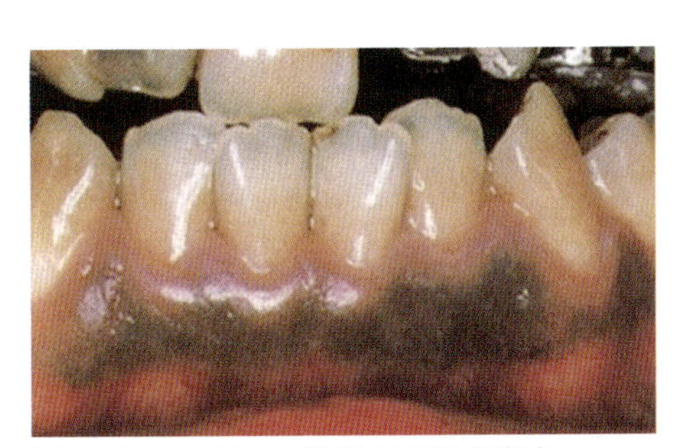

図 3-13a　メラニン沈着症を示す歯肉

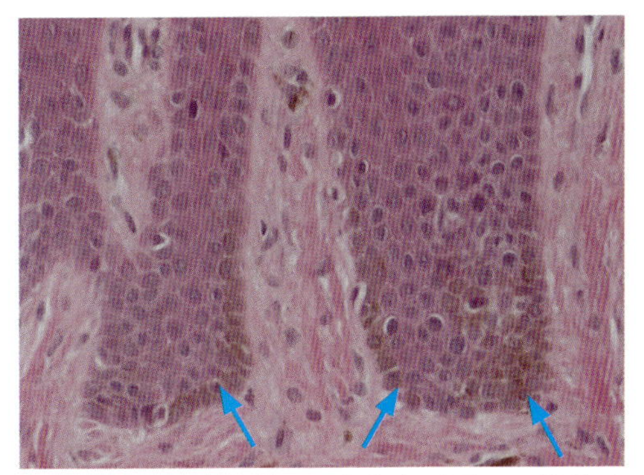

図 3-13b　口腔粘膜にみられたメラニン沈着症の病理組織像
基底膜上に多くのメラニン産生細胞（矢印）がみられる。

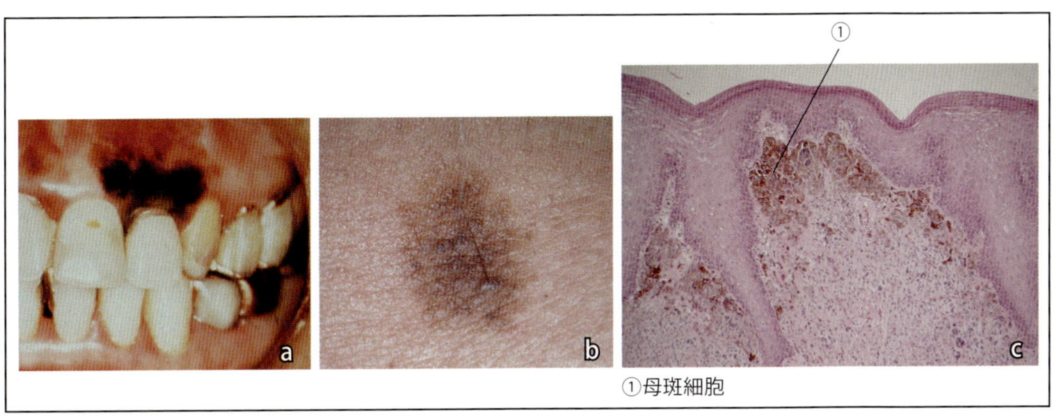

図 3-14　色素性母斑
a：歯肉にできた色素性母斑　　b：皮膚にできた色素性母斑
c：色素性母斑の H-E 染色標本。メラニン産生細胞を含む母斑細胞が上皮下結合組織内に増殖しているのが観察される。

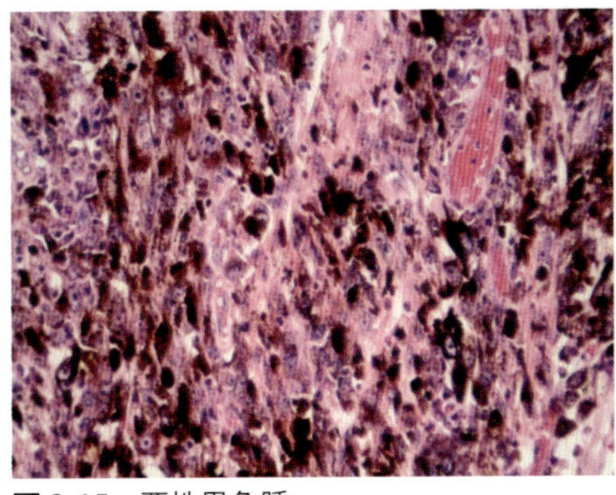

図 3-15　悪性黒色腫
メラニン色素をもつ細胞異型性の強い細胞の増殖がみられる。

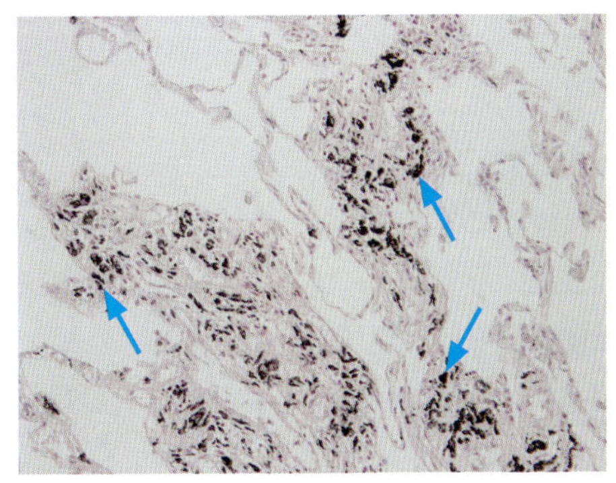

図 3-16　肺に沈着した炭粉（矢印、黒色）

②金属沈着症（図 3-17）

口腔内で修復された金属修復部の周囲にみられる。金属はコラーゲン線維、線維芽細胞、血管基底膜、骨膜などに沈着している。

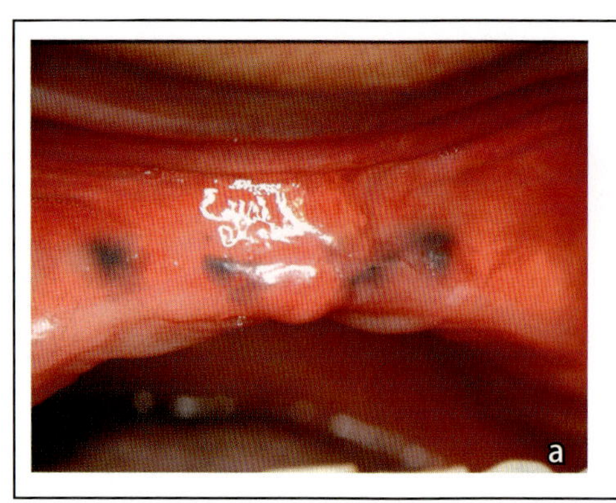

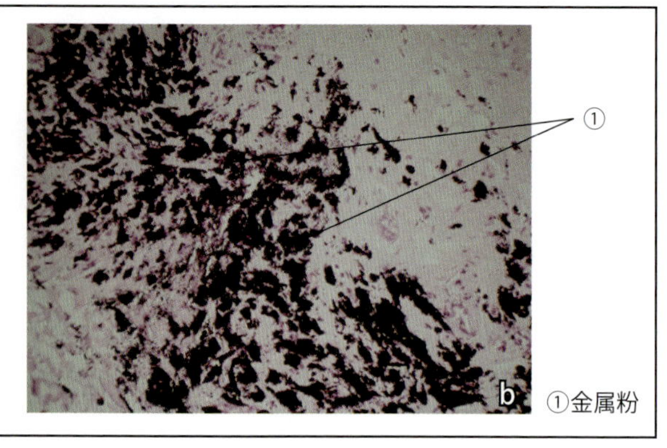

図 3-17　金属沈着症
a：歯肉に沈着した金属（抜歯後例）　b：結合組織に沈着する金属を示す。

5）糖質の代謝異常

糖質（炭水化物）には、単糖類、オリゴ糖、多糖類などがある。糖質はタンパク質、脂肪とともに３大栄養素で、エネルギー源、生体組織の構成物質、生理活性物質として重要な働きをもつ。

(1) 糖原変性（グリコーゲン蓄積症　glycogen storage disease）

全身的に糖原が沈着する病型と、主に肝臓や骨格筋が侵される型があり、これらはグリコーゲン代謝に必要な酵素の欠損が原因である。肝臓や心臓などの細胞内に蓄積がみられる。

(2) 糖尿病　diabetes mellitus

ブドウ糖が血中に多い状態で、尿中にも多い状態であり、糖化タンパクとして糸球体や動脈壁に沈着する。広義に変性と考えても矛盾はない。

膵臓のランゲルハンス島の β 細胞から分泌されるインスリン不足またはインスリン抵抗性により、糖、タンパク質、脂質などの代謝異常をみる疾患で、持続的な高血糖と尿糖をみる慢性疾患である。血糖値は、インスリンによって下げられ、グルカゴンにより上げられる。

感染、肥満、運動不足、疲労、ストレスなどが二次性の糖尿病の原因となる。その結果、口渇、多飲、多尿などの症状がみられる。一般的に易感染性で創傷の治癒は遅れ、齲蝕、歯周病、歯肉炎などの増悪化がみられることになる（検査：HbA1c、空腹時血糖、糖負荷試験など）。

6）石灰変性（石灰化）☆

石灰は生理的に体液に溶解し、大部分はカルシウムイオンとして存在するが、骨基質では、リン酸塩や炭酸塩の形で基質に沈着している。それ以外に異所性石灰化がある。

(1) 栄養障害性石灰変性（図 3-18 ～ 20）

壊死組織などに石灰が沈着する現象で、変性壊死した細胞や線維を基核としてカルシウムが沈着する。

(2) 血清石灰塩増加性石灰変性（転移性石灰変性）

血液中のカルシウム量が増加すると、諸臓器にカルシウムが沈着する。

たとえば、副甲状腺ホルモン分泌過多、ビタミンD過剰症、広範な骨組織の崩壊などによる石灰脱出があると、血液内カルシウム濃度が上昇（高カルシウム血症）となり、肺・動脈中膜・皮膚・心筋・腎・胃粘膜などに沈着する。

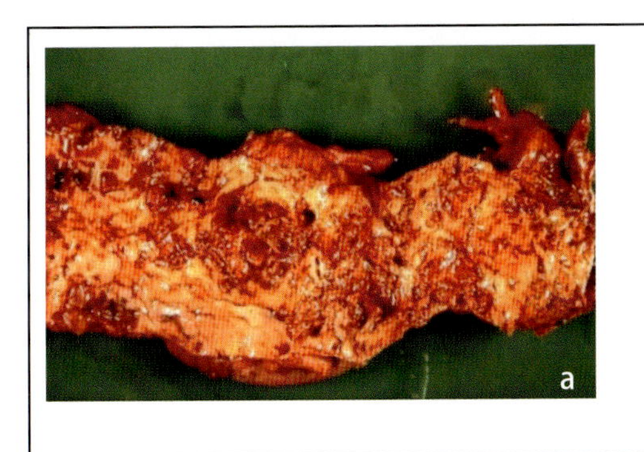

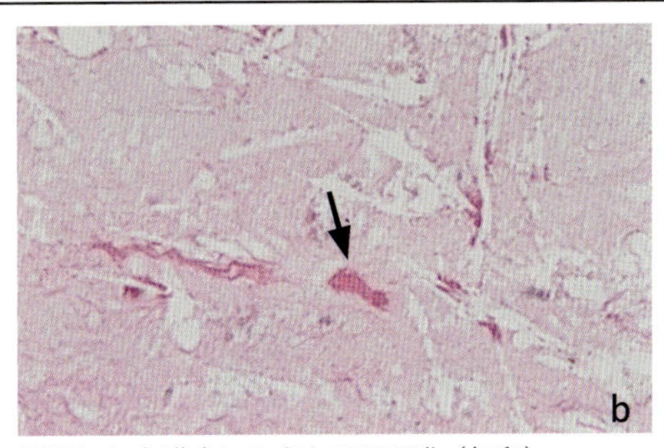

肥厚した内膜内にみられる石灰化（矢印）

図 3-18　動脈硬化を示す腹部大動脈（a）と動脈硬化部（b）

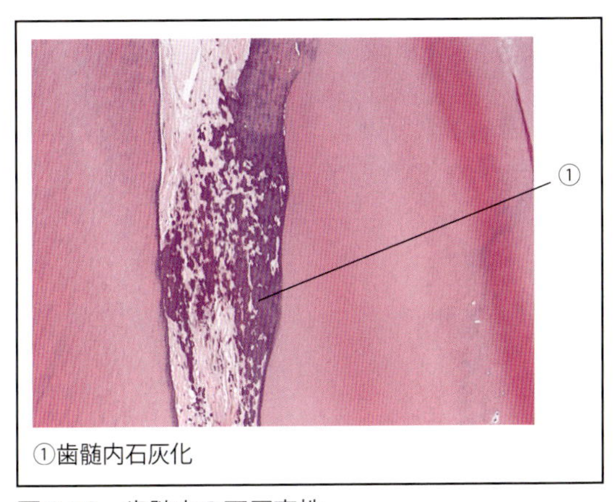

①歯髄内石灰化

図 3-19　歯髄内の石灰変性

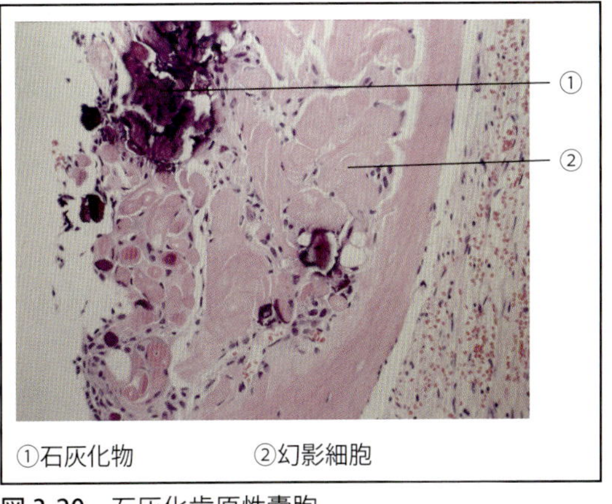

①石灰化物　　②幻影細胞

図 3-20　石灰化歯原性嚢胞
紫色の部分が石灰変性を起こした部分。

7）結晶体変性

溶解状態にある結晶性の物質が、病的状態のために腔内あるいは組織内に析出沈着する。

(1) 結石 ☆

特に、生体内というよりは、導管内などにできるものをいう。

①歯石 ☆（図 3-21）

歯の周囲に沈着した結晶体である。無機質として、リン酸カルシウムを主成分として炭酸カルシウムやリン酸マグネシウムが存在する。有機質としては菌体成分、剝離上皮細胞、白血球などを含む。

②唾石 ☆（図 3-22）

細菌塊や粘度が高く固まった粘液に炭酸カルシウムなどが沈着したものである。顎下腺は粘液腺が含まれ、唾液を分泌する管が頭上を向いているために形成されやすい。

③その他；膵石（図 3-23）、腎石（図 3-24）、胆石（図 3-25）、痛風結石（図 3-26）、尿路結石、膀胱石

(2) 尿酸結晶（痛風）

(3) コレステリン結晶（p.94、図 6-30「コレステリン裂隙と異物型巨細胞」参照）

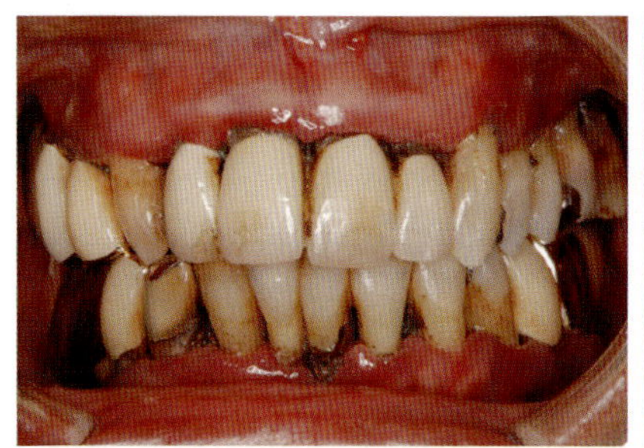
図 3-21　歯石

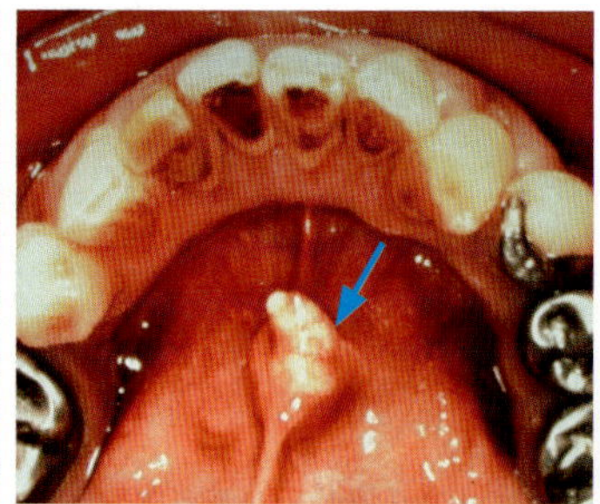
図 3-22　唾石（矢印）

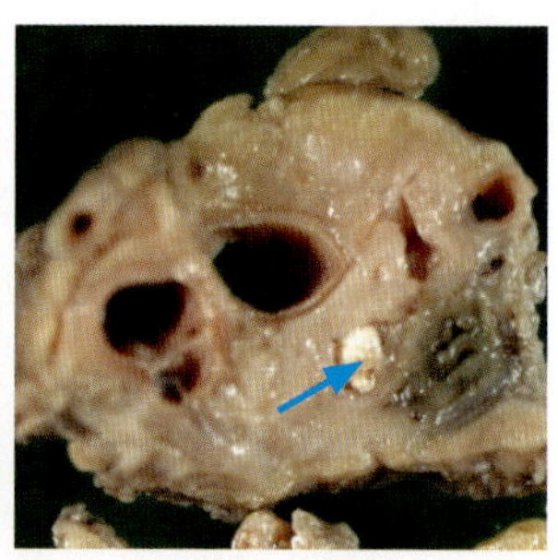
図 3-23　膵石（矢印）

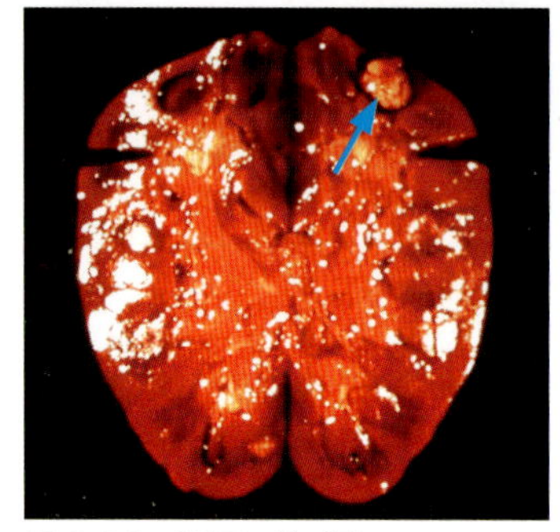
図 3-24　腎石（矢印）

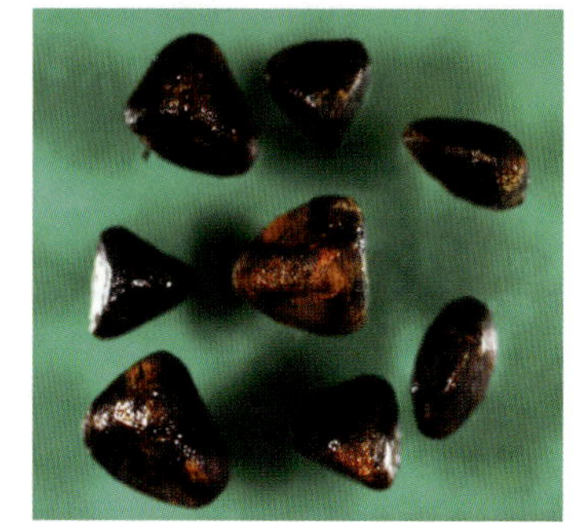
図 3-25　胆石

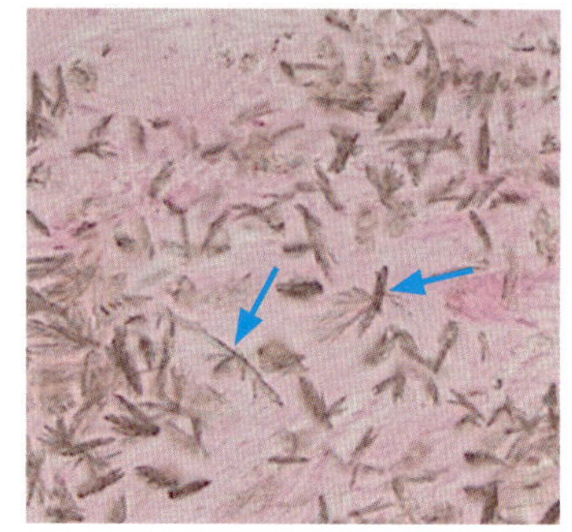
図 3-26　痛風結石
針状の尿酸結晶（矢印）が沈着している。

8）変性のまとめ

この章での変性のまとめを**表 3-1** に示す。

表 3-1　変性 ☆

分類			代表的疾患・病変
2）タンパク質変性	(1) 顆粒変性	①混濁腫脹（実質変性）	急性熱性伝染病（ジフテリアなど）、急性中毒（リン、ヒ素など）で肝、腎、心に好発
		②硝子滴変性	タンパク尿を伴う腎炎(近位尿細管上皮) α1-アンチトリプシン欠損症（肝細胞）
	(2) 空胞変性		歯髄の象牙芽細胞
	(3) 粘液変性	上皮性粘液の産生異常 非上皮性粘液の産生異常	印環細胞癌 粘液腫
	(4) 膠様変性		甲状舌管嚢胞壁コロイド
	(5) 硝子（様）変性 ☆		古い瘢痕組織（熱傷、心筋梗塞、胸膜炎など）、高血圧性腎硬化症
	(6) 類澱粉変性 ☆		老人斑（脳、βアミロイド沈着） 全身性アミロイドーシス(原発・続発・家族性)
	(7) 角質変性 ☆	①過角化症（角化亢進）	刺激による角質増生（鶏眼、胼胝）、白板症
		②錯角化症（角質形成過程の異常）	歯原性角化嚢胞
		③異角化（異所的角質形成）	扁平上皮癌（高分化型）における癌胞巣内角化（癌真珠）
3）脂肪変性			脂肪肝、NASH、粥状動脈硬化症

表 3-1　つづき

分類			代表的疾患・病変
4）色素変性☆	(1) 内性色素	①血性色素	ヘモジデローシス（ヘモジデリン沈着）、ヘモクロマトーシス（鉄沈着）、黄疸（ビリルビン沈着）
		②メラニン色素☆	メラニン沈着症 ☆ 色素性母斑 ☆ 悪性黒色腫
		* リポフスチン（消耗性色素・加齢性色素）	褐色萎縮に伴う（加齢心筋・肝細胞など）
	(2) 外来性色素	①炭粉沈着症 ②金属沈着症	炭鉱夫塵肺症 歯科金属アレルギー
5）糖質の代謝障害	(1) 糖原変性（グリコーゲン蓄積症） (2) 糖尿病		糖原病（グリコーゲン異化酵素の先天異常） 膵β細胞からのインスリン不足、インスリン抵抗性
6）石灰変性（石灰化）☆	(1) 栄養障害性石灰変性		壊死組織石灰沈着
	(2) 血清石灰塩増加性石灰変性（転移性石灰変性）		動脈硬化症（肥厚内膜内石灰化）
7）結晶体変性	(1) 結石 ☆	①歯石 ☆ ②唾石 ☆ ③その他	 唾液腺唾石症 膵石・腎石・胆石・痛風結石・尿路結石・膀胱石
	(2) 尿酸結晶		痛風
	(3) コレステリン結晶		コレステリン裂隙（歯根嚢胞壁、粥状動脈硬化症内膜）

（福岡歯科大学生体構造学講座病態構造学分野 教授　橋本修一先生 作成）

2．萎縮 atrophy ☆

1）定義（図 3-27）

正常に発育した臓器・組織が、その容積を縮小している状態をいい、細胞の大きさのみの減少による萎縮を単純萎縮、細胞の数の減少により起こるものを数的萎縮という。

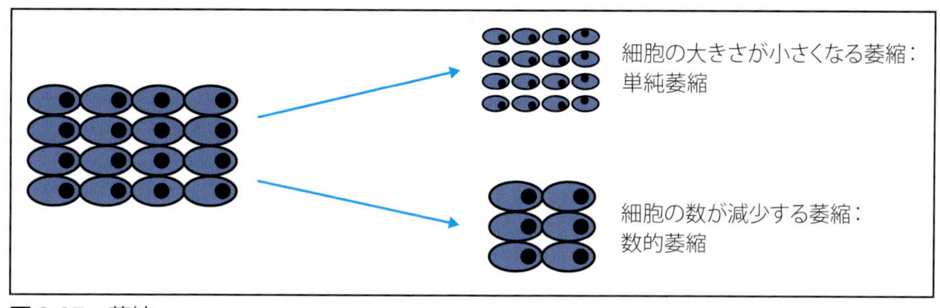

図 3-27　萎縮

2）廃用萎縮

生活刺激の減退、循環血液量の減少などによる、機能減退のために起こる萎縮。

(1) ギプスをまいた骨格筋（図 3-28）

骨折などにより、骨創傷の治癒を安定させるために使用されるギプスは、骨格筋の機能を制限す

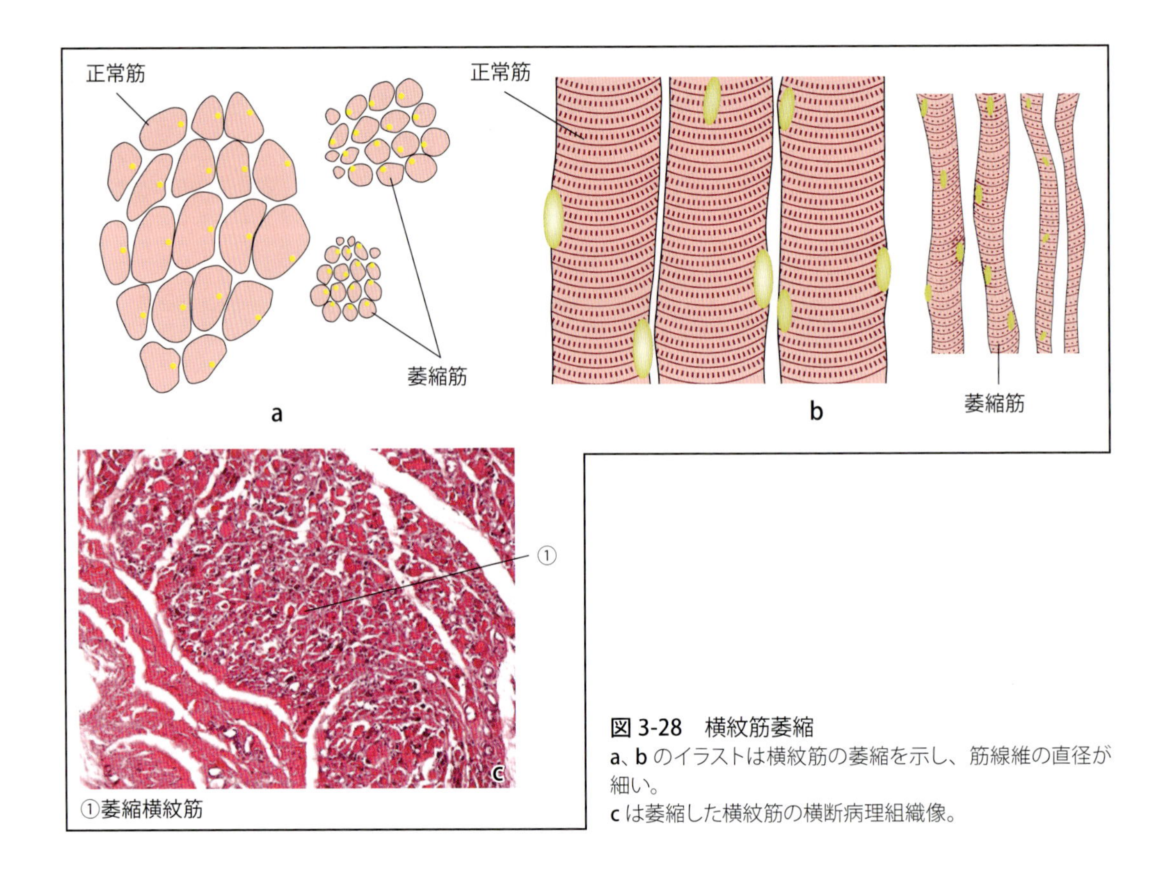

図 3-28　横紋筋萎縮
a、b のイラストは横紋筋の萎縮を示し、筋線維の直径が細い。
c は萎縮した横紋筋の横断病理組織像。

るため、骨創傷治癒が終了する１～２か月後には横紋筋が萎縮している。

(2) 対合歯を失った歯の歯根膜

対合歯を失った歯は、機能することがないので、その歯の歯根膜は萎縮する。

3）老人性萎縮（生理的萎縮）☆（図 3-29）

代謝機能が落ちる老人では、年齢とともに諸臓器の萎縮が起こる。

脳・心臓・肝臓・腎臓・骨・歯髄などに著しい。閉経期以降の卵巣や子宮の萎縮もこの範疇に含まれる。

4）退縮

発育を完了した臓器・組織が一定の時期以降に萎縮することで、胸腺は思春期以降に生理的萎縮を起こす。

5）栄養障害性萎縮

持続的栄養摂取不足、慢性伝染病や悪性腫瘍などの悪液質などで、細胞に対する栄養供給が不足するために、細胞内代謝の低下が起こり、その結果全身性に萎縮が起こる。

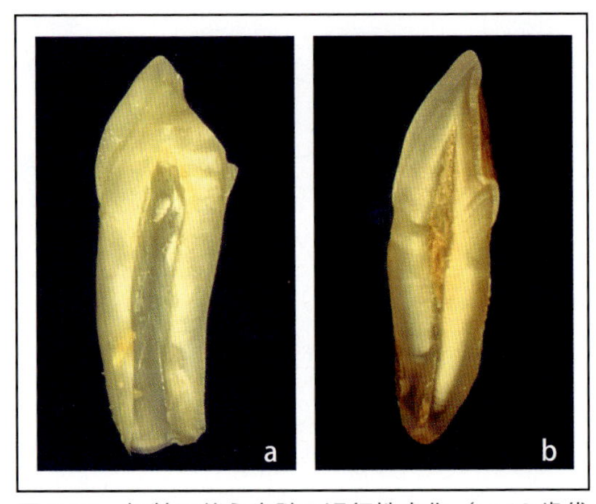

図 3-29　加齢に伴う歯髄の退行性変化（a：10 歳代、b：60 歳代）

6）その他の萎縮

・正常な造血臓器、精腺、さらに腫瘍は、放射線照射により萎縮する（放射線による萎縮）。
・ヨード、甲状腺剤の服用により甲状腺は萎縮する（化学的作用による萎縮）。
・大動脈瘤による持続的な圧迫で脊椎や胸骨に萎縮が生ずる。また、水頭症では脳実質が圧迫されて萎縮する。水腎症により腎実質の圧迫萎縮が起こる（圧迫性の萎縮）。
・支配神経の切断や疾患による障害で、筋肉が萎縮する（神経性の萎縮）。
・下垂体前葉摘出後に副腎皮質や性腺は萎縮し、各種ホルモン製剤投与で、関係臓器は萎縮する（内分泌腺機能異常による萎縮）。

7）萎縮のまとめ

この章の萎縮に関するまとめを**表 3-2** に示す。

表 3-2　萎縮 ☆

分類	代表的疾患・病変
2）廃用萎縮	(1) ギプスをまいた骨格筋
	(2) 対合歯を失った歯の歯根膜
3）老人性萎縮（生理的萎縮）☆	歯髄の網様萎縮と単純萎縮、褐色萎縮（心筋・肝細胞など）
4）退縮	思春期の胸腺退縮
5）栄養障害性萎縮	悪性腫瘍など悪液質による全身性萎縮
6）その他	放射線・科学的作用・圧迫性・神経性・内分泌腺機能異常などによる

（福岡歯科大学生体構造学講座病態構造学分野 教授　橋本修一先生 作成）

3．壊死とアポトーシス

1）壊死 necrosis ☆

(1) 定義（図 3-30）

細胞・組織の局所の死をいう。循環障害による局所の栄養障害、高熱・低温による温度作用、薬物および毒物による作用、機械的作用、電流や放射線による作用などを原因とする受動的細胞死である。

(2) 分類

①凝固壊死 ☆

細胞体および細胞間物質が、物理化学的性状を変じて、多くの溶媒に不溶性となることがある。

A. 腎臓などの貧血性梗塞（図 3-31、3-32）

梗塞とは、終動脈または機能的終動脈に血栓や塞栓などにより血管が塞がれた場合に、その末梢領域に起こる壊死のことをいう。脾臓、腎臓、心筋などにみられ、壊死組織の構造がそのまま残存することが特徴である。

注：他の動脈との相互の吻合のないものを終動脈という。

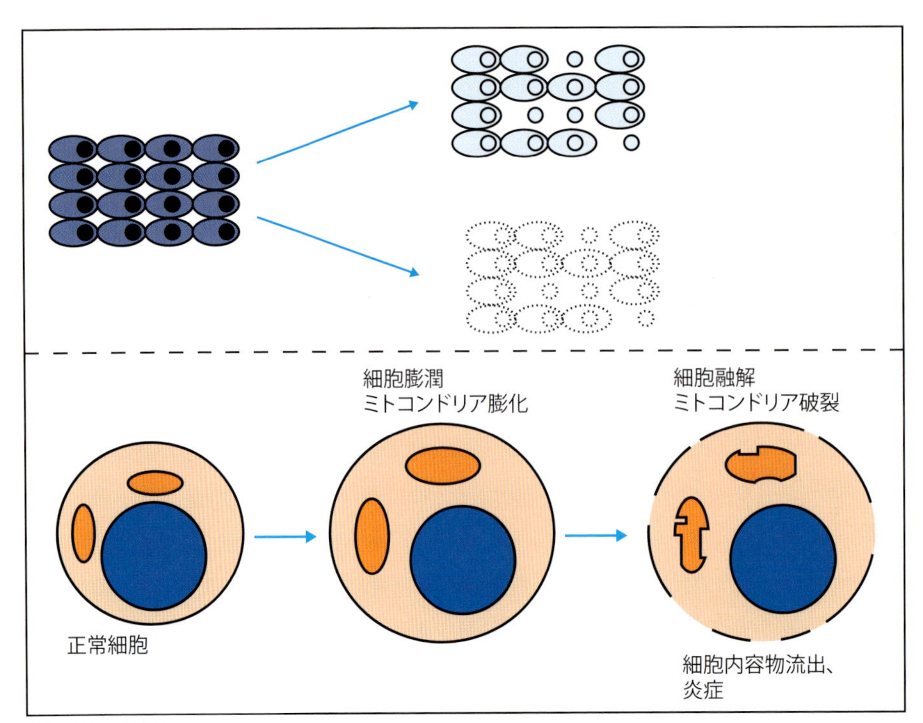

図 3-30　壊死
核は色質などが失われたり、集塊となったり、小片化したりし、原形質構造も不明瞭となり、細胞境界は失われ、漸次細胞全体が崩壊・融解・消失する。

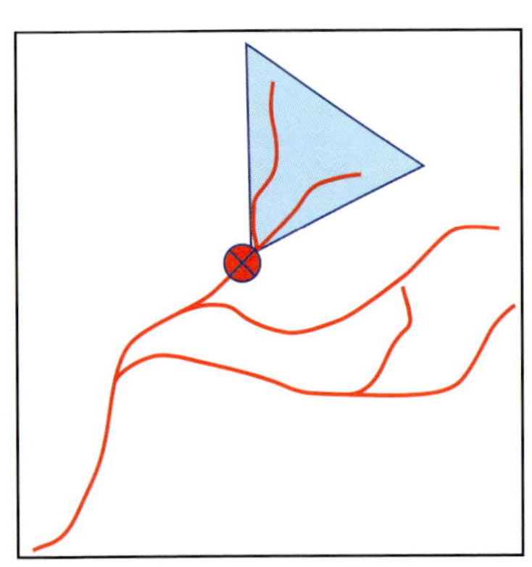

図 3-31　梗塞の模式図
終動脈または機能的終動脈が閉塞されることで、その末梢領域が壊死に陥る。

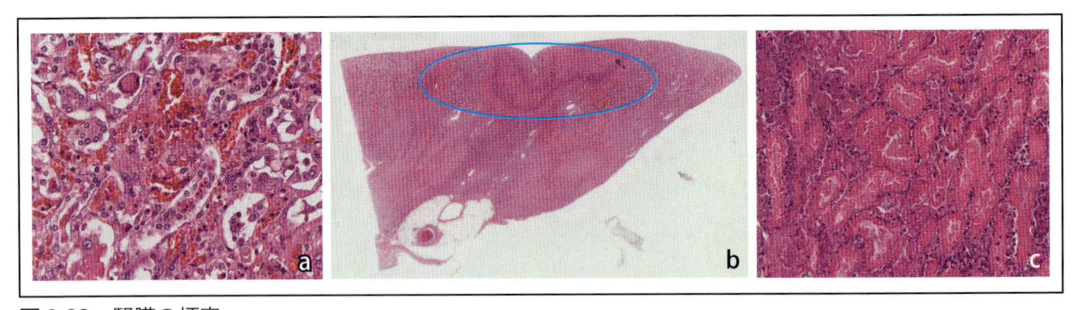

図 3-32　腎臓の梗塞
a：腎臓の正常像
b：腎臓における梗塞部（○）を示す。
c：梗塞部の拡大像で尿細管の核が消失しているが、形状は保たれている。

B. 乾酪壊死（図 3-33）

結核症において、結核結節は中心部にチーズ様の乾酪壊死があり、これも凝固壊死に分類される。乾酪壊死巣の周囲には、類上皮細胞や Langhans 型巨細胞を含む肉芽腫の形成を特徴とする。

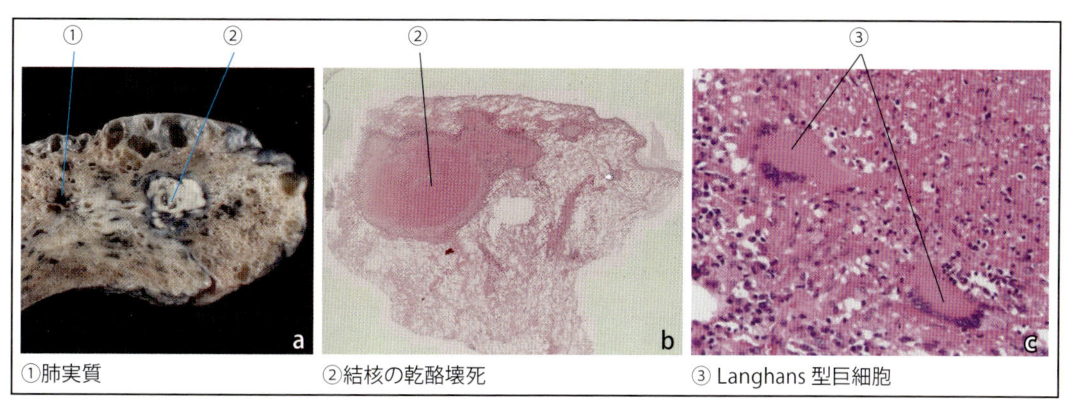

①肺実質　②結核の乾酪壊死　③ Langhans 型巨細胞

図 3-33　乾酪壊死
a：肺結核の乾酪壊死　b：乾酪壊死
c：b の強拡大像で、乾酪壊死巣の周りに馬蹄形に核が配列する Langhans 型巨細胞がみられるのが特徴である。

②液化壊死（融解壊死）☆（図 3-34）

壊死組織が、主としてタンパク溶解酵素の作用により軟化し、液化に陥るような場合。脳軟化症や膿瘍が典型例である。

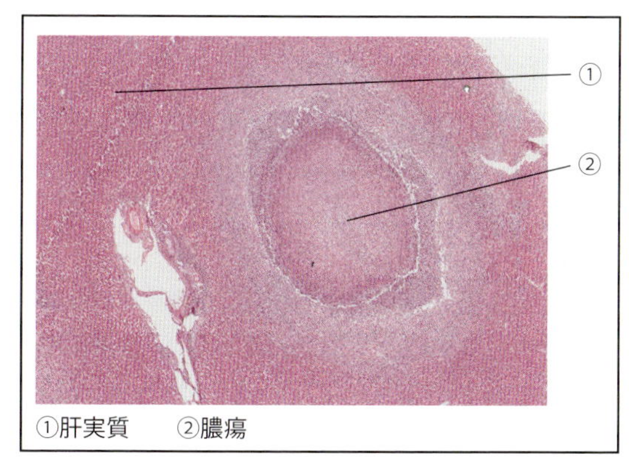

①肝実質　②膿瘍

図 3-34　肝膿瘍

③壊疽 ☆

壊死組織が二次的変化を受けた場合に、壊疽といい、以下の 2 種に分類される。

A. 乾性壊疽

壊死組織が乾燥して生ずる変化で、ミイラ化ともいう。

B. 湿性壊疽

壊死組織が腐敗菌の感染を受け腐敗している状態で、緑黒色となり悪臭を放つ。ガス壊疽菌の感染によりガスを発生する場合にはガス壊疽という。

(3) 壊死巣の運命

①周囲組織による吸収排除

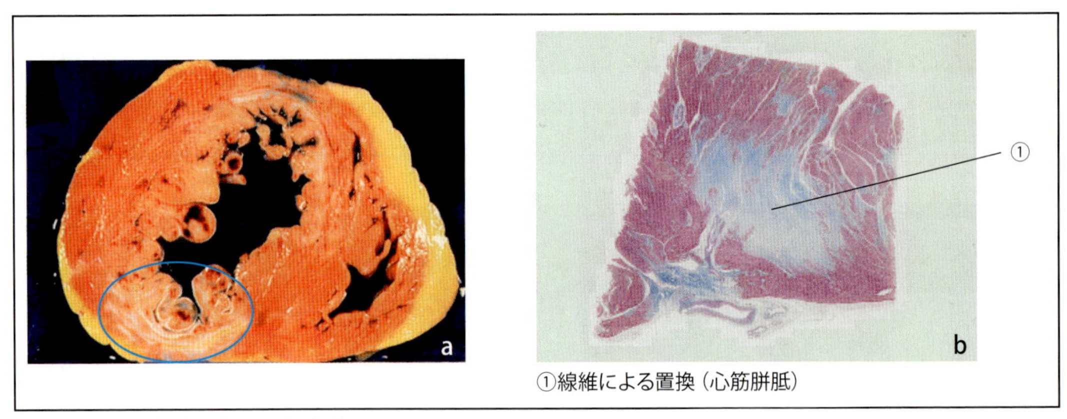

図 3-35　心筋梗塞を起こした左室
a：白い部分（○）が梗塞部
b：梗塞部の Azan 染色では、梗塞部が器質化を起こしているために、コラーゲン線維が青く染め出されている。赤い部分は正常心筋である。

②肉芽組織により充填され瘢痕化（器質化）（**図 3-35**）するか、被包される、または分画線が形成され脱落する。

2）アポトーシス apoptosis ☆

（1）定義（図 3-36）

多細胞生物の細胞で、増殖制御機構として管理・調節された能動的な細胞死。ほとんどの場合、ヌクレオソーム単位で DNA の断片化を伴い、遺伝子によって制御されている。

（2）形態変化

アポトーシスは、細胞サイズの急速な縮小に続き、隣接細胞から離れ、核クロマチンの凝縮、核の断片化、細胞の断片化が起こり、細胞膜のバリア機能を保ったまま、**アポトーシス小体** apoptotic body が形成される。

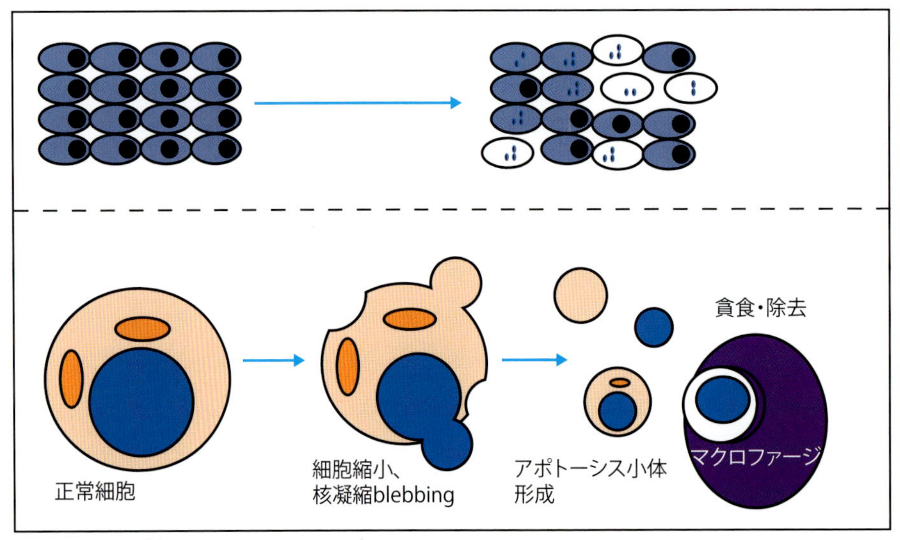

図 3-36　アポトーシス

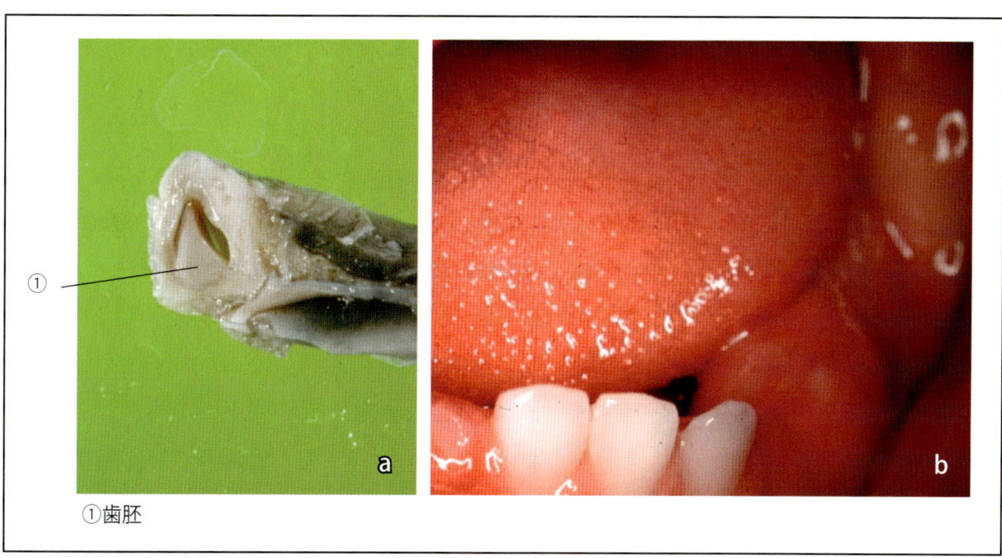

図 3-37　歯の萌出
a：胎児の萌出前の歯胚
b：歯肉が盛り上がり、乳歯の萌出がうかがえる口腔内写真

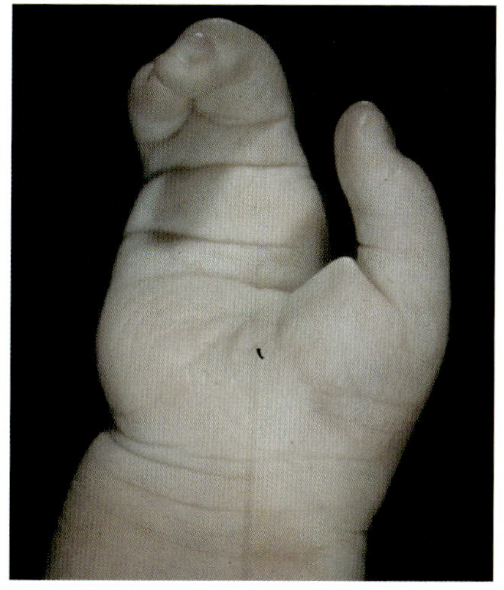

図 3-38　融合指
通常発生において、ヒトの手や足の指は融合しているが、各指の間にはアポトーシスが起こり、５本の指が形成される。アヒルなどの水鳥ではアポトーシスを起こさず、水をかきやすくしている。

①歯の萌出（図 3-37）

歯の萌出時、粘膜に出血が起こらず口腔内に萌出するとき、粘膜と歯の間にアポトーシスが起こる。そのために、出血は起こらず、自然萌出する。

②融合指（図 3-38）

3）壊死とアポトーシスのまとめ ☆

萎縮のまとめを**表 3-3** に示す。

表 3-3　壊死とアポトーシスのまとめ

分類			代表的疾患・病変
1) 壊死 ☆	①凝固壊死 ☆	A. 腎臓などの貧血性梗塞	心・腎・脾臓（終末動脈支配領域）
		B. 乾酪壊死	結核症（肺など）
	②液化壊死（融解壊死）☆		脳梗塞（脳軟化症）、膿瘍（肝膿瘍など）
	③壊疽 ☆	A. 乾性壊疽（ミイラ化）	壊死組織の乾燥
		B. 湿性壊疽	壊死組織の腐敗菌感染 *ガス壊疽(ガス壊疽菌による感染)
2) アポトーシス ☆	(2) 形態変化	①歯の萌出	自然萌出（萌出部位粘膜と歯の間にアポトーシス）
		②融合指	通常発生時には融合指の各指間にアポトーシス
	[参考] 細胞傷害修復過程	DNA 傷害（紫外線など）	DNA傷害を受けた細胞にアポトーシス（異常細胞の排除）

（福岡歯科大学生体構造学講座病態構造学分野 教授　橋本修一先生 作成）

（井上　孝、松坂賢一）

TOPICS

口腔内細菌が諸臓器に及ぼす影響

口腔内の細菌は、主に齲蝕と歯周病の原因菌として知られているが、実は生体内部環境に侵入し、血管を介して諸臓器に広がることが知られるようになった。一方で、生体は、基本的に上皮組織により連続的に被覆され、内部環境を保護している。正常状態では、歯は鉱質化したエナメル質と付着上皮により緊密な付着が獲得されているが、ひとたび歯周病に陥ればその部は、エナメル質と付着上皮が離れ、上皮の連続性が途切れ血管結合組織が露出した状態になる。つまり、細菌の侵入門戸が出来上がる（図：上段）。

その侵入門戸から歯周病原菌の *Poryphyromonas gingivalis*（*pg* 菌）が生体内に侵入し、動脈硬化巣のプラーク内、非アルコール性脂肪肝炎の肝細胞内、低体重児の胎盤内に見いだされている。さらに、*pg* 菌に対する血清抗体価の上昇が、糖尿病患者、心筋梗塞患者、関節リウマチ患者、慢性腎臓疾患患者で顕著となり、その相関が疑われている。

また根尖病巣ができれば、細菌は根尖性歯周炎を起こし、そこからも菌が生体内に入ることは周知の事実である（図：下段）。最近では、Cnm-positive *Streptococcus mutans* が脳出血および深部微小出血に関係するコホート研究が発表された。

さらに、腸内フローラの中に、口腔細菌が存在することが示され、消化管から口腔内細菌の生体内侵入も注目されるようになった。

このように、口腔内細菌と基礎疾患が問いただされ始め、歯科医師としても各臓器の病理各論を知ることは重要な時代となった。各自一般病理学の勉強を怠ることのないようにしてもらいたい。

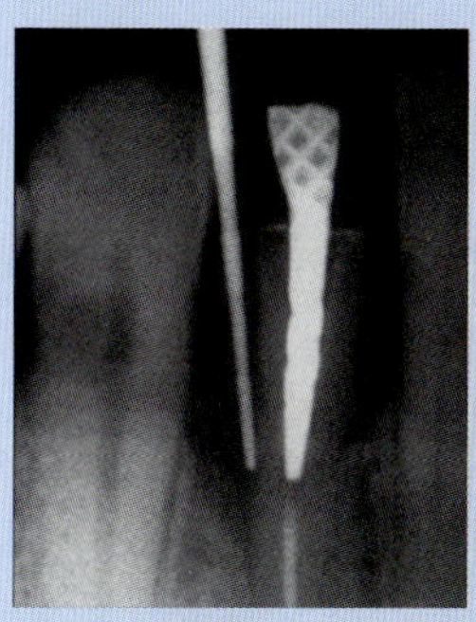
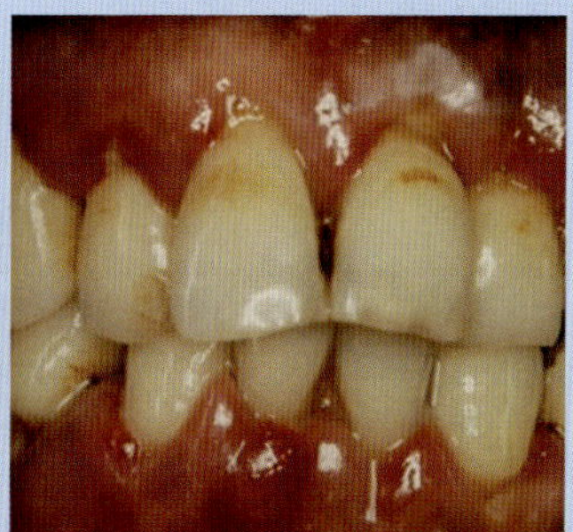
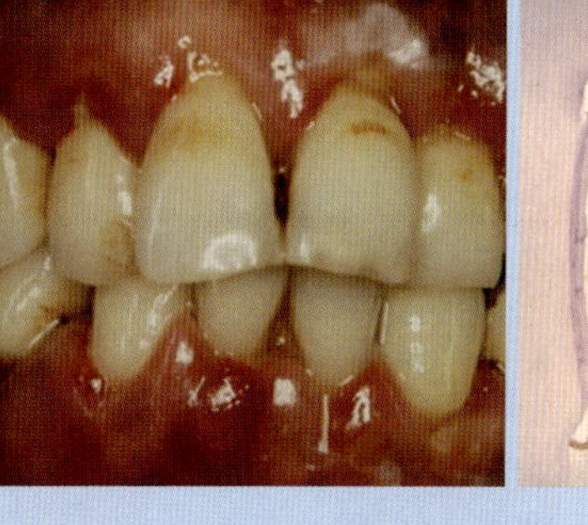

図　歯周病患者

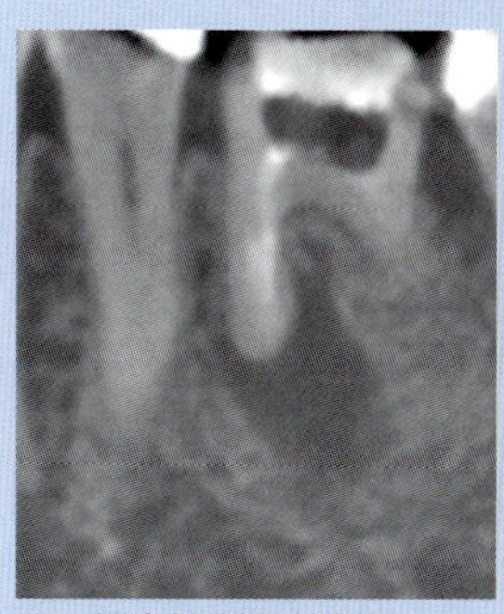
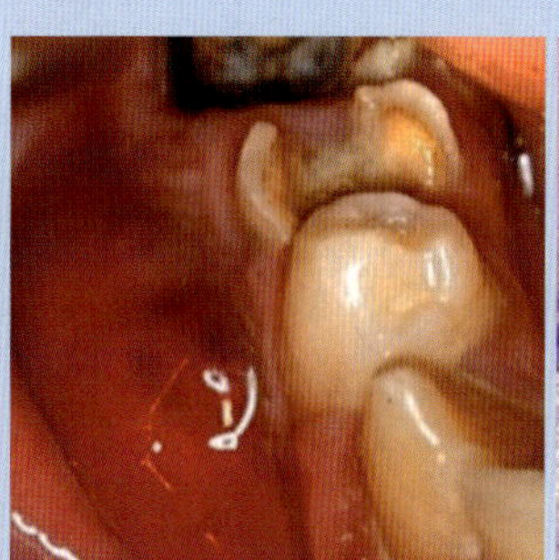
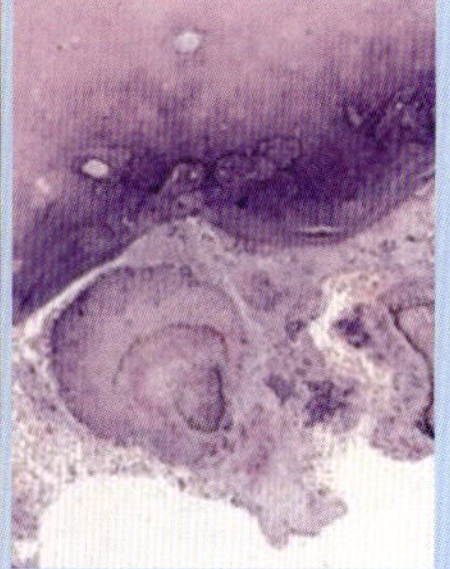

図　根尖性歯周炎患者

CHAPTER 4

細胞の反応性増殖

外部からの刺激が細胞を障害しない許容範囲内の場合、細胞は可逆的な適応反応を示し、細胞の数や大きさが変化する。これらの適応反応には、**肥大**、**過形成**、**萎縮**（p.19 CHAPTER 3「2．萎縮」参照）および**化生**がある。

1．肥大と過形成 hypertrophy and hyperplasia

臓器・組織がその形や構造を失わないで、容積を増加して正常以上に大きくなることをいう。一般的に肥大というと広義の肥大を意味し、下記に示す狭義の肥大（細胞の容積の増加）と過形成（細胞の数の増加）よりなる。

1）肥大（広義）の病態 ☆

(1) 狭義の肥大

細胞の容積が増大した結果、臓器・組織の容積が増す現象をいう（図 4-1）。増殖能力の乏しい組織でみられ、高血圧症に伴う心肥大やエクササイズ（運動）による骨格筋の肥大が相当する。

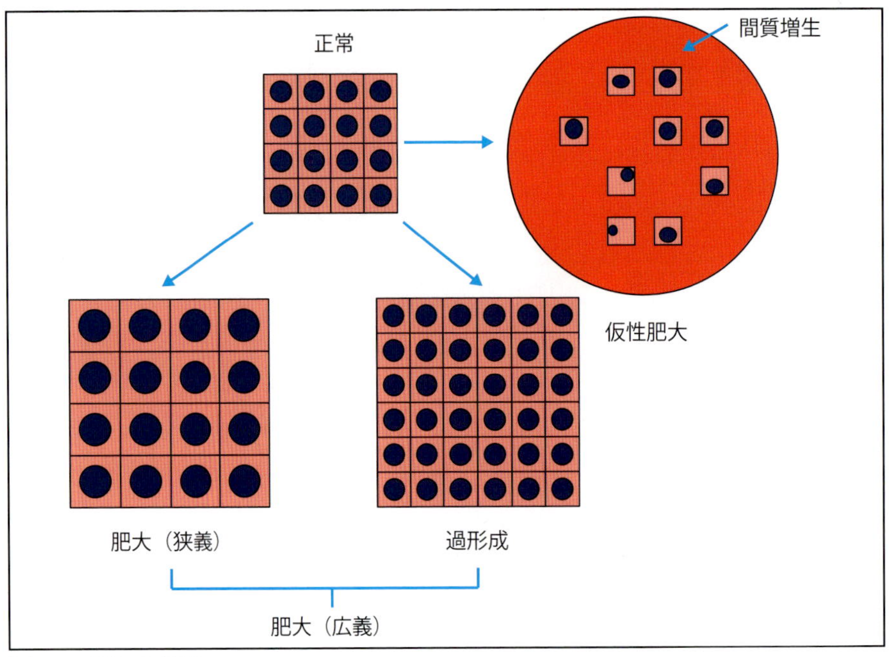

図 4-1　肥大の分類

(2) **過形成**（増生）

細胞の容積は変わらないが、細胞数の増加により、臓器・組織の容積が増す現象をいう。増殖能力をもつ組織において、慢性的な機械的刺激や過剰のホルモンによる刺激などでみられる。

(3) **仮性肥大**

実質細胞は萎縮するが、間質成分（線維、脂肪）の増加により臓器・組織が容積を増すことをいう。

2）肥大（広義）の原因別分類

分裂能をもたない心筋や骨格筋では細胞のサイズが増す狭義の肥大がみられ、分裂能を有するその他の臓器では、狭義の肥大に加えて細胞の数を増す過形成を伴う場合が多い。以下にその分類について記す。

(1) 作業性肥大 work hypertrophy

心筋や骨格筋にみられる狭義の肥大のことで、生理的肥大と病的肥大がある。

①生理的肥大 physiological hypertrophy

スポーツ選手、肉体労働者などにみられ、生理的負荷に対する心臓・筋・骨格にみられる肥大のことである。

②病的肥大 pathological hypertrophy

高血圧症 hypertension などの病的負荷により臓器が肥大すること。高血圧症患者にみられる心肥大がこれにあたる（図 4-2）。

口腔では、歯ぎしりやかみしめなどが原因で生じる咬筋肥大がその一例である。

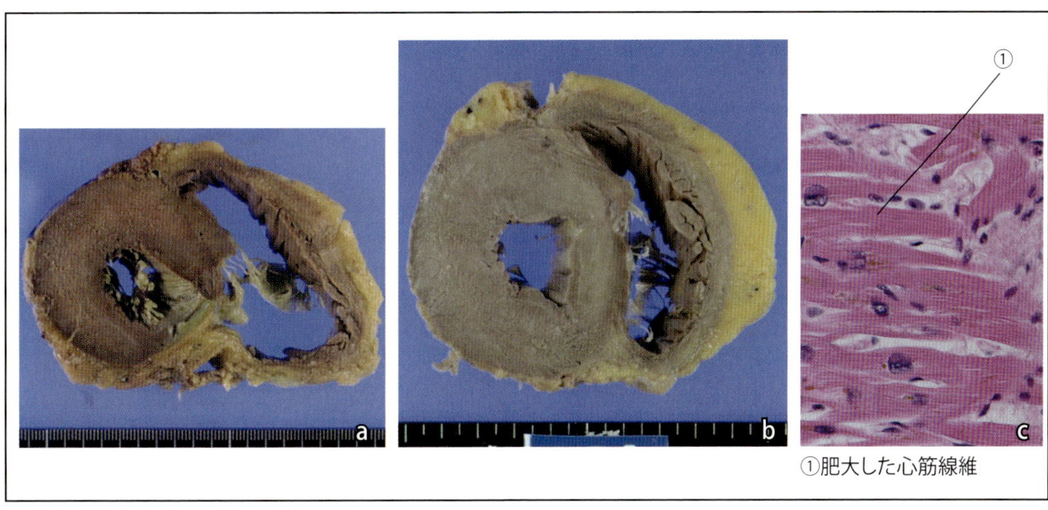

図 4-2 高血圧症に伴う心肥大
a：正常に近い心臓（300 g） b：著明な心肥大を示す心臓（610 g） c：心筋線維（肥大）

(2) 代償性肥大 compensatory hypertrophy

一対となっている臓器（肺、腎、副腎、卵巣、精巣など）の一方が先天的に欠如している場合や、手術で摘出された場合に残った一方が機能を代償するため肥大を起こす。

大唾液腺組織も一対の組織であり、唾液腺腫瘍などで一方が切除された場合に、残存する腺組織の機能が亢進することが知られているが、極端に大きさを増すことは少ない。

(3) ホルモン性肥大 hormonal hypertrophy（過形成も伴う）

ホルモンの過剰刺激により、その作用する臓器・組織に起こる肥大のこと。妊娠時の乳腺や子宮の肥大がこれにあたり、また、甲状腺摘出後の下垂体の肥大や下垂体腺腫による末端肥大症の原因となる。

(4) 慢性刺激による肥大

①機械的刺激

重層扁平上皮（棘細胞癌）、皮膚角質層の肥厚や、口腔内では頬粘膜の咬癖により生じる**刺激性線維腫** irritation fibroma などがあり、過形成に相当する。

慢性の機械的刺激の例としては、ペンダコ（胼胝）や昔の畳職人の肘などにできる胼胝（タコ）がある。

②炎症性刺激

炎症の原因となる物理的あるいは化学的刺激が軽度にかつ持続的に作用すると、結合組織や被覆上皮に肥大が起こる。

2．化生 metaplasia ☆

分化した細胞が形態・機能において他の分化した細胞に変化することをいう。

1）扁平上皮化生 squamous metaplasia ☆

(1) 線毛円柱上皮からの化生

喫煙者などの気管支上皮でみられる変化で、線毛円柱上皮が重層扁平上皮に変化する。

(2) 腺上皮からの化生（図 4-3）

子宮頸部や**唾石症**などの慢性炎症を有する唾液腺導管にみられる変化で、単層円柱上皮が重層扁平上皮に変化する。

2）腸上皮化生 ☆

ヘリコバクター・ピロリ *Helicobacter pylori* などによる慢性胃炎にみられる変化で、胃粘膜が杯細胞を有する腸の粘膜へ変化する。

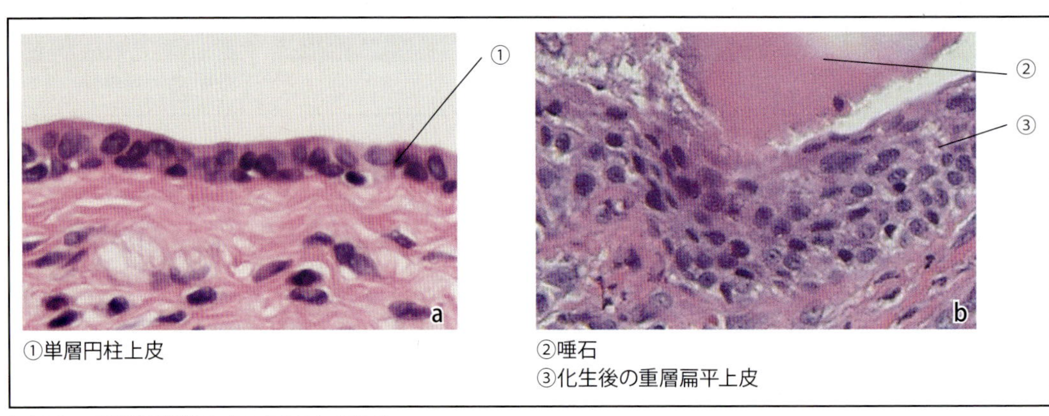

①単層円柱上皮

②唾石
③化生後の重層扁平上皮

図 4-3　唾液腺導管上皮の扁平上皮化生

3．再生と修復 regeneration and repair

外傷などによる組織の損傷や欠損を創傷という。形成された創傷の治癒 wound healing（創傷治癒）過程には、実質組織の増殖（再生 regeneration）により局所が完全に元通りになる場合や、瘢痕組織 scar tissue を形成して修復される場合がある。

1）再生 regeneration 

再生 regeneration とは、生体の失われた組織が残存する実質細胞の増殖により置換されることであり、間質細胞の増殖の有無により形態学的に、①完全再生と②不完全再生の２種類に大別できる。

①**完全再生**：失われた組織が新たに増殖した実質細胞により、ほぼ完全に元通りに再生することをいう。表皮、毛髪および造血器細胞などが生理的に補充される再生（生理的再生 physiological regeneration）や、肝移植時のレシピエントの部分切除された肝にみられる再生がこれに相当する。

②**不完全再生**：失われた組織が実質細胞のみならず間質細胞の増殖により、不完全に再生されることをいう。病的再生 pathological regeneration ともいわれ、脳梗塞 cerebral infarction や心筋梗塞 myocardial infarction で神経細胞や心筋細胞の欠損後にみられる修復や二次治療などがこれに相当する。

(1) 再生に関与する因子

①組織幹細胞 tissue stem cell 

組織固有に存在する幹細胞（組織幹細胞 tissue stem cell）は、新たな細胞の供給源として組織の恒常性維持に関与している。また、組織幹細胞は組織障害後に活性化し、その再生に不可欠な細胞の供給源となる。骨髄組織に存在する造血幹細胞や間葉系幹細胞は組織幹細胞の代表的なもので、口腔領域では、歯髄幹細胞、歯根膜幹細胞の存在が知られており、再生医療への応用が進められている。

②細胞外基質 extracellular matrix

結合組織 connective tissue に代表される細胞外基質は細胞の足場 scaffold として機能し、実質細胞の増殖、極性の維持に関与する。

③増殖因子 growth factor

増殖因子は幹細胞の増殖を誘導するのみならず、その移動、分化誘導および血管の形成にも関与する。代表的な増殖因子に、上皮細胞増殖因子 epidermal growth factor：EGF や、線維芽細胞増殖因子 fibroblast growth factor：FGF などがあり、上皮細胞や線維芽細胞の増殖を誘導する。これらの増殖因子は、慢性歯周炎などにより破壊された歯周組織の再生を促す歯周再生療法への応用が試行されている。特に、幼若ブタの歯胚から抽出されたエナメルマトリックスタンパク質はエムドゲイン® とよばれ、歯周組織再生誘導因子として広く臨床応用されている。

(2) 組織による再生様式の違い

実質細胞の増殖能力の違いにより、再生様式に違いがみられる。

①持続的に増殖を繰り返す細胞（不安定細胞 unstable cell）

表皮・粘膜・導管上皮、消化管上皮、血液細胞などでは、常に細胞の新生（生理的再生）が行われている。これらの組織では、損傷後の治癒過程で、ほぼ完全に組織が再生する（完全再生）。

②増殖能を有しているが定常状態を維持している細胞（安定細胞 stable cell）

肝などの実質細胞や線維芽細胞、平滑筋、血管内皮細胞では損傷後の治癒過程で、ほぼ完全に組織が再生する場合（完全再生）と線維化を伴う場合（不完全再生）が認められる。たとえば、肝細胞は再生能力の高い細胞であり、生体肝移植のドナーでは1年ほどで、ほぼ切除前の大きさに回復する完全再生が見込まれる。

③増殖しない細胞 （永久細胞 permanent cell）

神経細胞、骨格筋細胞および心筋細胞は増殖能がほとんどない細胞で、これらの細胞よりなる組織では損傷後の治癒過程で実質組織の再生は認められず、線維性の結合組織の増生のみによる瘢痕形成（不完全再生）が認められる。

最近では、これらの組織においても増殖能を有する少数の幹細胞の存在が報告されており、今後の研究によりその再生医療への応用が検討されている。

2）瘢痕形成 scar formation 

（1）定義

欠損組織が実質組織で補充されず結合組織のみにより置換されることをいう。心筋梗塞や脳梗塞など障害を受けた組織の実質細胞の増殖能が低い場合にみられる。

（2）瘢痕形成過程

①局所の毛細血管の充血がみられ、血管壁の透過性亢進による血漿タンパクの滲出や好中球の血管外への浸潤がみられる。

②幼弱毛細血管の新生と線維芽細胞の活発な増殖がみられる。

③肉芽組織の形成

マクロファージ macrophage、リンパ球 lymphocyte、形質細胞 plasma cell および組織球 histiocyte の浸潤および新生血管の増生がみられる。

④線維化 fibrosis

線維芽細胞の増殖とコラーゲン線維の沈着が主体となり、炎症細胞浸潤および水腫が消退する。

⑤瘢痕組織の形成 scar formation

コラーゲン組織の沈着が継続し、さらに、その変性の減少により、コラーゲンに富んだ組織が形成される。また、脈管組織の退縮がみられ瘢痕形成が完了する。

4．創傷治癒 wound healing

創傷治癒過程は、損傷の原因、大きさや期間、さらには損傷を受けた臓器の再生能によっても異なる。特に慢性的で大きな損傷を受けた場合や、心臓や脳のように再生能をもたない臓器が障害された場合は修復過程に瘢痕形成を伴う。

1）肉芽組織 granulation tissue （図4-4）

組織修復など病的に形成される組織で、線維芽細胞、毛細血管および炎症細胞（好中球、リンパ球、形質細胞、マクロファージ）より構成される。時間とともに線維芽細胞の産生するコラーゲン組織により線維化が進み、瘢痕組織を形成する。

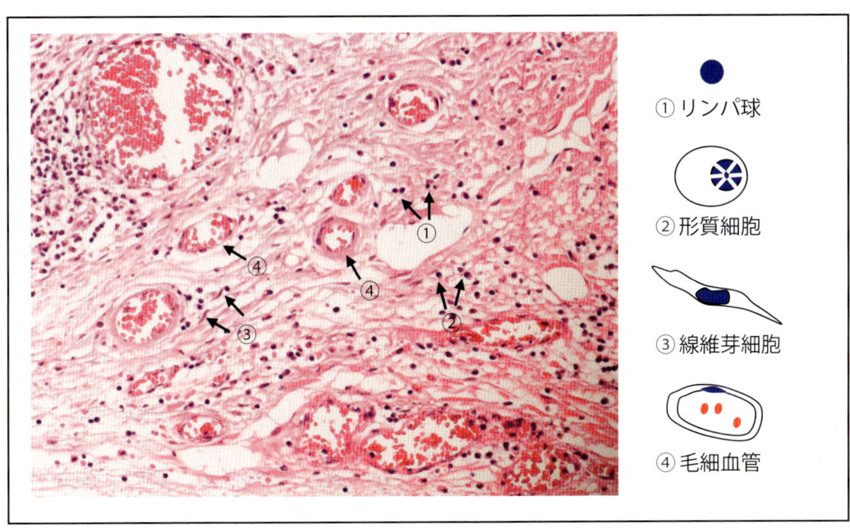

図 4-4　肉芽組織

2）治癒形式（図 4-5）

(1) 一次治癒

組織欠損が最小限で、創縁が接し、わずかの肉芽組織を形成するだけで治癒に至る。

(2) 二次治癒

組織欠損が大きく大量の出血と肉芽組織形成を必要とし、大きな瘢痕組織を残し治癒に至る。抜歯窩の治癒は二次治癒過程を経るが、最終的には骨梁に置換される。

(3) 異常な治癒

創傷治癒の過程で、膠原線維が過剰に産生された隆起性病変のことをケロイド keloid とよぶ。

3）口腔内の創傷治癒

(1) 口腔粘膜の創傷治癒

口腔粘膜は、粘膜上皮、粘膜固有層、粘膜下組織より構成される組織である。基本的な構造が皮膚と類似していることから創傷治癒も皮膚と同様な治癒形式をとる（**図 4-5**）が、唾液の中の抗菌物質や成長因子が作用することにより皮膚よりも治癒が速く瘢痕が少ないことが特徴である。正常の口腔粘膜上皮は、角化した咀嚼粘膜（歯肉と硬口蓋）、非角化の被覆粘膜（頬、歯槽、口腔底、舌下面など）、および角化・非角化の混合した特殊粘膜（舌背）に分けられるが基本的に重層扁平上皮より構成される。口腔粘膜上皮は 14 ～ 24 日で入れ替わり、基底層に存在する幹細胞が非対称性分裂により娘細胞を産出し、この娘細胞が棘細胞や角化細胞へと分化する。また、基底層に存在する幹細胞は口腔粘膜上皮の損傷時にも分裂し粘膜上皮の再生に働く。

損傷による粘膜組織欠損の大きさにより、一次治癒と二次治癒に大別される（**図 4-6**）。

① 一次治癒

粘膜の損傷が小さく感染も認められない場合の治癒形式である。すなわち、欠損が粘膜上皮のみや粘膜上皮下組織に及ぶ場合でも、縫合などにより創縁を密着させることが可能である場合に相当する。創縁を密着することにより肉芽組織の形成が少ないので、線状の瘢痕組織のみを形成し治癒する。

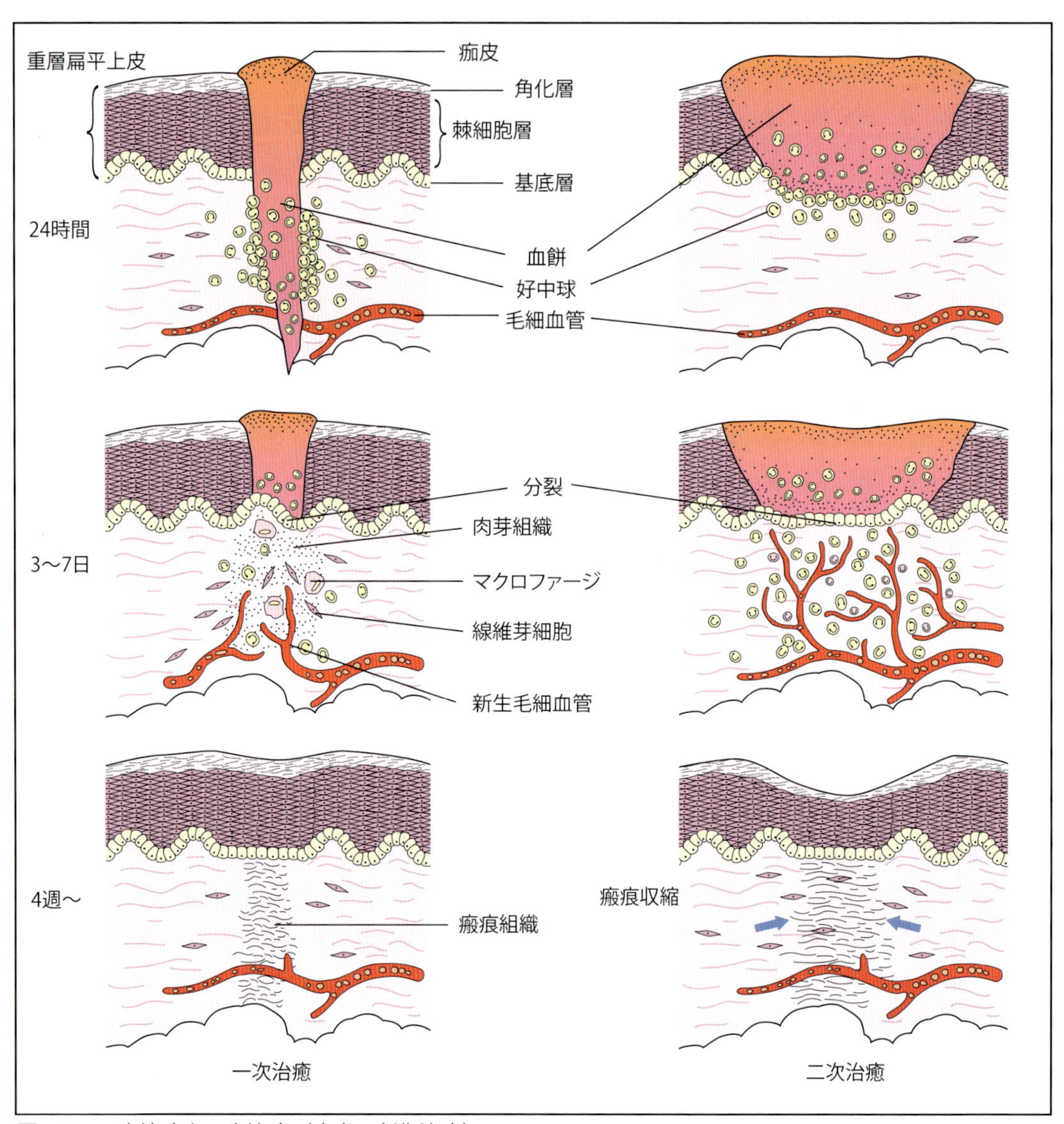

図 4-5 一次治癒と二次治癒（皮膚の創傷治癒）
（Kumar K, et al：Robbins and Cotran Pathologic Basis of Disease, 9th ed, Elsevier Saunders, Philadelphia, 2014, 107. より引用改変）

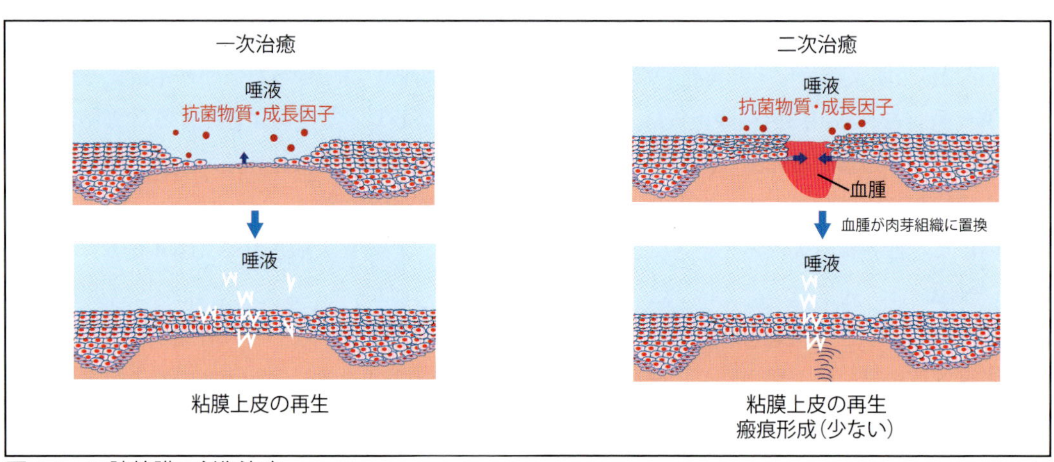

図 4-6 口腔粘膜の創傷治癒

② 二次治癒

粘膜の損傷が大きく、大量の出血と肉芽組織の形成を特徴とする治癒形式である。粘膜上皮の欠損部は周囲の粘膜上皮の増殖・伸展により治癒し、粘膜固有層と粘膜下層は、血腫形成とその肉芽組織による置換、さらに瘢痕組織を形成し治癒する。

（美島健二）

(2) 歯の損傷（咬耗、摩耗、酸蝕症）tooth wear ☆

萌出した歯は、口腔環境でさまざまな外力を受けている。**歯質の損耗** tooth wear は、加齢による現象として生理的に徐々に進行しているが、各種要因が相乗的に作用したり過度の外力が加わった場合にはさらに病的な歯質の損耗・破損が生じる。

歯が傷害を受けたとき、象牙質－歯髄複合体およびセメント質・歯根膜などの歯周組織における修復応答が期待できる。ただし、エナメル芽細胞は歯の萌出前後で退縮・消失しているため、摩擦や酸蝕で実質欠損に陥ったエナメル質は再生されない。

① 咬耗症 attrition ☆

咬合によって歯質が摩滅していくことを咬耗という。咬耗症とは生理的範囲を越えて歯質損耗がはなはだしい場合をさし、対合歯や隣接歯が互いに摩擦しあう部位（前歯の切縁や臼歯の咬頭と隣接面）に生じやすい。咬耗の程度は、歯の形態や硬度、咬合力、歯ぎしり bruxism、食物の硬さなどにより異なる。象牙質の一部が露出すると、エナメル質の咬耗面よりも軟らかいため皿状に陥没してくる（**図 4-7a**）。外来刺激を受けた象牙質では、象牙細管の硬化や象牙芽細胞による第三象牙質の添加がみられる。

② 摩耗症 abrasion ☆

咬合以外の機械的作用によって歯の実質欠損をきたすことを摩耗という。過度な力での歯面清掃によって唇（頬）面の歯頸部が皿状～くさび状に欠損する（**図 4-7b**）。義歯床縁またはクラスプによる摩耗では、唇側のみならず舌側、隣接面にも出現する。他にも、パイプ喫煙者、吹管奏者、硝子ビン吹工などの職業に応じて一定の歯に発生する習慣性摩耗がある。咬耗と摩耗における歯質変化は基本的に同じであり、損耗を受けた歯面は滑沢で硬く、象牙質面が露出していると経時的に着色をみることが多い。

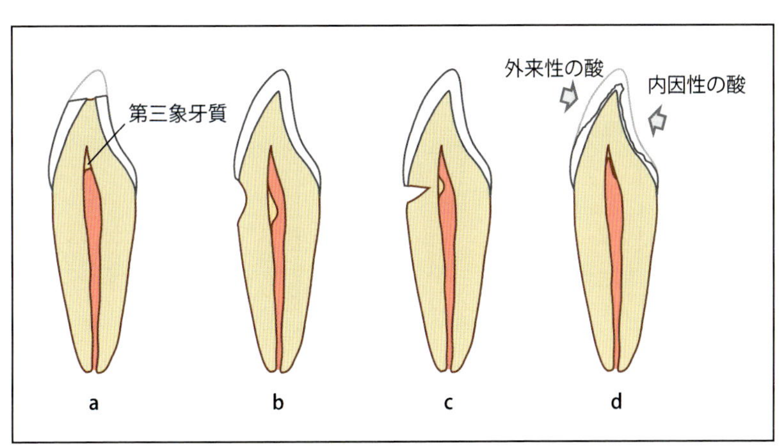

図 4-7　歯の損傷
a：咬耗症
b：摩耗症
c：摩耗症（くさび状欠損）
d：酸蝕症

歯頸部に鋭角の**くさび状欠損** wedge-shaped defect が生じる要因として、咬合による歯頸部の応力歪みが無機結晶と有機基質の連結を弱めていると考えられ、**アブフラクション** abfraction ☆とよばれている（**図 4-7c**）。

③ 酸蝕症 erosion ☆

内因性・外因性の酸の作用で表在性に歯質溶解をきたしたものを酸蝕症とよんでいる。細菌が関与するものは「齲蝕」として区別する。外因性の酸蝕症は、金属鍍金に使用する強酸（硫酸、硝酸、塩酸など）の蒸気、酸性の清涼飲料水の多飲などで生じる。前歯唇面の切端側でエナメル質の不透明化（白濁）をきたし、侵蝕が進むとエナメル質の欠損、さらに象牙質が露出する（**図 4-7d**）。内因性の例としては、逆流性食道炎や習慣性に嘔吐を繰り返すことによる胃液成分（塩酸）の作用が挙げられ、前歯舌側面や臼歯咬合面が侵蝕される。酸脱灰されて脆くなった歯質では機械的作用による損耗（咬耗・摩耗）が加速される。

(3) 外傷歯の治癒 healing of injured teeth ☆

① 歯の破折 fracture of teeth ☆

強い外力（転倒や打撲など）が歯に加えられると歯冠や歯根が破折する（**外傷性破折**）。破折に至らない場合でも、エナメル小柱の接合部（小柱鞘）に沿った**亀裂**を生じることがある。また、大きな歯質欠損（齲蝕病巣、くさび状欠損、充塡物など）がある場合、残存歯質の強度が不十分なため、弱い外力によっても損傷を生じる（**病的破折**）。

破折歯の予後は炎症（感染）状況、破折の方向、咬合状態などに左右される。破折・亀裂が象牙質まで達した病変では、違和感や咬合痛が生じる。露髄した場合は、細菌感染により歯髄炎～歯髄壊疽に進展する。歯根破折の場合、破折部周囲は肉芽組織で覆われる。その後、破折部の間隙が狭い場合は、歯髄間葉細胞から象牙芽細胞への分化が起こり、第三象牙質の添加により治癒する。破折片の間隙が広い場合、肉芽組織は歯周組織側からの新生骨や線維組織によって置き換えられる（**図 4-8**）。

② 歯の脱臼 luxation of teeth ☆

強い外力で歯根膜線維が断裂し、歯が歯槽窩から変位、脱落することを歯の脱臼という。歯が歯槽窩外に脱落した場合を**完全脱臼**、歯が歯槽窩内にあって挺出または変位している場合を**不完全脱臼**という。外力の加わった方向や強さに応じて歯の弛緩・動揺、打診痛や咬合痛などがみられる。

脱臼時に断裂した歯髄は壊死に陥るが、歯根膜組織は損傷状況や適切な処置によって治癒に至るため、再植・移植が可能となる（**図 4-9**）。脱落歯の歯根に十分な歯根膜組織が付着している場合、

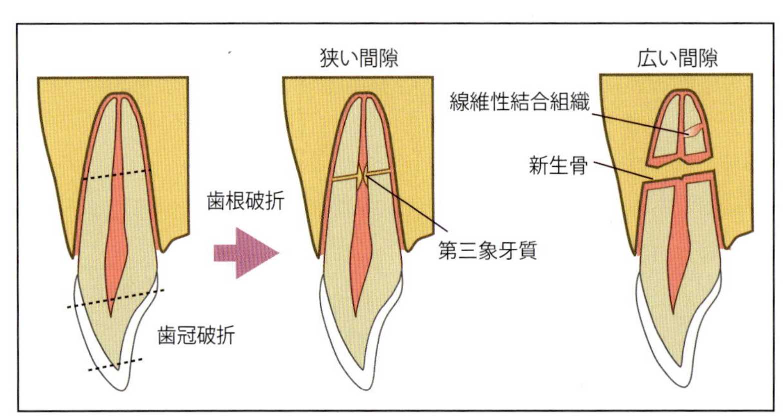

図 4-8　歯の破折

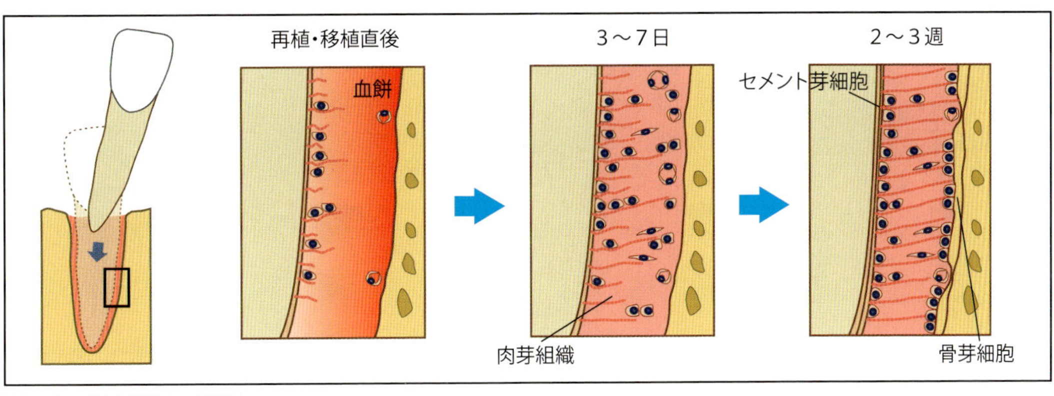

図 4-9　歯の再植・移植

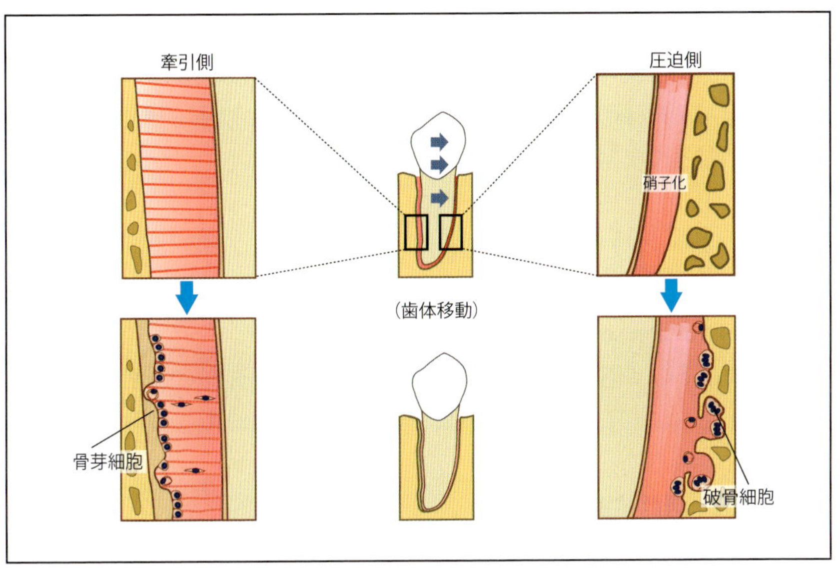

図 4-10　矯正学的な歯の移動

血餅の器質化に伴って未分化間葉細胞が盛んに増殖する。移植後７日頃から線維芽細胞、セメント芽細胞、骨芽細胞への分化がみられ、移植後２〜３週で、セメント質の添加、骨新生、歯根膜線維の伸長が進み、歯根膜組織が再構築される。歯根に残存する歯根膜組織が少ないと、再植・移植後に歯槽骨との癒着（**骨性癒着** ankylosis）を生じる可能性が高くなる。また、脱落歯の再植では歯根の外部吸収も起こりやすい。

(4) 歯科治療と治癒

①歯の移動の病理（図 4-10）

矯正力を作用させると、力の作用方向（圧迫側）の歯根膜組織は持続的な虚血状態となり、壊死（硝子化）に至る。壊死物質はやがて吸収され、歯根膜組織の再生が進むと同時に破骨細胞による歯槽骨の吸収が起こる。矯正力の逆方向側（牽引側）では歯根膜線維が伸展して歯根膜空隙が広くなるが、歯槽骨表面で骨芽細胞の分化と骨添加が始まり空隙を埋めていく。矯正力を持続させると圧迫側・牽引側での組織改築が繰り返され、歯の移動が進む。

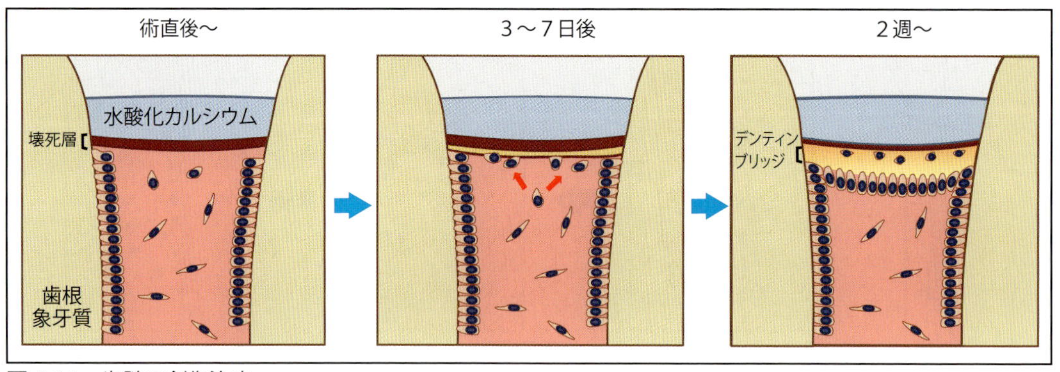

図 4-11　歯髄の創傷治癒

② 歯髄の創傷治癒（図 4-11）

歯髄組織には未分化間葉細胞が存在し、損傷に対して一定の修復力を備えている。この性質を利用した歯根部歯髄の保存処置（生活歯髄切断法）では、水酸化カルシウム（強アルカリ）により生活歯髄表層に壊死層を生じさせる。未分化間葉細胞は術後7日頃まで活発に増殖し、その一部は壊死層下に遊走・分化して象牙質基質の産生を始める。術後2週頃までに形成される象牙質は細管構造を欠き、骨組織に似ていることから骨様象牙質とよばれる。術後2週以降、骨様象牙質下に新生象牙質（象牙質橋：デンティンブリッジ）が添加される。

（添野雄一）

（5）抜歯創の治癒 healing of extraction socket

抜歯創の治癒過程は、一般に以下の4期に分けられる。この治癒過程は、明確に4期として区切られるものではなく、移行的でさらに内因・外因により大きく左右される。また、抜歯創内の部位によっても治癒経過は異なる。

①第1期：血餅期（抜歯直後〜1週間前後）

抜歯直後は、抜歯窩内は血餅で満たされ、創面はフィブリンに覆われる（図 4-12a、4-13a）。数日後には、徐々に歯槽骨壁、特に歯頸部や根尖部付近より、内皮細胞や線維芽細胞の増殖が起こり、肉芽組織の形成が開始される。さらに、断裂した組織や壊死物質および細菌などがマクロファージにより処理される。抜歯創表面には、周囲の歯肉上皮が増殖、伸展し創面を覆うようになる。

②第2期：肉芽組織期（抜歯後1〜3週頃）

抜歯窩内が肉芽組織で満たされ、毛細血管の著明な増殖と歯槽骨壁から骨芽細胞が増殖し、骨基質の形成が始まり、抜歯窩中央に向かって増殖していく（図 4-12b、4-13b）。完全に肉芽組織に置き換わるのは、抜歯後10〜15日後である。同時に歯槽骨縁には破骨細胞が現れ、骨縁は丸くなる。その後、創面の大部分は上皮により覆われ、骨基質は次第に増え、仮骨期に移行していく。

③第3期：仮骨期（抜歯後3〜5週頃）

抜歯窩内が細い新生骨梁で満たされ、次第に石灰化を起こし成熟した骨梁となる。仮骨前期では、歯槽骨壁から仮骨形成が起こり（図 4-12c）、仮骨後期では、抜歯窩内が仮骨で満たされる状態となる（図 4-12d、4-13c）。石灰化が進むと治癒期に入る。

④第4期：治癒期（抜歯後5週以降）

抜歯窩を満たした新生骨梁はその太さを増して、骨の成熟が進行し周囲歯槽骨に移行的となる。成熟した骨梁は次第に改造されながら厚みを増して、周囲歯槽骨との境界は不明瞭となる。

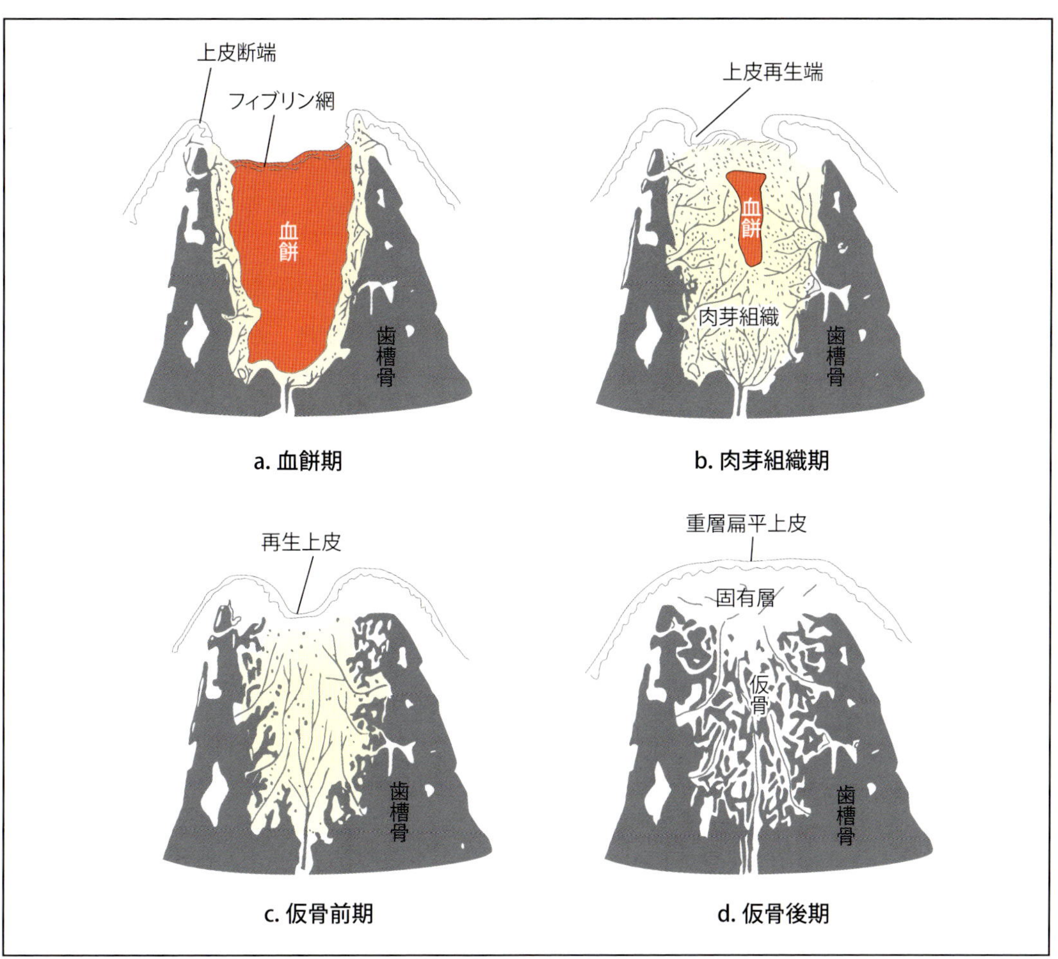

図 4-12　抜歯創の治癒過程

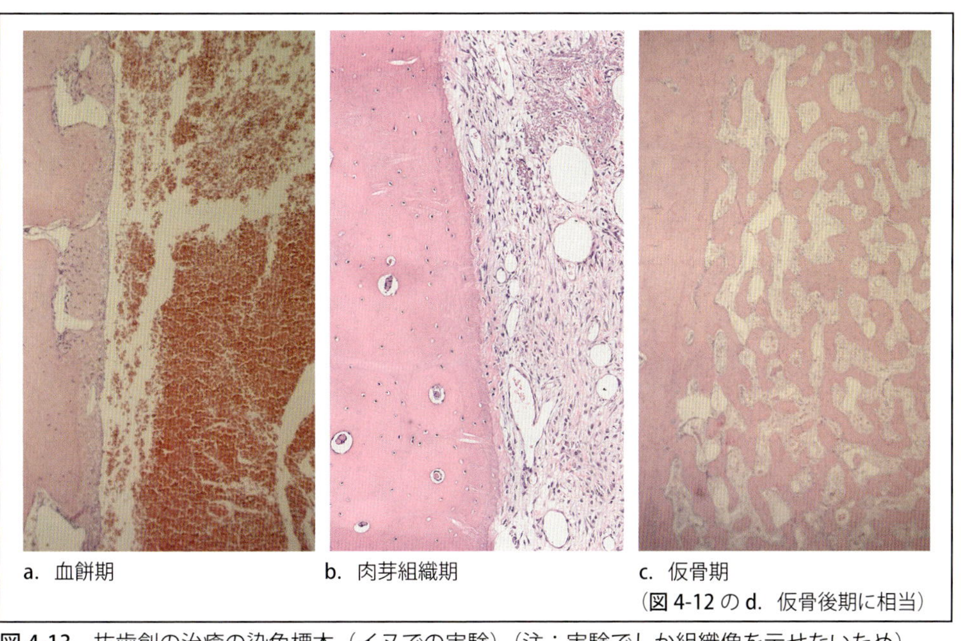

a.　血餅期　　b.　肉芽組織期　　c.　仮骨期（図 4-12 の d.　仮骨後期に相当）

図 4-13　抜歯創の治癒の染色標本（イヌでの実験）（注：実験でしか組織像を示せないため）

＊ドライソケット：抜歯後、血餅が十分に形成されないか、血餅が融解消失して、肉芽組織の増殖が起こらず、抜歯窩内壁の骨が露出し、歯槽骨炎を起こしている。

(6) 顎骨骨折の治癒 healing of bone fracture（図 4-14）

骨は無機質が約 65％、有機質が約 35％であり、無機質成分はハイドロキシアパタイト［$Ca_{10}(PO_4)_6(OH)_2$］である。骨芽細胞は骨形成に、破骨細胞は骨吸収に関与し、骨の再生および再構成の主役をなす。

骨芽細胞は、TGF- βスーパーファミリーに属する骨形成因子 bone morphogenetic protein；BMP の作用で、骨髄間葉系幹細胞から誘導される。一方、破骨細胞は、RANK/RANKL；Receptor Activator of NF- κ B/ Receptor Activator of NF- κ B Ligand の相互作用により、造血幹細胞から分化する。以下に骨折の治癒過程を記す。

①血腫形成期（血腫 hematoma）

骨折時の血管損傷によって出血が起こり、血腫を形成するとともに、周囲に反応性の炎症所見が認められる。

②肉芽組織形成期

内・外骨膜から毛細血管の誘導、線維芽細胞の増生が起こり、肉芽組織が形成される。これは骨折後 4 ～ 5 日頃から顕著となり、肉芽組織により血腫は置換される。

③仮骨形成期（仮骨 callus）

血小板やその他の炎症細胞から、PDGF、TGF- β、FGF をはじめとするサイトカインの分泌が起

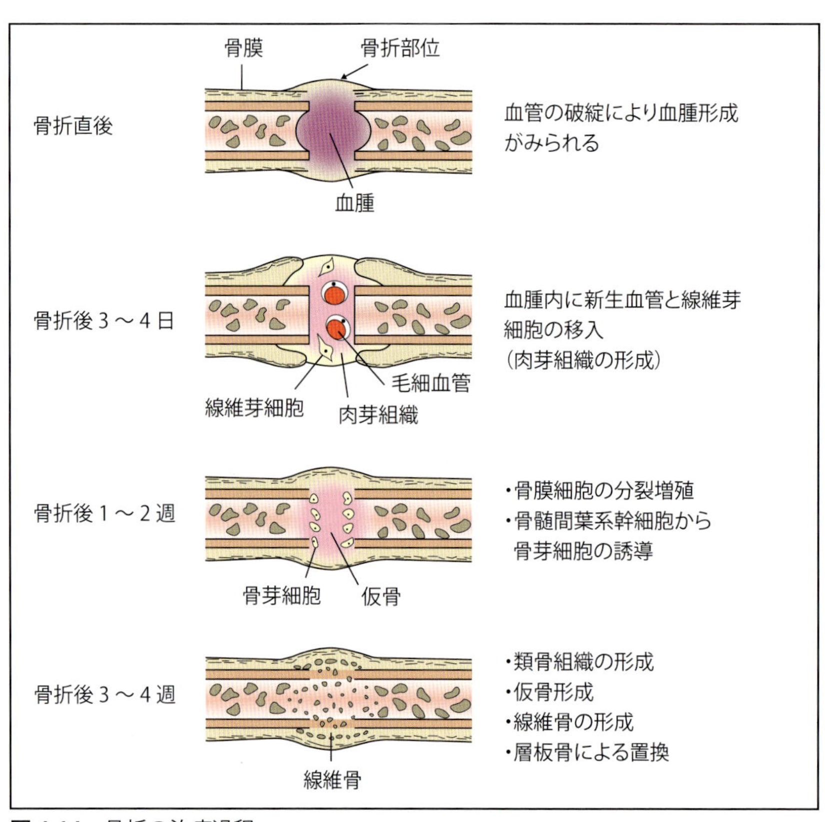

図 4-14　骨折の治癒過程
（竹内 宏ほか 編：最新 病理学・口腔病理学 , 医歯薬出版 , 東京 , 2010, 96. より引用改変）

こり、骨髄間葉系幹細胞から骨芽細胞が誘導される。次いで、誘導された骨芽細胞が骨基質を分泌し、類骨が形成される（仮骨）。さらに、仮骨は、骨折端の間や骨折部の周囲に腫瘤様に盛り上がり、骨折端部をつなぐ。

④骨再構成期（骨再構成　bone remodeling）

骨芽細胞からのアルカリフォスファターゼが分泌され、類骨の石灰化が起こる（線維骨形成）。形成された骨組織は、さらに癒合し余分な骨は破骨細胞により吸収される。次いで、骨のリモデリングが起こり層板骨や骨髄腔が形成される。

(7) 骨移植の治癒　healing of bone transplantation

骨移植は、外傷や腫瘍切除後の骨欠損部、骨折後の偽関節およびインプラント埋入時の支持骨の増生などに応用され、骨欠損部の補充や骨癒合の促進を目的に行われる。移植骨に期待される機能は、骨形成作用の促進と力学的な支持にある。移植骨がもつ骨形成能は、骨誘導能 osteoinduction と骨伝導能 osteoconduction の２つに依存する。すなわち、骨誘導能は、未分化な間葉系細胞を骨形成細胞に誘導させることで能動的に骨を造り出す力であり、骨伝導能は、移植母床から移植片に新生血管や骨形成細胞が入り込むための場所を提供することにより、受動的に骨の形成を誘導する力である。

4）器質化 organization

生体外から入った異物や生体内で産生された病的物質（壊死組織、滲出液、膿瘍）が、肉芽組織により置き換えられることを器質化という。血管内を閉塞する大きな血栓なども、血管壁から伸長した血管結合組織に徐々に吸収されるとともに肉芽組織により置換される。

5．異物処理 foreign body reaction ☆

生体内に進入した異物や生体内で生じた異物を処理することであり、肉芽組織を伴わないものと、伴うものに大別される。

(1) 肉芽組織を伴わないもの

①貪食

異物が細菌などの小さな場合は好中球やマクロファージが貪食する。また、異物が術後残存絹糸、

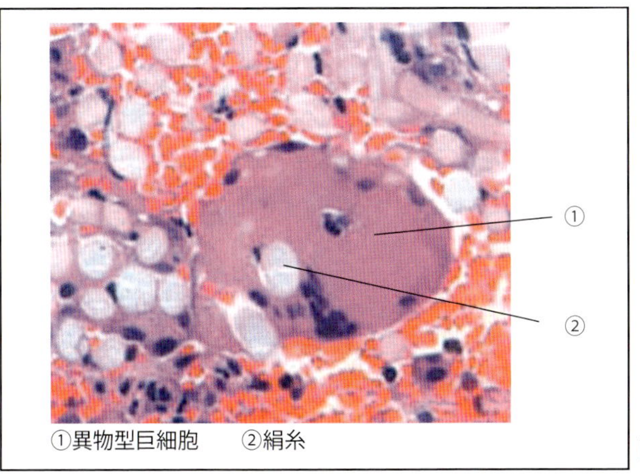

図 4-15　絹糸を貪食する異物型巨細胞

とげやコレステリン結晶などマクロファージで処理できない大きさの場合は、マクロファージが異物型巨細胞（**図 4-15**）に変化し徐々に貪食吸収する（異物型肉芽腫形成）。

②吸収

生体内に溶け出す水溶性の異物の場合は、リンパ管や血管内に吸収される排除起点をとる。

（2）肉芽組織を伴うもの

①器質化

血栓や壊死組織など比較的大きな異物の場合に、肉芽組織が異物を取り囲むように増殖し徐々に消化吸収し肉芽組織により置き換えることをいう。肉芽組織は最終的には瘢痕組織となる。

②被包

大きい金属片などの貪食・吸収されにくい異物の場合は、異物周囲の肉芽組織が瘢痕化し厚い被膜を形成し生体内から異物を隔離・被包する。

なお、本章のまとめを**表 4-1** に示す。

表 4-1　進行性病変（細胞の反応性増殖）のまとめ

分類				代表的疾患・病変
1. 肥大と過形成	1) 肥大（広義）の病態☆	(1) 狭義の肥大		高血圧症に伴う心肥大、エクササイズ（運動）による骨格筋肥大
		(2) 過形成（増生）		乾癬（表皮肥厚）、過形成ポリープ（胃・大腸）
		(3) 仮性肥大		進行性筋ジストロフィー（腓腹筋）、（骨格筋萎縮、間質脂肪組織や膠原線維の増生）
	2) 肥大（広義）の原因別分類	(1) 作業性肥大	①生理的肥大 ②病的肥大	心臓・筋・骨格肥大（スポーツ選手、肉体労働者） 心肥大（高血圧症）
		(2) 代償性肥大		対臓器一方の先天的欠如（腎・副腎・卵巣など）、手術切除（大唾液腺、肺、腎など）
		(3) ホルモン性肥大		妊娠時の乳腺や子宮、甲状腺摘出後の下垂体肥大、下垂体腺腫による末端肥大症
		(4) 慢性刺激による肥大	①機械的刺激 ②炎症性刺激	皮膚角質層の肥厚、刺激性線維腫（頬粘膜の咬癖）、胼胝（ペンだこ、畳職人の肘）
2. 化生☆	1) 扁平上皮化生☆	(1) 線毛円柱上皮からの化生		喫煙者の気管支上皮
		(2) 腺上皮からの化生		唾石症など慢性炎症の唾液腺導管上皮
	2) 腸上皮化生☆			慢性胃炎の胃粘膜（*Helicobacter pylori* 菌感染などによる）
3. 再生と修復	1) 再生☆		①完全再生 ②不完全再生	表皮、毛髪、造血器細胞（生理的再生）、肝移植時レシピエント部分切除肝 脳梗塞、心筋梗塞（病的再生）
		(1) 再生に関与する因子	①組織幹細胞☆ ②細胞外基質 ③増殖因子	造血幹細胞、間葉系幹細胞 細胞の足場 scaffold として機能 上皮細胞増殖因子（EGF）、線維芽細胞増殖因子（FGF）、エムドゲイン（歯周組織再生誘導因子）
		(2) 組織による再生様式の違い	①持続的に増殖を繰り返す細胞（不安定細胞） ②増殖能を有しているが定常状態を維持している細胞 ③増殖しない細胞	表皮・粘膜・導管上皮・消化管上皮・血液（生理的再生） → 損傷後修復はほぼ完全再生 肝実質細胞、線維芽細胞、平滑筋、血管内皮細胞 → 創傷後修復は完全再生あるいは不完全再生（線維化を伴う場合） 神経細胞、骨格筋細胞、心筋細胞 → 瘢痕形成（不完全再生）を認める
	2) 瘢痕形成☆			心筋梗塞、脳梗塞などの損傷部で実質細胞の増殖能が低い場合

表 4-1　つづき

分類				代表的疾患・病変
4. 創傷治癒☆	1) 肉芽組織☆			線維化が進むと瘢痕組織を形成
	2) 治癒形式	(1) 一次治癒		組織欠損は最小限
		(2) 二次治癒		組織欠損が大きく瘢痕組織を残し治癒に至る
		(3) 異常な治癒		膠原線維が過剰に産生された隆起性病変（ケロイド keloid）を形成
	3) 口腔内の創傷治癒	(1) 口腔粘膜の創傷治癒	①一次治癒 ②二次治癒	
		(2) 歯の損傷☆ (咬耗、摩耗、酸蝕症)	①咬耗症☆ ②摩耗症☆ ③酸蝕症☆	咬合による歯質の挫滅 咬合以外の機械的作用による歯の実質欠損 内因性・外因性の酸の作用による表在性歯質溶解
		(3) 外傷歯の治癒☆	① 歯の破折☆ ② 歯の脱臼☆	外傷性破折、病的破折 完全脱臼、不完全脱臼
		(4) 歯科治療と治癒	①歯の移動の病理 ②歯髄の創傷治癒	矯正力持続→圧迫・牽引側で組織改築→歯牙移動 骨様象牙質（術後 2 週頃まで）、新生象牙質（象牙質橋）の追加（術後 2 週以降）
		(5) 抜歯創の治癒	①第 1 期：血餅期（抜歯直後～1 週間前後） ②第 2 期：肉芽組織期（抜歯後 1 ～ 3 週頃） ③第 3 期：仮骨期（抜歯後 3 ～ 5 週頃） ④第 4 期：治癒期（抜歯後 5 週以降）	血餅・フィブリン析出後徐々に肉芽組織が形成、マクロファージによる壊死物、細菌の貪食 抜歯窩内が肉芽組織で充満、骨基質形成開始、創傷表面は再生上皮による被覆開始 抜歯窩内が細い新生骨梁（仮骨）で満たされ、次第に成熟した骨梁となる 骨の成熟が進行し周囲歯槽骨に移行的となる *ドライソケット：血餅形成が不十分な場合、肉芽形成が不十分→抜歯窩内壁骨露出→感染
		(6) 顎骨骨折の治癒	①血腫形成期（血腫） ②肉芽組織形成期 ③仮骨形成期（仮骨） ④骨再構成期(骨再構成)	血管破綻による血腫形成、周囲に反応性の炎症所見 血腫内に新生血管と線維芽細胞の侵入（肉芽組織の形成） 骨膜細胞の分裂増殖、骨髄間葉系幹細胞から骨芽細胞の誘導 類骨組織の形成、仮骨形成、線維骨の形成、層板骨による置換
		(7) 骨移植の治癒		移植骨の骨形成能の、骨欠損部、インプラント埋入時の支持骨の増生などへの応用
	4) 器質化			器質化血栓：血栓の結合組織による吸収と肉芽組織による置換
5. 異物処理☆		(1) 肉芽組織を伴わないもの	①貪食 ②吸収	マクロファージ、異物型巨細胞による貪食吸収 水溶性異物→リンパ管や血管内に吸収（排除起点）
		(2) 肉芽組織を伴うもの	①器質化 ②被包	肉芽組織による異物吸収と置換→最終的には瘢痕化 瘢痕化肉芽組織による異物の隔離・被包化

（福岡歯科大学生体構造学講座病態構造学分野 教授　橋本修一先生 作成）

（美島健二、橋本修一）

TOPICS

再生医療への応用

臓器・組織の恒常性維持や損傷時に実質細胞を供給する細胞として、組織固有に存在する組織幹細胞の存在が知られている。組織幹細胞の代表としては、造血幹細胞（HSC）や間葉系幹細胞（MSC）が挙げられ、再生医療への応用がなされている。また、受精卵の胚盤胞・内部細胞塊由来の胚性幹細胞（ES 細胞）や 2007 年に京都大学の山中伸弥博士により樹立された人工多能性幹細胞（iPS 細胞）は、培養皿の上でほぼすべての組織に分化することが可能であり、多能性幹細胞とよばれ注目されている。

CHAPTER 5

循環障害

循環障害とは、血液やリンパの循環が阻害されることにより臓器や組織に障害が生じることをいう。また、大きく末梢性と全身性の循環障害に区別される。

1．末梢性循環障害

1）充血 hyperemia ☆（図 5-1）

(1) 定義

局所の小動脈や毛細血管が拡張することにより動脈血の流入増加が起こり、動脈血液量が増加した状態をいう。これは、流入する動脈血液量が増加する一方、流出する静脈血液量が正常なため、動脈血が溜まってしまうことである。

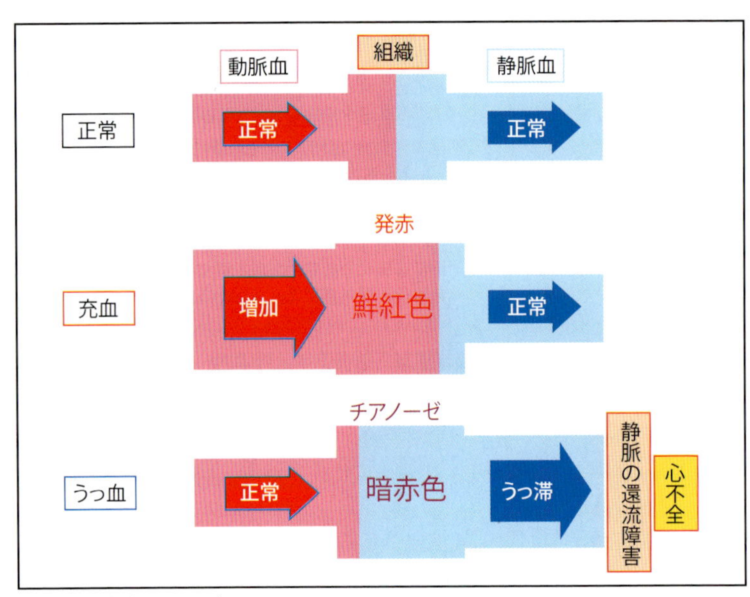

図 5-1　充血とうっ血

(2) 症状

充血した局所は、流入血量の増加のため発赤（動脈血の色）がみられ、軽度に腫脹するとともに局所の体温が上昇する。また同時に、血管内圧が上昇するため拍動を触れる。このような充血はほとんどの場合一時的である。

(3) 種類

①機能性充血(生理的充血)

激しい運動・作業時の筋肉や食中・食後に唾液腺や消化管に起こる充血。組織や器官の活動性が上昇するにつれて、酸素や栄養の必要量が増えることがきっかけで血管拡張が起こり充血する。

②神経性充血(血管運動性充血)

血管拡張神経の興奮や血管収縮神経の麻痺による充血。興奮したときに顔面が紅潮するのはその例である。

③筋性充血(筋麻痺性充血)

局所の血管の平滑筋が弛緩することによって引き起こされる充血。これは、皮膚をこするなどの機械的刺激、日光、紫外線、エックス線、温熱・寒冷環境などにより紅斑として現れる。

④炎症性充血

局所に刺激が加わると、ヒスタミンやプロスタグランジンなどの炎症性サイトカインが放出され、血管収縮神経が麻痺するため、毛細血管腔が拡張して流入血量が増加することによる充血。炎症の5徴候における「発赤」は、炎症性充血によるものである。歯髄炎の一症状である**歯髄充血**☆も、この例である(図5-2)。

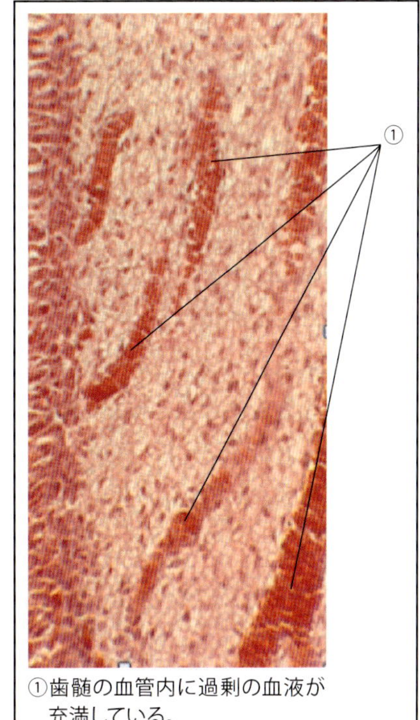

①歯髄の血管内に過剰の血液が充満している。

図5-2　歯髄充血

歯髄においては、充血とうっ血を区別しないで、歯髄充血とよんでいる。

⑤**代償性充血(反応性充血)** ☆

臓器や組織の一部が虚血になったとき、局所の虚血を補うためにその周囲にみられる充血。脾臓や腎臓の梗塞部周囲における充血がこの例である。また、腎臓では、片側の腎機能が不全になったり片側の腎臓を摘出した場合、健全あるいは残存した反対側の腎への血流量が増加し、機能的に代償する。この場合、腎臓は大きくなり、これを代償性腎肥大という。

(4) 転帰

原因となる刺激が軽度で短時間に除去されれば、局所の障害は消失する。

2) うっ血 congestion ☆(図5-1、5-3)

(1) 定義

静脈血の流出障害によって静脈および毛細血管が拡張し、局所の血液量が増加した状態をいう(図5-3)。これは、流入する動脈血液量は正常であるが、その一方、流出する静脈血液量が減少するため、静脈血が溜まってしまうことである。

(2) 症状

うっ血では、持続的な静脈血の増加のために暗赤色となる。うっ血の初期では、毛細血管の拡張および静脈血の貯留により、皮膚、口唇、爪などの局所が青紫色を呈する。この状態を**チアノーゼ** cyanosia☆という。血中の酸素と結合していないヘモグロビン(還元ヘモグロビン)量の増加(5g/

dL 以上）がみられる。

(3) 種類

①圧迫性うっ血

局部的な圧迫によるうっ血。腫瘍あるいは止血帯などで静脈が圧迫されたときに生じる。

②閉鎖性うっ血

血栓、塞栓などによるうっ血。静脈内腔が血栓などにより狭窄または閉鎖されたことにより起こる。血栓で下肢の深部静脈が閉塞されると、下肢にうっ血が起こる。

③血管壁の病変によるうっ血

静脈壁の炎症で生じるうっ血。虫垂炎などにみられる静脈炎で起こる。

(4) 転帰

うっ血が持続すると、局所の組織は酸素欠乏のため変性・壊死に陥る。うっ血により、血管の透過性が亢進して赤血球が漏出し、血色素（ヘモグロビン）の構成成分である鉄分がヘモジデリンとなって組織に沈着し、臓器・組織は褐色調を呈することがある。この状態をヘモジデローシス（血鉄症）という。

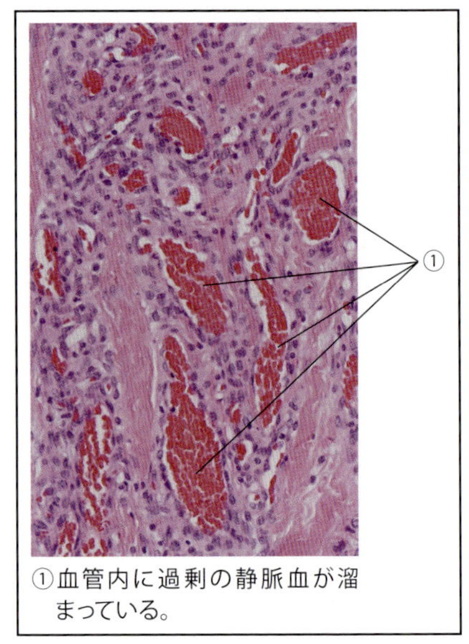

①血管内に過剰の静脈血が溜まっている。

図 5-3　うっ血

3）虚血 ischemia ☆

(1) 定義

虚血とは、血管の狭窄や閉塞によって局所に流入する動脈血液量が減少して、組織に必要な血液が流れなくなった状態をいう。

(2) 原因

器質的な狭窄と、動脈の痙攣性収縮のような組織の変化を伴わない機能的なものがある。

①機械的圧迫による動脈の狭窄および閉塞

外科的手術や腫瘍および駆血帯などによる血管外からの機械的圧迫、血栓塞栓症による血管の閉塞、動脈硬化症による内膜の肥厚や動脈周囲炎、血管炎などによる狭窄による。

②動脈の痙攣性収縮

血管収縮神経の亢進、寒冷、アドレナリンなどにより痙攣性血管収縮が起こり、動脈血液量の減少が生じる。レイノー病は対称性に四肢末端動脈の収縮神経興奮によるもので、四肢末端の虚血、蒼白、温度低下、疼痛などを伴い、長引くと壊死になる。

③代償性虚血

生体の一部で急激な血管拡張が起こって大量の血液がその部位に移動することにより、その反動で他部位における動脈血液量の減少が生じる。

(3) 症状

局所での虚血が持続した場合にはその部位は蒼白となり、栄養障害により組織は萎縮、変性、壊死を起こす。

(4) 転帰

虚血による形態学的変化は血管狭窄・閉塞の進行の速さとその程度、細胞・組織の低酸素状態に対する感受性によって左右される。

4）出血 hemorrhage, bleeding ☆

(1) 定義

血液成分のなかで、特に赤血球が血管外へ出る状態を出血という。

出血により循環血液量、赤血球数、血色素量（ヘモグロビン）、ヘマトクリットは減少する。また、体重の 7 ～ 8％が血液である（循環血液量＝ 70 ～ 80 mL/kg）。

(2) 出血の分類

①原因による分類

A. 全身性出血

感染症、中毒症、栄養障害、うっ血などによる微小循環系の障害や血液の凝固障害で起こる（**表 5-1**）。

表 5-1　出血性素因と出血を伴う疾患

出血性素因	疾患
血管の脆弱性	細菌、ウイルス感染、薬剤過敏症、ビタミン C 欠乏症
血小板減少症および機能不全	再生不良性貧血、白血病、脾臓機能亢進症、 特発性血小板減少性紫斑病、播種性血管内凝固症候群（DIC）
血液凝固系の異常 先天的	血友病 A（第Ⅷ因子の先天的欠損）、 血友病 B（第Ⅸ因子の先天的欠損）
後天的	肝硬変、重症肝炎、ビタミン K 欠乏症
線維素溶解の亢進	DIC

B. 局所性出血

外傷などによる血管壁の破綻、血管炎など血管壁自体の病変、局所循環不全で血管内圧が上昇することで起こる。

②出血先による分類

A. 外出血：体外への出血

B. 内出血：体内の組織・体腔への出血

③出血の機序による分類（図 5-4）

A. 破綻性出血

血管や心臓の壁が破れて血液が血管外に出ることをいう。外傷のほかに、潰瘍性病変による血管の破綻や血管壁の脆弱化によって血管自体が破れて生じる。高血圧時の脳出血、食道静脈瘤の破裂、心筋梗塞時の心嚢内出血、出血性胃潰瘍などがある。

B. 漏出性出血

血管が破綻することなく、血管壁から血液が流出する状態を漏出性出血という。漏出性出血は、慢性うっ血や血液凝固系因子の欠損（出血性素因）などを原因とする。肺のうっ血、紫斑病、白血病などでみられ、皮膚の点状出血や斑状出血として現れることが多い。

④出血の排出経路による分類（表 5-2）

出血の排出経路とその性状は臨床上きわめて重要で、それにより出血部位が判明する。

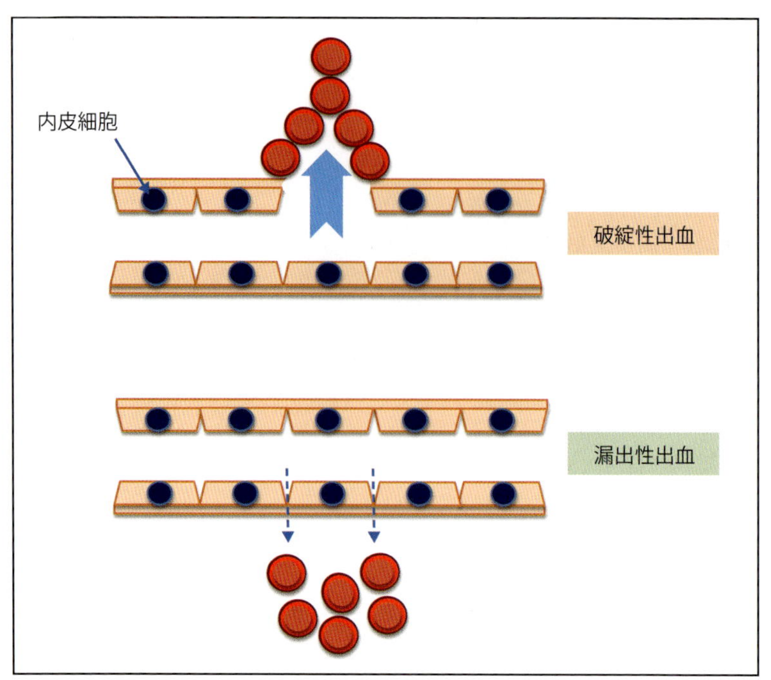

図 5-4　破綻性出血と漏出性出血

表 5-2　喀血・吐血・下血の差異

	喀血	吐血	下血
排出部位	口	口	肛門
血液の色	鮮紅色	暗褐色	黒〜鮮紅色
排出物の性状	泡を含む	泡を含まず食物残渣を含む	糞便に混入
病変の部位	肺・気管支	上部消化管	消化管
咳の有無	有	無	無

A. **喀血** ☆

肺・気管支からの出血。咳により排出する。泡を含むことが多く、鮮紅色である。

B. **吐血** ☆

上部消化管（食道、胃、十二指腸）からの出血。嘔吐により排出する。食道より上は鮮紅色で胃では暗褐色である。前者は O_2 含有のため赤く、後者は赤血球のヘム鉄が胃酸（HCl）で塩酸ヘマチンに変わったため黒色となる。

C. **下血**（**メレナ**） ☆

消化管からの出血で、糞便に血液が混入したもの（潜血）。上部消化管出血はタール便で黒褐色を呈する。出血部が肛門に近いほど鮮紅色を示す。

D. 血尿

尿中に血液が混入すること。

E. **血胸** ☆

出血により血液が胸腔内に貯留すること。

F. その他

鼻出血、心嚢血腫、腹腔内出血、関節血症など。

⑤**血管の種類による分類**

動脈性出血、静脈性出血、毛細血管性出血に分けられる。

⑥**その他の分類**

A. **紫斑 purpura** ☆（図 5-5）

皮膚や粘膜下の毛細血管からの表在性出血が表面から透過してみえるもの。これは毛細血管拡張や紅斑と異なり圧迫しても退色しない。紫斑のなかに点状出血、斑状出血、びまん性出血がある。

- 点状出血：直径 1 ～ 5 mm 以下の出血。
- 斑状出血：直径 5 mm 以上の出血。
- びまん性出血：面積の比較的大きな皮下出血。

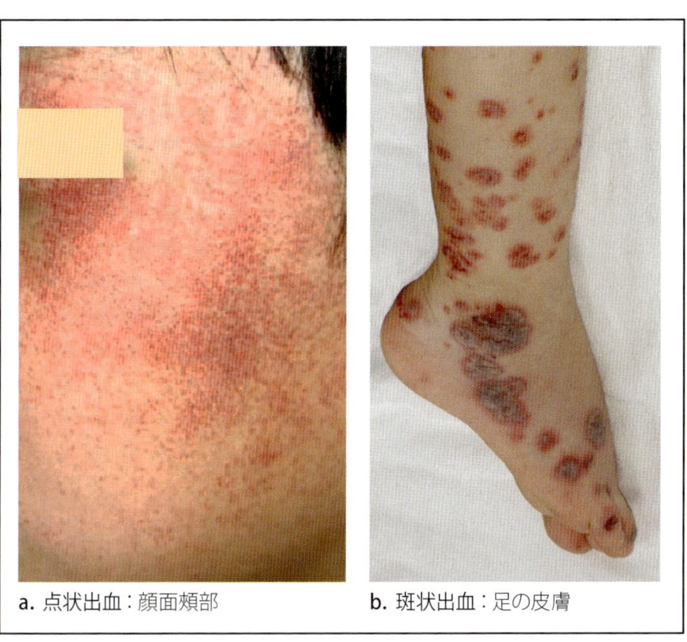

a. 点状出血：顔面頬部　b. 斑状出血：足の皮膚

図 5-5　紫斑

B. **血腫 hematoma** ☆（図 5-6）

出血により生じた凝血塊が軟組織中に貯留し、腫瘤を形成したもの。

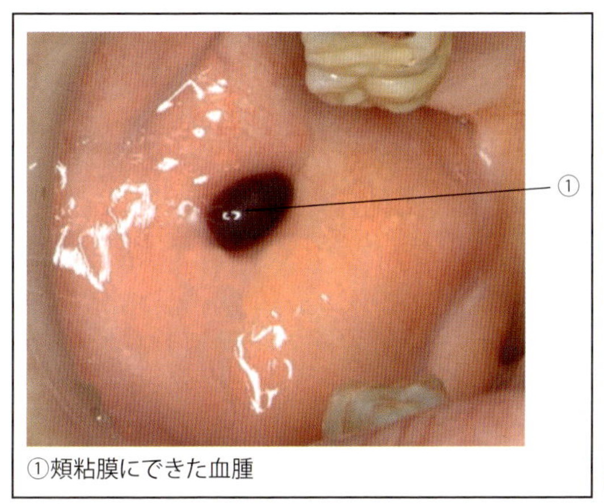

①頬粘膜にできた血腫

図 5-6　血腫

(3) 出血性素因 hemorrhagic diathesis

特別な原因がなく、きわめて軽い外傷で容易に出血し、止血しづらい素質を出血性素因または出血傾向という。その原因には、

①血液凝固系の異常および血液凝固因子の減少

②血小板の減少

③血小板の異常

④血管壁の異常

⑤線維素溶解亢進

があり、出血時間（皮膚からの出血時、自然止血するまでの時間。血小板数と血小板・毛細血管の機能を反映）、凝固時間（採血静脈血の凝固までの時間。内因系凝固因子を反映）が延長する。

このような疾患をもつ患者の抜歯は禁忌とされることが多く、注意を要する（**表 5-3**）。

表 5-3　出血性疾患の鑑別と検査値

検査		血小板と血管壁の検査			凝固因子の検査		
		血小板数	出血時間	毛細血管抵抗試験	凝固時間 (TT)	プロトロンビン時間 (PT)	活性化部分トロンボプラスチン時間 (APTT)
基準値		13 ～ 40 × 10 万 μ L (Fonio 法)	1 ～ 5 分 (Duke 法)	4 個以下 (Rumpel-Leede 法)	9 ± 2 分 (Lee-White 法)	11 ～ 15 秒 (Quick 一段法)	28 ～ 33 秒 (Proctor 法)
成因	疾患名						
血小板の異常	特発性血小板減少性紫斑病 (ITP)	減少	延長	異常	正常	正常	正常
	血小板無力症	正常	延長	異常	正常	正常	正常
凝固因子の異常	von Willebrand 病	正常 (機能低下)	延長	異常	延長	正常	延長
	DIC	減少	延長	異常	延長	延長	延長
	血友病 A、B	正常	正常	正常	延長	正常	延長
血管壁の異常	アレルギー性紫斑病、Osler 病	正常	正常 または 異常	異常	正常	正常	正常
	壊血病	正常	異常	異常	正常	正常	正常

①血液凝固 coagulation of blood

A．血液凝固反応

血液が固まることを血液凝固という。血液凝固は凝固因子とよばれる血漿タンパクの連鎖反応により起こる。凝固反応は通常、外因系と内因系に分けられる。両系が作用して**トロンビン**が生成される。トロンビンは血小板を活性化し、血漿中にある**フィブリノゲン**を不溶性の**フィブリン**に転換する。このフィブリンが血小板、白血球、赤血球を絡みつけて血栓を強固なものにする（**図 5-7**）。

B．止血機構

出血を止める仕組みが止血機構である。血管が破れると、血管が収縮することにより、その部

を流れる血流は緩やかになり、損傷した血管内皮細胞直下の膠原線維に直に血小板が接触する。これにより、血小板が粘着凝集して塊が形成され、不溶性フィブリンが形成されることにより安定した止血血栓ができる(**図 5-7**)。この血栓により、損傷した血管が修復されると止血は完了する。

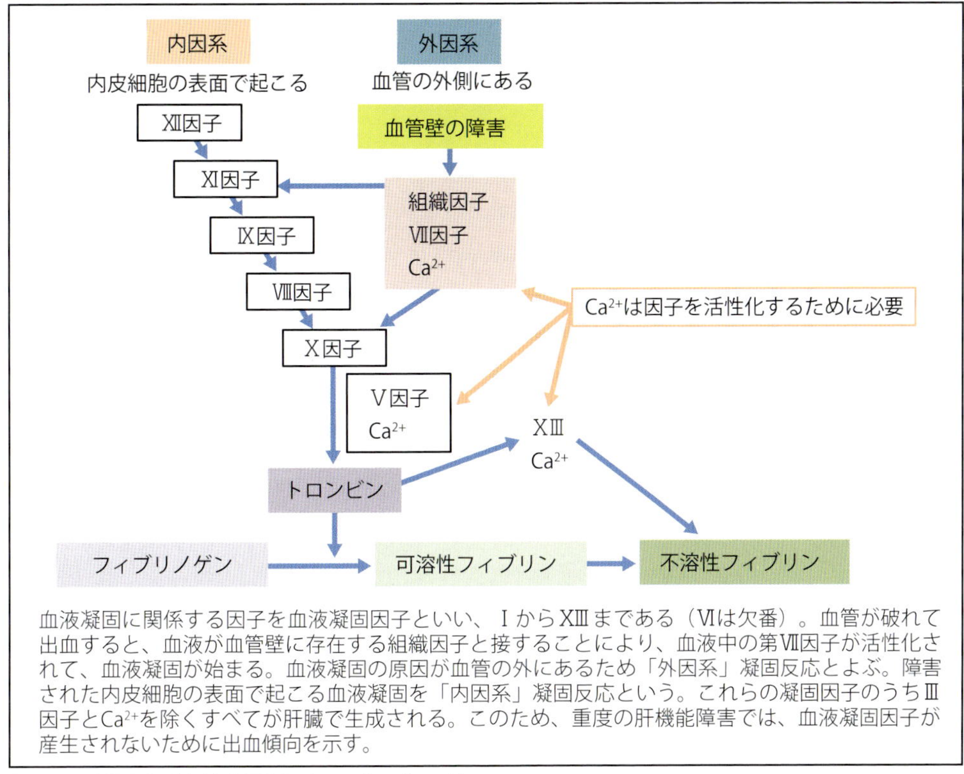

血液凝固に関係する因子を血液凝固因子といい、ⅠからXⅢまである（Ⅵは欠番）。血管が破れて出血すると、血液が血管壁に存在する組織因子と接することにより、血液中の第Ⅶ因子が活性化されて、血液凝固が始まる。血液凝固の原因が血管の外にあるため「外因系」凝固反応とよぶ。障害された内皮細胞の表面で起こる血液凝固を「内因系」凝固反応という。これらの凝固因子のうちⅢ因子とCa^{2+}を除くすべてが肝臓で生成される。このため、重度の肝機能障害では、血液凝固因子が産生されないために出血傾向を示す。

図 5-7　凝固系（血液凝固因子）のカスケード

②血液凝固系の異常および血液凝固因子の減少

血液凝固因子の先天的あるいは後天的欠損によって、種々の出血性疾患が起こる。これらの凝固因子は主に肝臓でつくられるが、第Ⅷ因子は骨髄でもつくられる。

先天性欠損症では、**血友病 A（古典的血友病）**☆、**血友病 B（Christmas 病）**☆、および **von Willebrand 病**☆が代表的である。血友病 A および血友病 B は、母親から遺伝し、男子にのみ発症する伴性劣性遺伝病である。血友病 A は第Ⅷ因子、血友病 B は第 IX 因子の欠損症である。血液検査では、血液凝固能検査のひとつの**活性化部分トロンボプラスチン時間**（内因系凝固因子の機能を反映、**APTT**）☆の延長がみられるが、**プロトロンビン時間**（外因系凝固因子の機能を反映、**PT**）☆や**出血時間**☆、**血小板数**☆は正常である。

また、von Willebrand 病（フォン・ウィルブランド因子の減少）も同様に伴性劣性遺伝型式をとって遺伝する。von Willebrand 病では、血小板粘着能低下と第Ⅷ因子の不安定化により皮膚の紫斑や粘膜出血などを起こす。血液検査では APTT や出血時間の延長がみられるが、PT は正常である。

後天的な凝固因子の減少には、肝硬変や肝癌など重篤な肝疾患における凝固因子合成障害や**低フィブリノゲン血症**による脱線維素症候群、**ビタミン K 欠乏症**、**播種性血管内凝固症候群（DIC）**などがある。

③血小板の減少（表 5-4）

血小板数が正常の約 1/5 になると点状出血が現れ、出血・凝固時間が延長する。

血小板の数が減る疾患として、**特発性血小板減少性紫斑病 idiopathic thrombocytopenic purpura：ITP** ☆、白血病などがある。ITP では血小板の膜タンパクに対する自己抗体がつくられ、その抗体により血小板が破壊される。白血病の場合には、骨髄全体が白血病細胞に置き換わるために血小板の産生が低下する。

④血小板の異常（表 5-5）

先天性疾患では、**血小板無力症**や Bemard-Soulier 症候群がある。血小板無力症では血小板数の減少はないが、血小板の膜表面タンパクに異常があり凝集性が欠如している。また、Bemard-Soulier 症候群では、粘着性の障害が起こる。後天性では、アスピリンの服用や尿毒症（慢性腎不全）などによる。

表 5-4　血小板減少による病態と疾患

病態	疾患
血小板の産生低下	再生不良性貧血、骨髄性白血病、癌の骨髄転移、骨髄抑制剤投与
血小板の寿命短縮あるいは破壊亢進	特発性血小板減少性紫斑病（ITP）、全身性エリテマトーデス（SLE）、播種性血管内凝固症候群（DIC）
血小板の分布異常あるいは喪失	脾腫を伴った脾機能亢進症、特発性門脈圧亢進症、出血、体外循環

表 5-5　血小板の機能異常による病態と疾患

病態		疾患
先天性	血小板粘着の障害	von Willebrand 病、Bemard-Soulier 症候群
	血小板凝集の障害	血小板無力症
後天性	血小板凝集の障害、血小板放出の障害	薬物（アスピリン、非ステロイド性消炎剤など）、慢性腎不全

⑤血管壁の異常

血管壁の異常としては、各種の膠原病（全身性エリテマトーデスなど）や膠原線維の形成障害が含まれる。特に、ビタミン C の欠乏は膠原線維の形成不全をきたし、毛細血管壁が脆弱となり透過性が亢進して出血傾向をきたす。この疾患を**壊血病 scurvy** ☆という。壊血病では歯肉出血や皮膚の点状出血がみられる。

また、乳幼児のビタミン C 欠乏症は **Möller-Barlow 病**（**Möller-Barlow disease**）とよばれ、**Henoch-Schonlein 紫斑病**（**Henoch-Schonlein purpra**）では、皮膚出血、消化管出血が起こる。

⑥線維素溶解亢進（線溶亢進）☆

線維素溶解系（線溶系、線維素溶解現象）は、線維素溶解酵素である**プラスミン** ☆が活性化することにより、フィブリン、フィブリノゲンを分解する現象で、血管内の血液凝固を防止している（図 5-8）。線維素溶解亢進が起こるのは、ヘパリンや血栓溶解剤の投与や播種性血管内凝固症候群（DIC）などの場合がある。

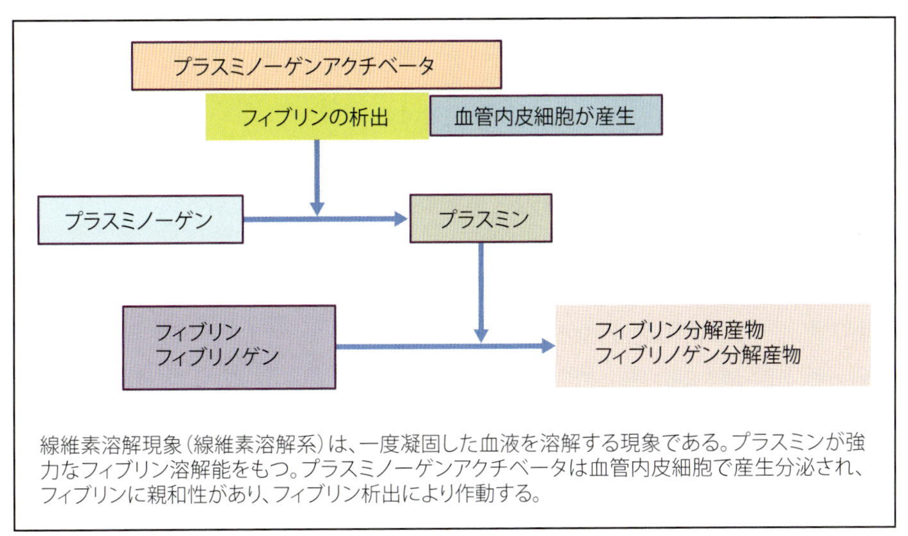

図 5-8　線溶系（線維素溶解系）のカスケード

(4) 転帰

出血が急激で全血液量のほぼ 1/3 以上であれば、血圧が低下し、ショックに陥り死亡する。大量出血は心臓、脳、呼吸器など重要臓器の障害を併発する。少量かつ持続的であれば、鉄欠乏性貧血や低酸素血症となる。出血局所では、出血巣が小さいときには血液が凝固し止血して、出血巣は吸収される。血管外に出て破壊された赤血球のヘモグロビン（血色素）はヘモジデリン（血鉄素）となり、マクロファージに貪食される。

大きな出血巣は器質化し瘢痕組織となる。また、出血がそれほど大きくなくても、脳出血、クモ膜下出血などでは頭蓋内圧亢進が起こり、心嚢内出血では心臓の動きを機械的に圧迫するために心不全となった心タンポナーデが起き、致死的になる。

5）血栓症 thrombosis ☆

(1) 定義

血管や心臓の中で血液凝固により生じた凝固塊を**血栓 thrombus** ☆といい、血栓が病的に形成された病態を血栓症という。

血栓が形成される部位により、動脈血栓症と静脈血栓症に分けられ、静脈性血栓症が多くみられる。発生部位は、血流が緩やかである下肢の静脈に最も多く、次いで骨盤の静脈に多い。 動脈性血栓症は粥状硬化の著しい大動脈の分岐部や冠状動脈に好発する。心性血栓症は、血流が緩やかで渦巻いている左心耳に多い。また、全身の凝固系が亢進するために、全身の小血管内に微小血栓が多発する播種性血管内凝固症候群（DIC）が起こる。心臓、脳、肺、腎臓など主要臓器の血栓症では、死に至ることがある。

(2) 原因

血栓形成に関与する因子としては、①血管壁の傷害、②血流の変化、③血液性状の変化などがある。

①血管壁の傷害

血管内皮細胞が炎症によるサイトカイン、エンドトキシン、外因性化学物質などにより傷害を受けると、血管内皮細胞の抗凝固機能が低下し、血液が凝固して血栓を形成しやすくなる。

②血流の変化

血管の圧迫、心機能の低下などによる血流のうっ滞、停止、渦を巻くなどの血流変化で血栓が形成される。したがって、血流が緩やかである静脈に発生しやすい。

③血液性状の変化

・血中のフィブリノゲン、トロンボプラスチンなど血液凝固因子の増加や活性化
・プラスミンなど線溶活性の低下、血小板の数的異常増加
・血小板の粘稠性および凝集能の亢進、脱水や嘔吐および下痢などによる水分の喪失
・多血症や熱傷およびショックでの血液粘稠度の増加

などが血栓形成の要因となる。

(3) 血栓症が生じた結果、発症しうる疾患

動脈硬化、心筋梗塞、心房細動、多血症、播種性血管内凝固症候群(DIC)、肥満、喫煙、長期臥床など。

(4) 血栓の分類

血栓は、肉眼的に白色血栓、赤色血栓、混合血栓に区別される。また、形成される場所により、動脈血栓、静脈血栓、微小血栓(毛細血管・細動静脈)に分けられる。

①白色血栓(動脈血栓)(図 5-9)

血小板とフィブリンを主体とした血栓で、肉眼的に白く見えるため白色血栓とよばれる。血栓の頭部(上流で最初にできた部分)は、主に血小板とフィブリンで構成されるため白色である。血管内皮細胞の障害で起き、血流の速い部位にも生じる。

②赤色血栓(静脈血栓)

主にフィブリンと赤血球からなり、肉眼的に赤く見えるため赤色血栓とよばれる。病理組織学的

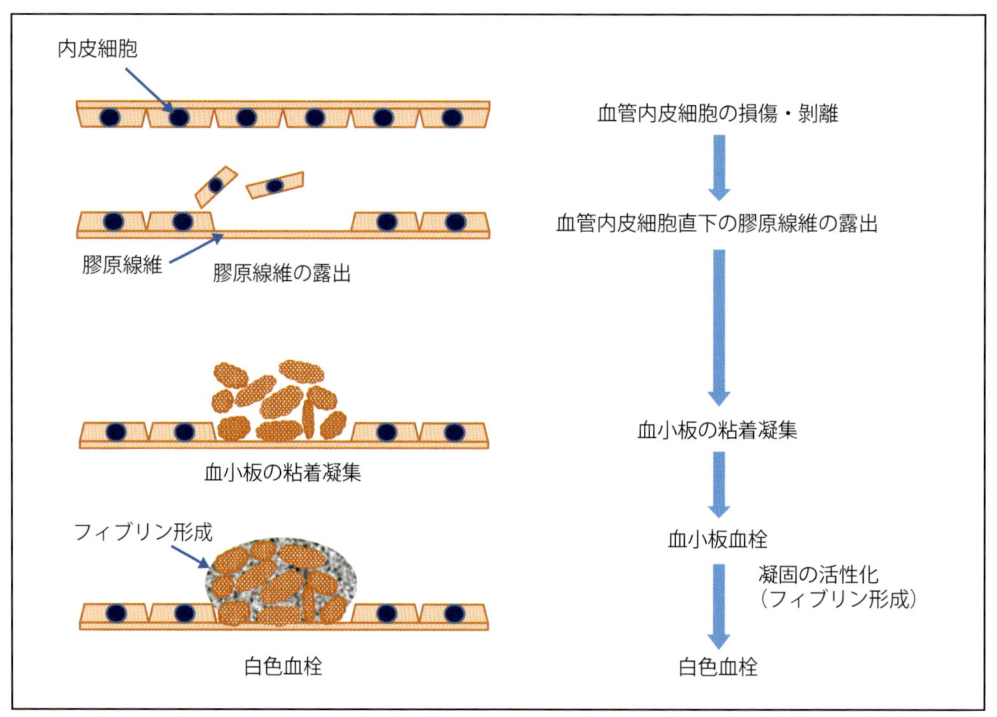

図 5-9　動脈血栓の形成機序

には赤血球がフィブリンの網目に詰まった像を示す。血管内皮細胞には異常がないが、血流が緩やかである静脈に生じやすい。

③混合血栓

血栓が増大した場合、頭部は白色血栓で、その後方に白色血栓と赤色血栓とが混在した部分（体部）が形成される。これを混合血栓という。さらに、下流へいくほど赤血球の沈着が著明になり赤色血栓となる（尾部）。血栓が心弁膜、心耳、動脈瘤内のような血流が緩やかで、渦巻いている部位に生じる場合には、はじめから赤血球が混じった混合血栓となる。

④フィブリン血栓

フィブリンを主体とするものをフィブリン血栓といい、播種性血管内凝固症候群（DIC）の多発性微小血栓にみられる。

(5) 転帰（図 5-10、5-11）

新鮮な血栓は線維素溶解酵素やタンパク質分解酵素によって溶解されるが、この過程で、血栓の断片が血流中に遊離して塞栓を形成することがある。溶解されなかった血栓は、肉芽組織に置き換えられ、最終的には**器質化**☆する。

器質化の過程で、血栓内に血管内壁と連続した新たな血管腔が形成されることがあり、これを**血栓の再疎通 recanalization** という（図 5-10、5-11）。また、血栓が古くなると硝子化、石灰化、軟化、化膿といった変化も生じる。

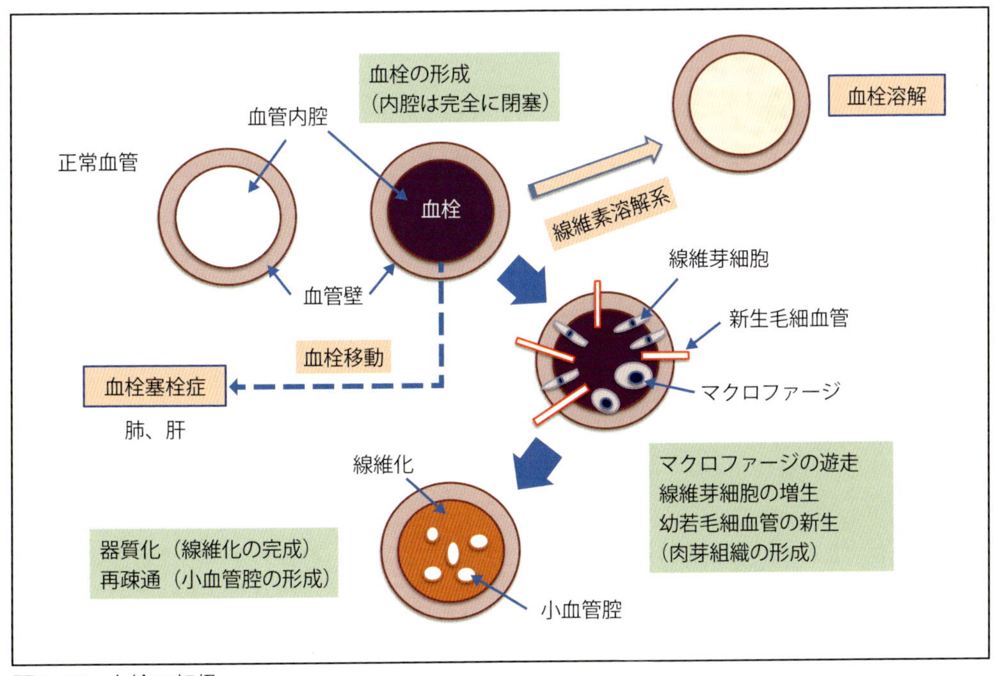

図 5-10　血栓の転帰

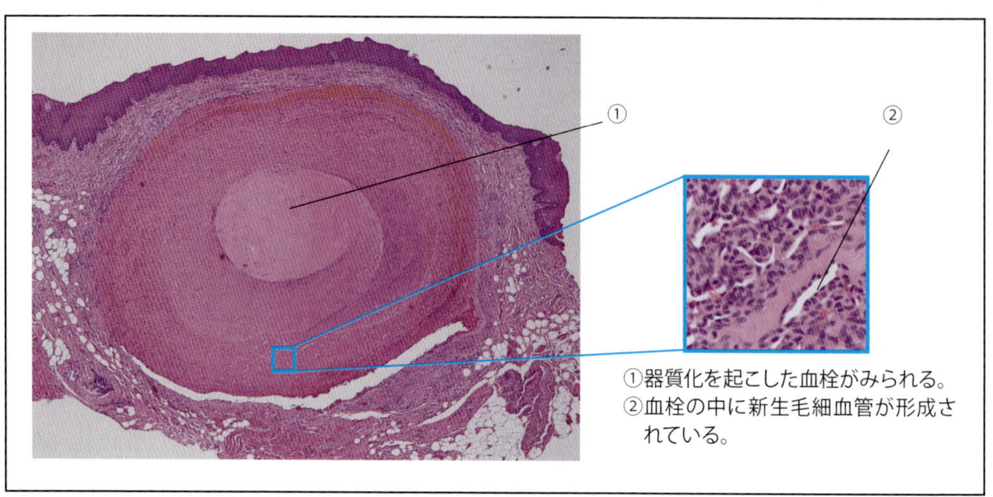

図 5-11　血栓症

6）塞栓症 embolism ☆

(1) 定義

塞栓症とは、血流によって運ばれてきた異物によって血管腔が閉塞された状態で、閉塞する異物を**塞栓（栓子）embolus** ☆という。動脈性塞栓と静脈性塞栓に大きく分けられる。塞栓となるものには、血栓、組織片、細菌、寄生虫などの個体、油滴などの液体、空気、窒素ガスなどの気体がある。最も多いのは血栓性塞栓症である。

(2) 原因

①動脈性塞栓の原因は左心房や左心室に形成された血栓の遊離によることが多く、心筋梗塞や弁膜症に伴うことがほとんどである。

②静脈性塞栓の原因は、下肢の静脈や骨盤内の静脈などに形成された静脈血栓の遊離によるものが多い。

(3) 発生部位による分類

①動脈性塞栓症 ☆

心筋梗塞などによる左心房、左心室あるいは大動脈内で遊離した血栓は脳、腎、脾などに運ばれ、末梢の動脈、細動脈、毛細血管で塞栓症を起こす。脳動脈、腎動脈、脾動脈、腸間膜動脈などで好発する。

②静脈性塞栓症 ☆

末梢静脈系では血栓を形成しやすく、右心房、右心室を経由して肺動脈に流入し、塞栓症を起こす。静脈性塞栓症は肺に発症しやすく、その原因の多くは大腿静脈の血栓が遊離することによる。

例）大腿静脈→下大静脈→右心房・右心室→肺動脈→肺

③逆行性塞栓症

血流が緩やかな静脈で塞栓が血流の逆流とともに逆行して移動し、静脈の上流部に塞栓症を起こすことをいう。

④奇異性塞栓症

心臓の卵円孔が開存していたり、心臓中隔欠損がある場合に、静脈内に生じた塞栓が右心系から左心系へ移動し、体循環系に入り末梢動脈で塞栓症を起こす場合を奇異性塞栓症という。

(4) 塞栓の種類による塞栓症

①血栓塞栓症 ☆

血栓塞栓症のほとんどが、静脈性血栓塞栓症である。血栓の好発部位は下肢静脈と骨盤内静脈で、大静脈、右心房、右心室、肺動脈を経て肺動脈血栓塞栓症を引き起こす。また、脳には大量の動脈血が左心室から流入しているため、これらの血栓による塞栓症が生じやすい。

脳の塞栓症は脳梗塞を起こす。心房細動で左心房にできた血栓や、心臓弁膜症で僧帽弁や大動脈弁に形成された血栓は全身臓器に塞栓症を引き起こす。

A. エコノミークラス症候群☆

航空機に長時間同じ姿勢で座り続けると静脈のうっ血が長く続く結果、足の静脈に血栓が形成される（深部静脈血栓症☆)。その後、飛行機を降りるときに立ち上がったのをきっかけに血栓が遊離して塞栓となり、肺の動脈を閉塞させる。座席が狭く自由に足を動かせない状態で長時間飛行機に乗っているときにみられることから、このようによばれている。

②細胞および組織片による塞栓症

細胞の塊あるいは組織片などが塞栓になり、塞栓症を起こす。塞栓としては、骨髄片、胎盤片、心臓弁膜片、手術時に血管に入った異物などがある。骨髄組織や脂肪組織片による塞栓症は骨折などの外傷で多く、脂肪塞栓症など合併することもある。

③脂肪塞栓症

脂肪滴が血管内に入り塞栓となり、微小血管内で閉塞し塞栓症を起こす。脂肪塞栓症は、大腿骨などの長幹骨や骨盤の骨折、外傷、手術、脂肪組織を含む軟部組織の挫滅、火傷でみられる。

④空気塞栓症

肺の外傷や外科手術、気胸、分娩や胎盤剥離などで血管壁が破れると圧が低い静脈に空気が流入し、肺などに空気塞栓症を起こす。外気圧が急激に低下した場合、血液中に溶解していた窒素ガスが血管内で遊離し、多数の小気泡になり塞栓になることがある。これを減圧性疾患とよび、潜函病☆（潜水夫病）が知られている。

⑤羊水塞栓症

分娩、帝王切開、流産などで、羊水中の胎児の組織片が母体の血管内に入り、塞栓症を起こす。

⑥細菌、寄生虫による塞栓

細菌性心内膜炎で遊離した細菌の塊が腎臓で塞栓症を起こして、限局性腎炎が発症することが知られている。寄生虫では、日本住血吸虫の母虫または卵による門脈塞栓症、赤痢アメーバによる肝内血管での塞栓症などがある。

⑦腫瘍細胞による塞栓症

腫瘍細胞が塞栓となり、塞栓症を起こす。悪性腫瘍細胞による塞栓症は、悪性腫瘍の血行性転移が起こる機序のひとつとして重要である。

(5) 転帰

塞栓の大きさ、数、性状、発現部位や閉塞された血管の太さ、分布および臓器の感受性などによって塞栓症の転帰は異なる。肺動脈、冠動脈、脳底動脈に塞栓症が生じた場合、肺出血、心タンポナーデ、脳出血を生じ死に至ることがある。また、冠動脈などの終動脈に塞栓が生じると心筋梗塞を引き起こす。塞栓が細菌感染性物質であれば閉塞部に炎症、腫瘍であれば転移巣を形成し、ガスであれば吸収される。

7）梗塞 infarction ☆

（1）定義

吻合枝をもたない終動脈や小動脈において血栓や塞栓により血流の閉塞が起きた場合、その末梢に壊死を生じる現象を梗塞という。

（2）原因

血栓症および塞栓症により終動脈が閉塞される場合が多い。血管閉塞が完全であれば梗塞となるが、不完全で徐々に血流が減少したり、還流領域にある程度の血流供給が保たれた場合は、虚血性組織障害となる。

例）**心筋梗塞** ☆（壊死）と**狭心症** ☆（虚血）
　　脳梗塞（壊死）と一過性脳虚血発作（虚血）

（3）梗塞の病理組織像

梗塞に伴う壊死巣の形状は円錐形を呈し、その割面がくさび状にみえる（**図 5-12**）。壊死巣と周囲組織との境界は、著しい代償性充血および出血をきたす。

（4）肉眼的分類

梗塞は、その外観から貧血性梗塞（白色梗塞）と出血性梗塞（赤色梗塞）に分類される。

①貧血性梗塞（白色梗塞）

梗塞部の血流が乏しく、腎、脾、心臓、脳でみられる。腎臓や脾臓などの充実性の組織・臓器に動脈性の血管閉塞が起こったときにみられる。終動脈の閉塞部位を頂点としたくさび状で灰白色の壊死巣をいう。心筋梗塞、腎梗塞、脾梗塞などは貧血性梗塞の典型例である。

②出血性梗塞（赤色梗塞）

梗塞部が出血を伴って赤いのでこの名がある。二重の血管支配を受けている臓器に起こりやすい。好発臓器は、肺、肝である。また、吻合が多い腸管でも起こる。

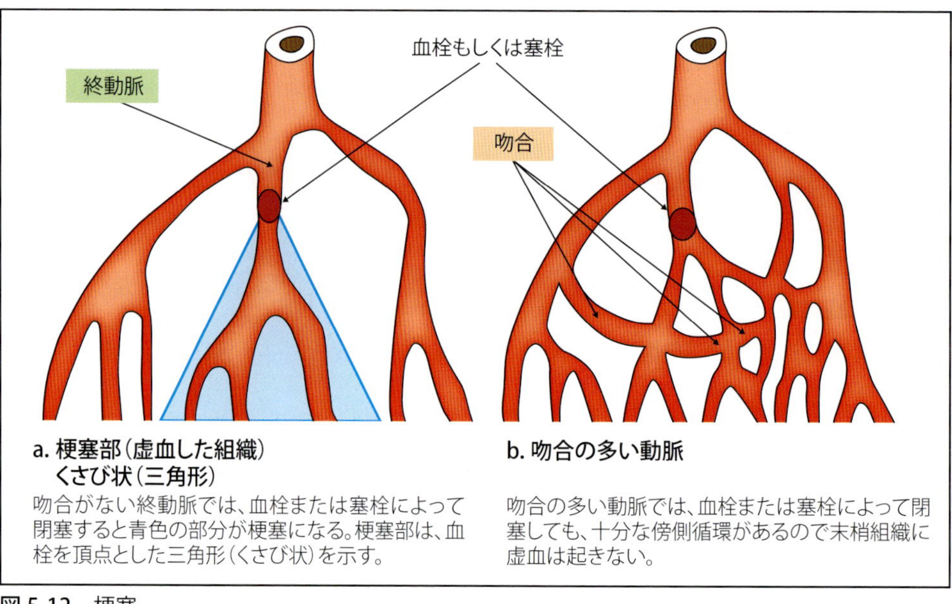

a. 梗塞部（虚血した組織）
くさび状（三角形）
吻合がない終動脈では、血栓または塞栓によって閉塞すると青色の部分が梗塞になる。梗塞部は、血栓を頂点とした三角形（くさび状）を示す。

b. 吻合の多い動脈
吻合の多い動脈では、血栓または塞栓によって閉塞しても、十分な傍側循環があるので末梢組織に虚血は起きない。

図 5-12　梗塞

(5) 転帰

梗塞部は初期において高度の貧血を呈し、血管栄養の欠乏によって**凝固壊死**へと進行する。梗塞に継続する組織変化として、境界部から肉芽組織が増殖し、壊死巣は次第に肉芽組織で置き換えられる（**器質化**）。経時的変化では、壊死巣周囲に好中球や組織球が浸潤して肉芽組織が形成される。その後、線維化を起こして瘢痕となり、組織の収縮を起こす。

また、細菌性梗塞では、梗塞部に膿瘍を形成することがある。

(6) 代表的な疾患

①心筋梗塞 myocardial infarction ☆

心筋梗塞の多くは、冠動脈の閉塞により血行障害をきたし、分布領域の心筋組織が壊死に至る疾患である（貧血性梗塞）。

②脳梗塞 cerebral infarction ☆

脳梗塞は、脳血管の閉塞で発症することが多く、基本的には貧血性梗塞である。脳梗塞に陥った壊死組織は、軟化し**融解壊死**（液化壊死）（脳軟化症）となり、後に嚢胞化することが多い。

神経細胞は虚血に対して感受性が最も高く、脳動脈の閉塞がなくても、ショックなど全身の急激な血圧低下でも脳の循環不全をきたし、虚血性組織障害や脳梗塞を起こすことがある。

③腎梗塞 renal infarction

腎動脈またはその分枝が血栓などで閉塞し、壊死に至る病態を腎梗塞という。

④肺梗塞 pulmonary infarction

肺動脈が血栓などで閉塞し、その分布領域に出血性壊死をきたす病態を肺梗塞という。肺は、肺動脈と気管支動脈の二重支配を受けているので、一方だけの塞栓では梗塞は起こらない。しかし、心不全などによるうっ血があった場合、吻合枝による傍側循環路が障害されているため、一方の動脈だけが塞栓で閉塞されても組織は壊死に陥り、同時に静脈に漏出性出血が起こって出血性梗塞を生じる。

8）傍側循環（側副循環）collateral circulation（図 5-13）

(1) 定義

血流障害部位に発生した本来の血液の流れとは違ったバイパス（吻合枝）を通って血流が維持さ

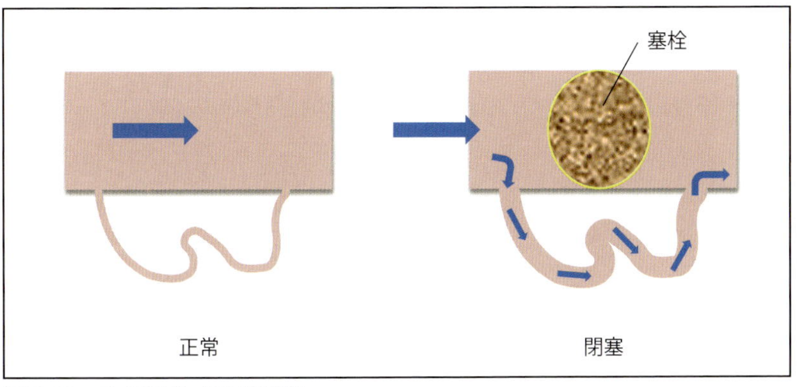

図 5-13 傍側循環（側副循環）
閉塞が起きると血液は吻合血管（バイパス血管）を流れる。バイパスとなった血管（傍側血管）は拡張する。

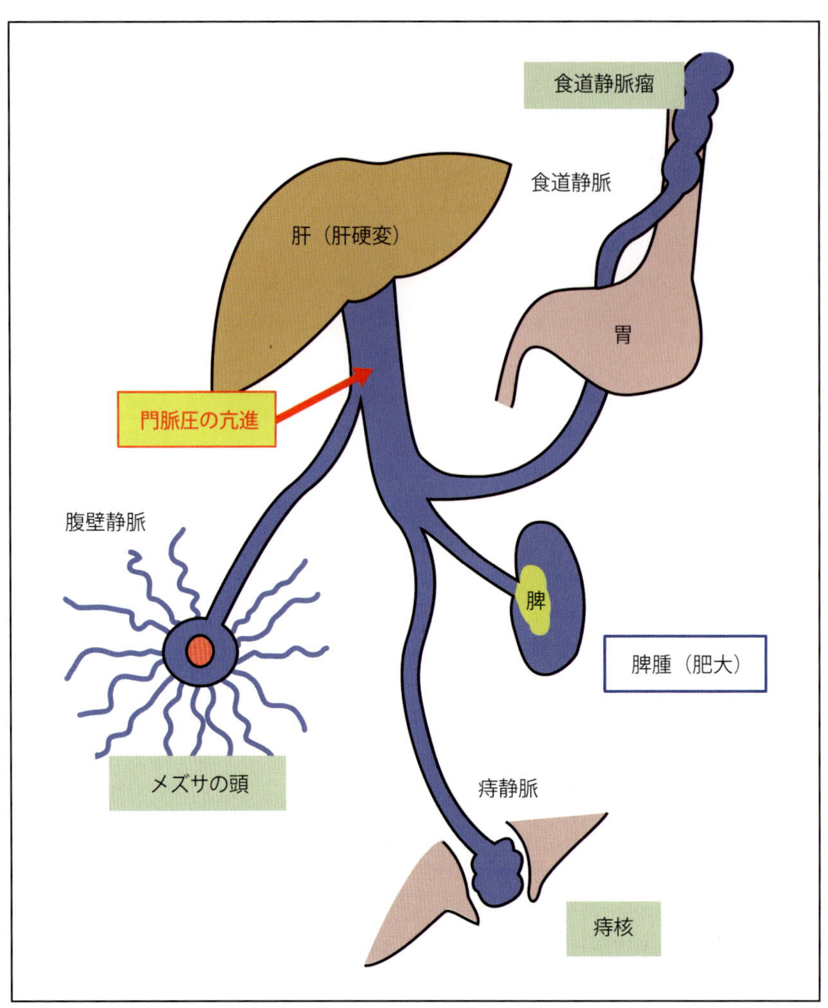

図 5-14　門脈圧亢進症による傍側循環（側副循環）
肝硬変があると肝臓内の血管が減少し、流入が制限されるので門脈圧が亢進する。腹部では臍傍静脈と腹壁静脈が拡張して、ギリシア神話のメズサの頭のようにみえる。

れる血液循環を傍側循環という。

吻合枝は静脈に多くみられることから、傍側循環は静脈に好発する。

(2) 門脈圧亢進症による傍側循環（側副循環）（図 5-14）

肝硬変 ☆があると、門脈の血流が停滞して門脈圧が亢進するために傍側循環が形成され、局所に食道静脈瘤、臍傍静脈と腹壁静脈の拡張（メズサの頭）、痔核、脾腫を形成する。

2．全身性循環障害

1）貧血 anemia ☆

貧血とは循環中の赤血球量が減少した状態をいい、血液の単位容積中の赤血球数 (RBC)、血色素量（ヘモグロビン：Hb)、赤血球容積値（ヘマトクリット：Ht）のいずれかが減少した状態である。

その原因は、失血（赤血球喪失）や骨髄での赤血球産生の低下および末梢での赤血球破壊の亢進などが挙げられる（**表 5-6**)。赤血球産生の低下には**再生不良性貧血** ☆、**巨赤芽球性貧血** ☆、**悪性**

貧血 ☆、鉄欠乏性貧血 ☆などがあり、鉄欠乏性貧血が最も多い。赤血球破壊の亢進には鎌状赤血球症、自己免疫性溶血性貧血などがある。

臨床的に、血色素量が成人男性で 11 ～ 12g/dL 以下、成人女性で 9 ～ 10g/dL 以下では明らかに貧血を疑う。症状としては、全身への酸素供給の低下によるめまいや易疲労感および皮膚・粘膜の蒼白などがある。

表 5-6　原因による貧血の分類

失血	赤血球産生の低下	赤血球破壊の亢進（溶血性貧血）
急性（失血） 慢性（失血）	幹細胞障害 ・再生不良性貧血：続発性は薬剤による（遺伝性は Fanconi 貧血） 赤血球前駆細胞障害 ・エリスロポエチン産生低下（慢性腎疾患） ・慢性疾患（感染症、関節リウマチ、全身性エリテマトーデス） 赤血球幼若細胞障害 ・巨赤芽球性貧血：ビタミン B_{12}、葉酸欠乏症（DNA の合成障害）☆ （悪性貧血：ビタミン B_{12} 欠乏、Hunter 舌炎）☆ ・鉄欠乏性貧血（Plummer-Vinson 症候群）☆ ・サラセミア	赤血球異常 ・ヘモグロビン合成異常（鎌状赤血球症） ・赤血球膜障害（遺伝性球状赤血球症） ・酵素異常症 ・発作性夜間ヘモグロビン尿症 赤血球以外の原因 ・抗体媒介性破壊（自己免疫性溶血性貧血：II型アレルギー）☆ ・機械的要因（心臓の人工弁） ・感染症

2）全身性うっ血 systemic congestion

全身性うっ血（心肺性うっ血）は、うっ血性心不全により起こる。心不全 cardiac insufficiency ☆は血液を送り出す能力が低下した状態であり、左心不全と右心不全に分けることができる。

(1) 左心不全

左心不全では、左心室が十分な血液を拍出できないので、左心房内圧および肺静脈圧が上昇し、肺うっ血が生じる。

うっ血性水腫の肺胞内には、漏出した赤血球を貪食して、ヘモジデリンを有した褐色のマクロファージが出現する。この細胞は心不全に随伴してみられることが多いので、心臓病細胞 heart failure cell とよばれる。

(2) 右心不全

右心不全では、右心房内圧が上昇して下大静脈および上大静脈にうっ血が起こる。下大静脈のうっ血は末梢の水腫をきたす。上大静脈のうっ血では、中心静脈圧の上昇が生じるため、肝にうっ血が起こる。肝うっ血が続くと、肉眼的に肝の割面がニクズクの割面に似た特徴的な模様を呈するため、ニクズク（肉豆蔲）肝（nutmeg liver）とよばれる。

3）水腫（浮腫）edema ☆

(1) 定義

水腫とは、血管外組織に過剰な液体成分が増加した状態をいう。水腫と浮腫は同意語であり、疾患

表 5-7　滲出液と漏出液

	滲出液	漏出液
原因	炎症（血管透過性亢進）	うっ血（血漿膠質浸透圧低下、血管圧上昇）
比重	重い ＞ 1.018	軽い ＜ 1.016
タンパク質量	多い ＞ 4%	少ない ＜ 2.5%
リバルタ反応*	陽性（＋）	陰性（－）

＊リバルタ反応とは、穿刺液（腹水、胸水）が滲出液か漏出液かを鑑別する方法である。被検液に希釈した酢酸を滴下して白濁沈下する場合（陽性）は、タンパク質量が多いため、滲出液である。漏出液では、タンパク含有量が少なく、白濁は消失する（陰性）。

により使い分けられている。本書では水腫を用いる。水腫は局所性水腫と全身性水腫に分けられる。

水腫の液はそのタンパクの含量によって、漏出液 transudateと滲出液 exudateの２種類に分けられる。漏出液は非炎症性の漿液であり、タンパク量は少ない。滲出液は炎症性の水腫の特徴であり、血管の透過性亢進のためにタンパクを多く含む（**表5-7**）。

（2）局所性水腫の発生要因

局所性水腫の発生要因としては、

- 細動脈の拡張や細静脈圧の上昇などによる毛細血管内圧の上昇
- 組織圧の低下
- リンパの還流障害（リンパ管閉塞）
- 血管運動神経障害（血管神経性浮腫）
- 血管透過性亢進（炎症時）

などが挙げられる。

毛細血管内圧の上昇は、四肢の静脈血栓症において、静脈血の還流障害のため血管内の静水圧が上昇する。このため、閉塞部位の末梢に水腫が起こる（静脈性浮腫）。

水腫は、組織圧の低い疎性の皮下組織、体腔、肺にみられ、萎縮した組織や臓器などにも生じやすい。リンパ節の炎症や腫瘍によるリンパ管の閉塞、がんに対する外科手術で行う広範なリンパ節郭清などによるリンパ還流の障害でも、局所の水腫を生じる。

また、血管神経性浮腫として**Quincke（クインケ）浮腫**☆が知られているが、これは血管運動神経障害によるもので、機械的な刺激に対して一過性に水腫を生じるものである。

皮膚であればどこにでもできるが、口唇にもできる（**図 5-15**）。

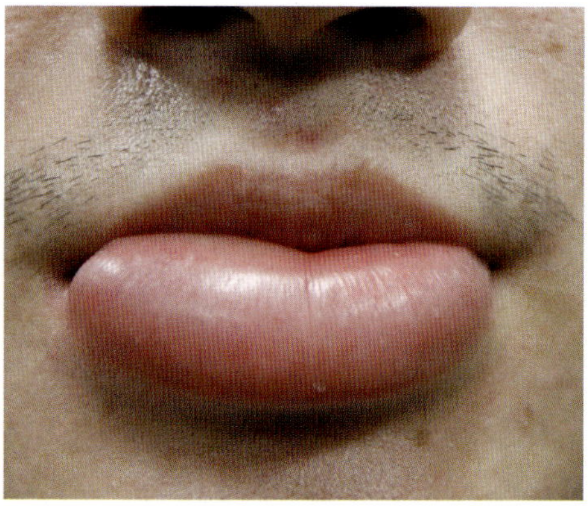

図 5-15　血管神経性浮腫（Quincke 浮腫）
口唇にみられた血管神経性浮腫（Quincke 浮腫）

（3）全身性水腫の発生要因

発生要因としては、**毛細血管内圧の上昇**と**血漿膠質浸透圧の低下**による２つがある。全身性水腫をきたす病態としては、うっ血性心不全（心性浮腫）、肝硬変（肝性浮腫）、**ネフローゼ症候群**☆（腎性浮腫）、粘液水腫や甲状腺機能低下（内分泌性水腫）、栄養失調（低タンパク血症）や吸収不良症候群（栄養障害性水腫）などがある。

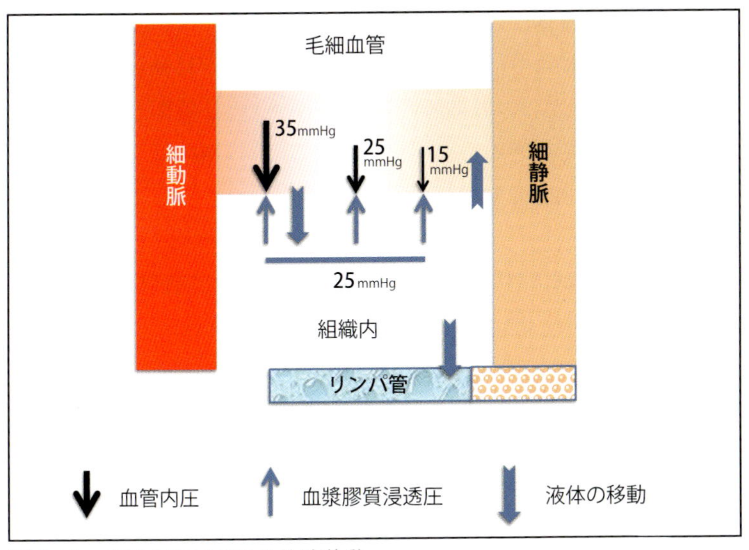

図 5-16　毛細血管における体液移動

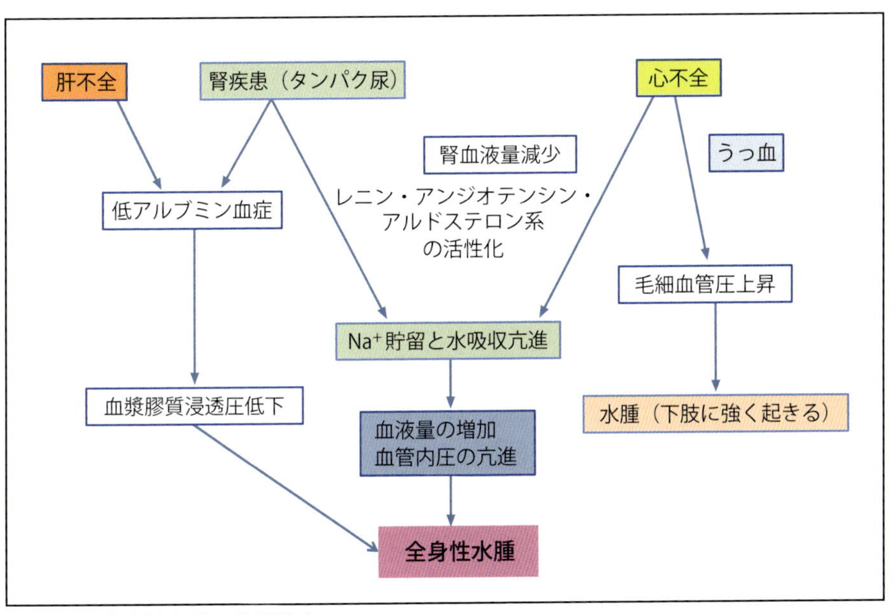

図 5-17　全身性水腫の発現機序

(4) 原因と発現機序

次の因子が種々の程度に組み合わさって水腫を生じる。

①毛細血管から組織への体液の移動（図 5-16）

A. 血管壁の透過性の亢進 ☆

局所性炎症、アレルギー、化学物質や薬剤、毒物、酸素欠乏症などによる。

B. 毛細血管圧（静水圧）の上昇 ☆（図 5-17）

小動脈の拡張や静脈圧の上昇により、水腫が起こる。右心不全では全身臓器の水腫と腔水症が起こり、左心不全では肺のうっ血性水腫が生じる。肝硬変症では門脈圧が亢進して、多量の腹水が貯留する。

C. 血漿膠質浸透圧の低下 ☆（図 5-17）

低タンパク血症、特にアルブミンの低下により血管内から組織間隙へ体液が移動して水腫が起こる。これは、腎機能低下（ネフローゼ症候群）、肝機能低下（肝機能障害）、妊娠血漿中のアルブミン濃度の低下（低タンパク血症）などで起きる。また、肝硬変では、肝機能低下によるアルブミン血症に加えて、門脈圧亢進も重要な水腫の発生原因となる。

D. Na^+ および水の貯留（図 5-17）

腎機能低下を起こす急性腎不全やレンサ球菌感染後糸球体腎炎では、Na^+ の過剰な貯留が生じる。Na^+ の過剰な貯留が起こると必然的に水も貯留するため、循環血液量の増加による静水圧が上昇して水腫が生じる。

E. 全身性血管透過性亢進 ☆（図 5-17）

心不全、肺機能不全などに伴ったうっ血や低酸素血症に際して、血管内皮細胞が傷害されることによる。また、細菌毒素や毒物による炎症でも起こる。

F. 組織圧の減少

皮下組織の粗な部位（眼瞼、外陰部）では水腫液が貯留しやすい。

②リンパ管の閉塞 ☆による体液移動量の減少

リンパ管の閉塞や狭窄が起こることにより生じる。フィラリア症では鼠径部のリンパ管がフィラリアの虫体によって閉塞し、下肢や陰嚢に強い水腫が起こり、象皮病とよばれる。

(5) 全身性水腫の分類

①心性浮腫

慢性うっ血性心不全の際にみられる。

②腎性浮腫 ☆

糸球体腎炎、ネフローゼ症候群、腎不全などの疾患でみられる。糸球体の障害によりアルブミンが尿中に過剰排泄され、血漿膠質浸透圧が低下（低タンパク血症）して全身性水腫をきたす。また、レニン・アンジオテンシン・アルドステロン系が活性化して Na^+ と水の貯留を起こす。

ネフローゼ症候群 nephrotic syndrome ☆は、高度のタンパク尿により低タンパク血症をきたす腎臓疾患群の総称である。低タンパク血症、高度なタンパク尿、水腫（眼瞼や下肢）を主な症状とし、病理学的には糸球体基底膜の透過性の亢進を認める。ネフローゼ症候群は病理学的な概念であり、腎炎と異なり、炎症性の変化が伴わないものの総称として提唱された。

③肝性浮腫

肝硬変症の際に腹水貯留としてみられる。

④腔水症

体腔内（膜腔内）に体液が貯留した状態をいう。腹水（腹腔）、胸水（胸腔）、心嚢水（心嚢腔）などがある。体腔（腹腔、胸腔など）や眼瞼、外陰部に水腫が現れやすいのは、その部位の組織圧（組織密度）が低いためである。

(6) 水腫に伴う病理組織像

水腫が続くと結合組織の反応性増殖が起こり、水腫様硬化になる。肝では、Disse（ディッセ）腔の拡大がみられる。肺水腫では、肺胞腔内に均質なタンパク成分を含んだ液がみられる。脳浮腫では、血管周囲腔（Virchow-Robin 腔）の拡大と脳実質の間隙拡大をみる。

4）ショック shock

(1) 定義

体を流れる血液量が急激かつ高度に減少することにより、生命維持に必要な血液供給ができない重篤な病態をショックという。ショックでは、心拍出量減少と末梢循環障害によって臓器・組織の虚血や機能障害をきたす。

主なショックにおける循環の変化は、

①循環血液量減少　②静脈還流量減少（心臓に戻ってくる血液量の減少）

③心拍出量減少　④末梢血管拡張

であり、結果として著明な血圧低下をきたす。

(2) 症状

臨床症状としては、冷汗、皮膚蒼白、頻脈、血圧低下、体温低下などがみられる。さらに、重症になると意識障害、昏睡をきたし死亡する。

低血圧状態が続くと、酸素不足により乳酸が蓄積して細胞や組織はアシドーシスに陥る。また、細胞内の Ca^{2+} 濃度の上昇により細胞膜の破綻をきたし、細胞死に陥る。この一連の変化が全身の臓器で起こるため、不可逆的な多臓器不全が起こる。

(3) ショックの分類

ショックは発生の機序により、4つに分類される（**表 5-8**）。

①低容量性ショック

外傷や手術などにより大量の出血や、火傷、嘔吐、下痢、多尿などによる大量の体液の喪失により起こる。

②心原性ショック

心臓のポンプ機能が急激に障害されて心拍出量が低下することにより生じる。この原因として、急性心筋梗塞や不整脈がある。

③閉鎖性ショック

心臓は正常で、循環血液量も十分あるのに心臓に血液が戻ってこない状態で起こる。肺塞栓、心タンポナーデ、緊張性気胸などが原因となる。

④血液分布異常性（不均衡性）ショック

血管の急激な拡張により、血圧が低下することにより生じる。血管拡張の原因により、Ⅰ型アレルギーによる**アナフィラキシーショック**☆や細菌感染に伴う敗血症性ショックおよび恐怖、激痛などの強い精神的刺激や脳・脊髄への障害による神経原性ショックなどに分けられる。

表 5-8　ショックの分類

	原因	病態
低容量性ショック	外傷・手術による出血、火傷、嘔吐、下痢	循環血液量減少
心原性ショック	心筋梗塞	心拍出量減少
閉鎖性ショック	肺塞栓、心タンポナーデ、緊張性気胸	静脈還流減少
血液分布異常性ショック		
・アナフィラキシーショック	アナフィラキシー（Ⅰ型アレルギー）	末梢血管拡張
・敗血症性ショック	重症感染症、エンドトキシン（グラム陰性桿菌）	末梢血管拡張、静脈還流減少
・神経原性ショック	疼痛、緊張、全身麻酔、脊髄損傷	末梢血管拡張

A. アナフィラキシーショック anaphylactic shock ☆

血清や薬剤などの血管内投与による抗原抗体反応により起こり、Ⅰ型アレルギーとして発症する。ヒスタミンなどの化学伝達物質が放出され、全身の末梢血管が拡張し、血液が末梢に停滞するため血圧が低下しショックとなる。臨床症状では、末梢気管支の閉塞および咽頭、喉頭、声帯、気管を含む上気道系の著明な水腫が特徴である。

B. 敗血症性ショック septic shock

敗血症などの重症感染症で起こる。グラム陰性桿菌の産生するエンドトキシン（リポ多糖体：LPS）によるものが主であり、エンドトキシンショックともいわれる。エンドトキシンが血液中に出ることにより、全身のマクロファージからサイトカインが放出され、これにより末梢血管の拡張が起きて、末梢循環血液量が低下して生じる。

C. 神経原性ショック neurogenic shock

全身麻酔、脊髄損傷、疼痛などで起こるショックをいう。反射性血管収縮不全で末梢血管抵抗の減少、著しい血管拡張が急激に起こり、血圧が低下しショックとなる。

(4) 発現機序

ショック時では血流量が減少するため血圧が低下するが、カテコールアミンの分泌が増加して血管が収縮して血圧を維持する。しかし、血管が収縮するため組織への血流量は低下して低酸素状態になり、乳酸産生が増加してアシドーシスとなる。

(5) ショックの病理形態学

ショックによる各臓器の病理形態学的な変化は、基本的には末梢循環障害による酸素欠乏のために生じる細胞、組織の変性、壊死、血管壊死による出血、微小血管内の血栓形成などである。

5）播種性血管内凝固症候群 disseminated intravascular coagulation syndrome：DIC 

(1) 定義

何らかの原因で、全身の血管に微小血栓（フィブリン血栓）が多発性に形成され、その際に全身の血小板と凝固因子が消費されつくすため出血傾向をきたし、全身臓器の循環障害を起こすもの。

(2) 原因

最初に凝固系の異常亢進により微小血栓が全身的に起こるため血小板やフィブリノゲン（凝固因子）が大量に消費される。その一方で、線溶系の亢進が起こるため出血傾向が発現する（消費性凝固障害）（**図 5-18**）。

(3) 播種性血管内凝固症候群（DIC）を合併する疾患

悪性腫瘍の末期、急性前骨髄性白血病、重症感染症で特にグラム陰性菌による敗血症、産科領域での羊水塞栓や常位胎盤早期剝離などが挙げられる。

(4) 検査所見

表 5-3 のように多くの異常がみられ線溶系が亢進する結果、フィブリノゲン（100 mg/dL 以下）が減少し、フィブリンが分解されるため、FDP（フィブリン分解産物：40 μg/mL 以上）が顕著に増加するのが特徴である。

(5) 転帰

いったん DIC になると、もとの病気の治療が困難になり、そのうえ、出血傾向と血栓による循環障害が加わって死に至る。

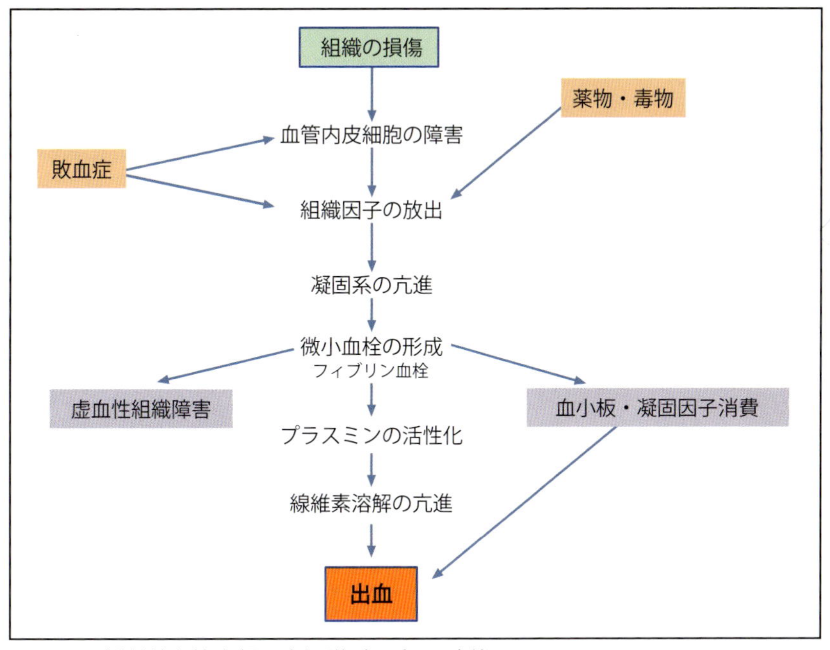

図 5-18　播種性血管内凝固症候群（DIC）の病態

6）脱水症 dehydration 

(1) 定義

脱水症とは、体液（細胞外液）の異常な減少をいう。

(2) 原因

皮膚、消化管、腎臓から水分が失われると細胞内の水分が減少する。水分の摂取不足や過剰発汗によるものを一次性脱水症、嘔吐や下痢（胃腸液の減少）、内分泌不全、腎不全によるものを二次性脱水症という。また、高温、多湿の場合や高温下での激しい運動など、発汗作用の高度な場合にも起こる。

(3) 転帰

脱水が高度になると、血漿量は減少して血液は濃縮して尿量減少による血中の非タンパク性窒素（残余窒素）の増加が起こり、アシドーシス（酸性血症）となる。体液の 15%が失われると生命の危険が生じる。特に小児と高齢者は予備力がないので危険である。

7）高血圧 hypertention ☆

(1) 定義

わが国の高血圧治療ガイドライン（2014 年）では、収縮期血圧が 140 mmHg 以上あるいは拡張期血圧が 90 mmHg 以上の場合を高血圧といい、原因不明な本態性高血圧と、基礎疾患を有する二次性高血圧に分けられる。

(2) 原因による分類

①本態性高血圧

原因が明らかではないもので、高血圧症の約 90%を占め、多くは中年で発症する。代表的な生活習慣病である。

②二次性高血圧

多くの場合、全身疾患と関連して発症する。腎性（慢性糸球体腎炎、糖尿病性腎症、腎動脈硬化など）、内分泌性（**甲状腺機能亢進症** ☆、褐色細胞腫、**Cushing 症候群**など）、その他（血管性、神経性など）が挙げられる。このなかで、腎性高血圧の頻度が最も高く、動脈硬化症などにより腎動脈が狭窄して腎臓の血液量が減少して、傍糸球体装置からレニンが分泌され、レニン・アンジオテンシン系の作用により血圧が上昇する。

(3) 高血圧による二次的な臓器障害

高血圧は心臓（心肥大・心筋梗塞）、脳（脳梗塞）、腎臓（腎不全）などの病変の危険因子のひとつである。

(4) 高血圧症患者管理上の注意点 ☆

コントロール不良の高血圧症は手術を延期する必要がある。特に、安静時の収縮期血圧 160 mmHg 以上および拡張期血圧 100 mmHg 以上では、手術より血圧のコントロールを優先すべきである。

8）低血圧 hypotension ☆

最高血圧と最低血圧がともに低下した状態をいい、収縮期血圧が 100 mmHg 以下を低血圧という。低血圧の原因が明らかでないものを本態性低血圧といい、内分泌疾患、薬物、脱水などによるものを二次性低血圧という。

（前田初彦）

CHAPTER 6

炎症および関連疾患

1. 炎症 inflammation ☆

炎症とは、さまざまな原因によって細胞・組織が傷害された際に生じる、生体局所における一連の防御反応である。

生体局所に傷害を与えるような外来性や内因性の刺激（起炎性刺激）に対し、その傷害を局所にとどめ、有害物質やそれらの作用を除去し、さらに傷害された細胞・組織を修復し、生体の恒常性維持を図ろうという一連の過程を経る**生体防御反応**である（図 6-1）。

したがって、炎症の形態像としては、

①細胞・組織の**変質**

②循環障害に続く**滲出**（**浸出**）

③細胞組織の**増殖**

が複雑にみられる（図 6-2）。

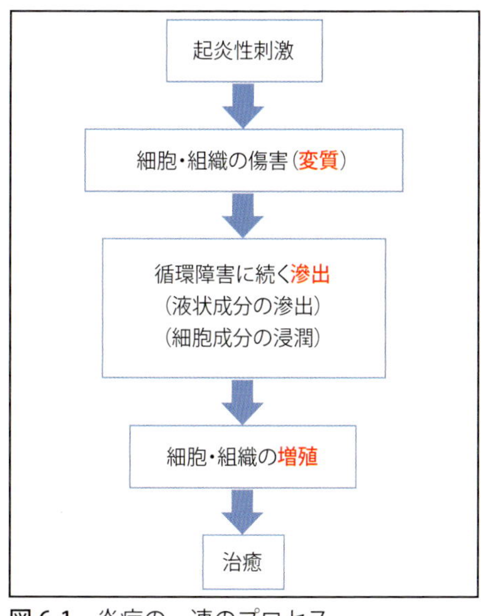

図 6-1 炎症の一連のプロセス

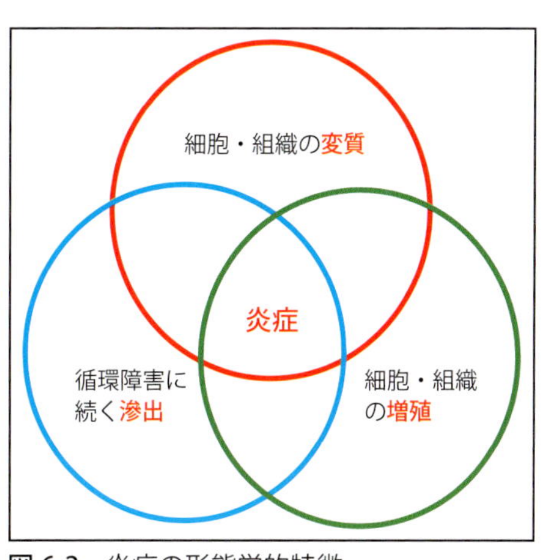

図 6-2 炎症の形態学的特徴

臓器や組織に**急性炎**が生じた場合、以下の **5 徴候**（臨床所見）（**表 6-1**）がみられる。

表 6-1　炎症の 5 徴候 ☆

炎症の 5 徴候	機序
1. **発赤** redness	充血
2. **腫脹** swelling	炎症性水腫
3. **発熱（熱感）** heat	充血
4. **疼痛** pain	充血・水腫の組織圧・疼痛性起炎物質の産生
5. **機能障害** dysfunction	それらの結果としての機能障害

2．炎症の原因

炎症の原因はさまざまであるが、生物学的因子、物理的因子、化学的因子の 3 つに大別される（**表 6-2**）。これらは生体に直接的・間接的に作用し、それに対する生体の反応もさまざまである。臓器・組織の種類でも異なり、人種、性、年齢や個人的素因で左右される。

表 6-2　炎症の原因

因子	種類
生物学的因子	病原微生物（細菌、ウイルス、リケッチア、スピロヘータ、真菌、原虫）、寄生虫、菌体外毒素、菌体内毒素
物理的因子	外力、温熱、電気、紫外線、放射線
化学的因子	強酸、強アルカリ、毒物

3．炎症に関与する細胞およびケミカルメディエーター

炎症にみられる一連のプロセスは、炎症部位に集まってきた細胞（**炎症細胞**）と、それらの細胞から放出された各種の**ケミカルメディエーター**（**化学伝達物質**）によって引き起こされる。

1）炎症に関与する細胞 ☆（表 6-3）

炎症に関与する細胞は、血液中を循環する細胞と組織に分布する間葉系細胞に大きく分けられる。血液成分では、**多形核白血球**（**顆粒球**）、**リンパ球**、**単球**などの炎症細胞が炎症の中心的な細胞であり、炎症細胞が集まってきた状態を**炎症細胞浸潤**という。また、**血管内皮細胞**や**線維芽細胞**も炎症に関与する間葉系細胞として重要な働きをする。

2）炎症に関与するケミカルメディエーター ☆（表 6-4）

ケミカルメディエーター chemical mediator は、炎症の経過中に産生され、作用して、血管拡張、血管透過性亢進、白血球遊走など一連の反応を引き起こす化学伝達物質である。

表 6-3　炎症に関与する細胞の種類と特徴

種類			特徴と機能	細胞形態
血液中	多形核白血球	好中球 neutrophil	・多形核白血球のうち最も多い。 ・核は桿状や分葉状を呈し、胞体内に顆粒をもつ。 ・**化膿性炎**で顕著に出現する。 ・**貪食**、殺菌、組織融解を行う。	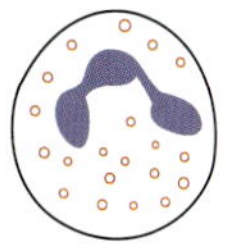
血液中	多形核白血球	好酸球 eosinophil	・エオジン好染性の顆粒を有する。 ・**寄生虫感染**に関与する。 ・Ⅰ型アレルギー反応に関与する。	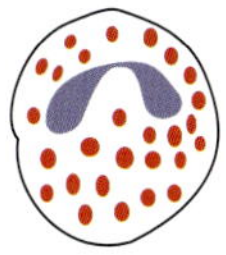
血液中	多形核白血球	好塩基球 basophil	・核は分葉状を呈する。 ・好塩基性の顆粒を有し、異染性を示す。 ・ヒスタミン、ヘパリンなどをもつ。 ・**Ⅰ型アレルギー**に関与する。	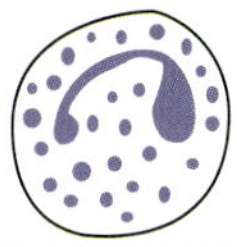
血液中	リンパ球 lymphocyte		・白血球中最も小型で単純な球形を呈する。 ・**慢性炎症巣**で優位に浸潤する。 ・T 細胞：**抗原認識**、**細胞性免疫**に関与する。 ・B 細胞：**形質細胞**に分化し、抗体を産生する**体液性免疫**に関与する。 ・NK 細胞、K 細胞：免疫反応に関与する。	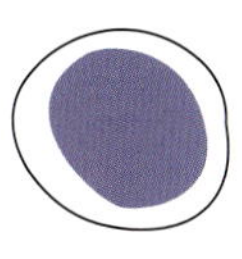
血液中	形質細胞 plasma cell		・B リンパ球から分化した**抗体産生細胞**。 ・卵円形の胞体、偏在する車軸状の核と核周明帯が特徴的である。	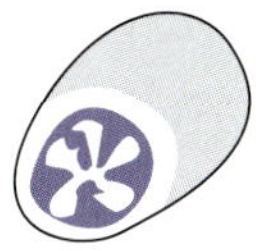
血液中	単球 monocyte		・骨髄でつくられ、血中では単球として存在し、組織中に出て、**貪食能**が旺盛なマクロファージとなる。 ・病原菌や異物の処理を行い、**抗原提示細胞**として機能する。	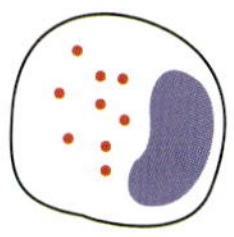
組織中	マクロファージ macrophage			
組織中	肥満細胞 mast cell		・IgE レセプターをもち、**Ⅰ型アレルギー**反応に関与する。	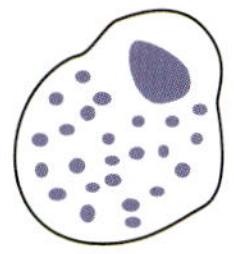
組織中	線維芽細胞 fibroblast		・炎症性**肉芽組織**で主となる紡錘形細胞で、膠原線維や細胞外基質を産生する。	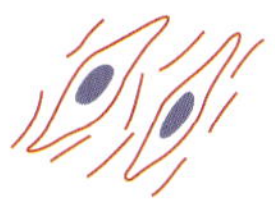
組織中	血管内皮細胞		・線維芽細胞とともに炎症性**肉芽組織**を構成する細胞で、毛細血管を形づくる。	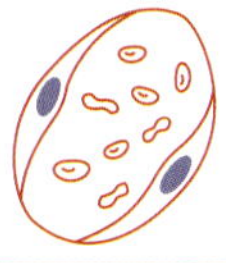

表 6-4　炎症に関与するケミカルメディエーター

種類	ケミカルメディエーター	主な由来	作用				
			血管拡張	血管透過性亢進	白血球走化	発熱	疼痛
アミン	ヒスタミン	好塩基球 肥満細胞 血小板	○	○			
	セロトニン	血小板	○	○			
アラキドン酸代謝産物	プロスタグランジン	細胞膜	○	○		○	○
	ロイコトリエン			○	○		
キニン	ブラジキニン	血漿中	○	○			○
線維素溶解系	プラスミン	血液中	○	○			
補体系	C3a、C5a		○	○	○		
サイトカイン	インターロイキン（IL） 腫瘍壊死因子（TNF- α） インターフェロン（INF- γ）	免疫細胞			○	○	

4．急性炎症と慢性炎症 ☆（図 6-3）

炎症は、経過によって**急性炎症** acute inflammation と**慢性炎症** chronic inflammation に分けられるが、急性炎症、慢性炎症の両者が重複する時期（亜急性炎、亜慢性炎）もある。

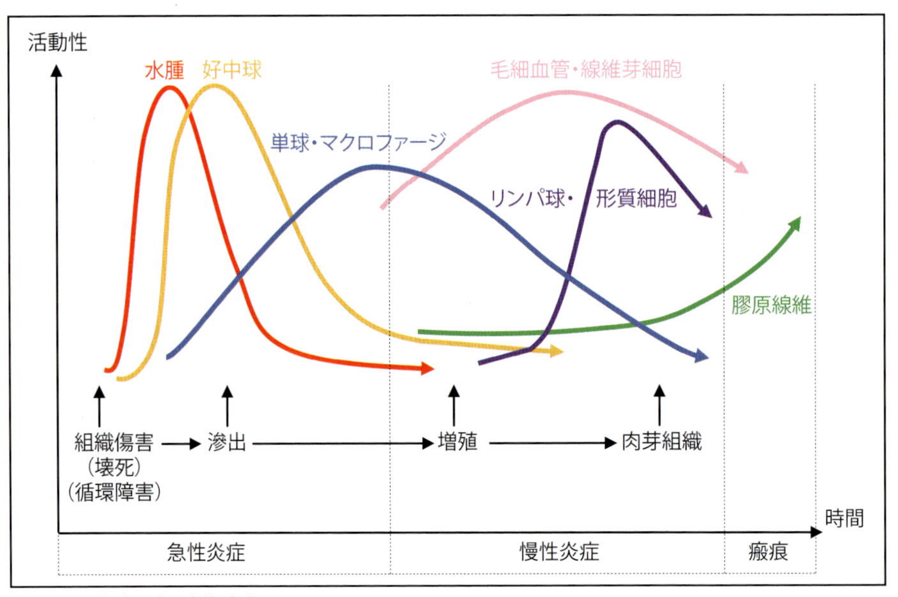

図 6-3　炎症の経時的変化

1）急性炎症

数日から十数日の経過で、症状としては前述の炎症の 5 徴候で特徴づけられる（**表 6-1**）。形態学的には、**循環障害**と（液状成分の）**滲出**および**好中球**の浸潤として捉えられる。

2）慢性炎症

経過が長引いたもので、形態学的には細胞・組織の**増殖**が認められる。**肉芽組織**が増殖し、細胞浸潤の主体は**マクロファージ**、**リンパ球**、**形質細胞**となる。

5．炎症の形態学的分類

炎症の形態学的特徴のうち、細胞・組織の変質が優位なものは**変質性炎**、循環障害に続く滲出が優位なものは**滲出性炎**、細胞・組織の増殖が優位なものは**増殖性炎**にそれぞれ分類される。

1）**変質性炎** alterative inflammation

実質臓器の変質が顕著にみられる炎症で、実質性炎 parenchymatous inflammation ともよばれる。急性ウイルス肝炎や Creutzfeldt-Jakob 病が挙げられる。

2）**滲出性炎** exudative inflammation 

血液の液状成分の滲出や細胞の浸潤が顕著にみられる炎症である。急性炎症の多くは**滲出性炎**の形をとる。滲出の種類は性状により、**漿液性炎**、**線維素性炎**、**カタル性炎**、**化膿性炎**、**出血性炎**、**壊死性炎**あるいは**壊疽性炎**に区別される（**表 6-5**）。

表 6-5 滲出性炎の分類

滲出性炎の型	特徴	主な疾患
漿液性炎 serous inflammation	・**血清**成分の滲出。 ・体表や体腔でみられる。	火傷 蕁麻疹 虫刺され ウイルス感染
線維素性炎 fibrinous inflammation	・**フィブリン**の析出。 ・粘膜では**偽膜**を形成し、偽膜性炎ともよばれる。	絨毛心 大葉性肺炎 ジフテリア
カタル性炎 catarrhal inflammation	・**粘膜**における血清成分の滲出。 ・呼吸器系や消化器系粘膜で生じる。	コレラ アレルギー性炎
化膿性炎 purulent inflammation	・**好中球**の著しい浸潤。 ・壊死を伴うことが多い。 ・化膿菌の感染で生じる。 ・滲出物は膿 pus とよばれ、好中球や壊死物を含む。 ・病変の様式により、①**膿瘍** abscess、②**蜂窩織炎** phlegmon、③**蓄膿** empyema、④膿漏 pyorrhea に分けられる。 ①膿瘍（**図 6-4、6-6**）：膿の限局性貯留 ②蜂窩織炎（**図 6-5、6-6**）：好中球のびまん性浸潤 ③蓄膿：既存の体腔内への膿の貯留 ④膿漏（膿性カタル）：粘膜の表在性の化膿性炎 （*p.123「TOPICS：膿漏」参照）	①腎膿瘍、肝膿瘍 ②虫垂炎、腹膜炎 ③膿胸、上顎洞炎
出血性炎 hemorrhagic inflammation	・出血が著しい。	出血性大腸炎 インフルエンザ肺炎
壊死性炎 necrotizing inflammation 壊疽性炎 gangrenous inflammation	・壊死が著しい。 ・壊死性炎や化膿性炎に**腐敗菌**が感染すると壊疽性炎となる。	肺壊疽 ガス壊疽 壊疽性口内炎

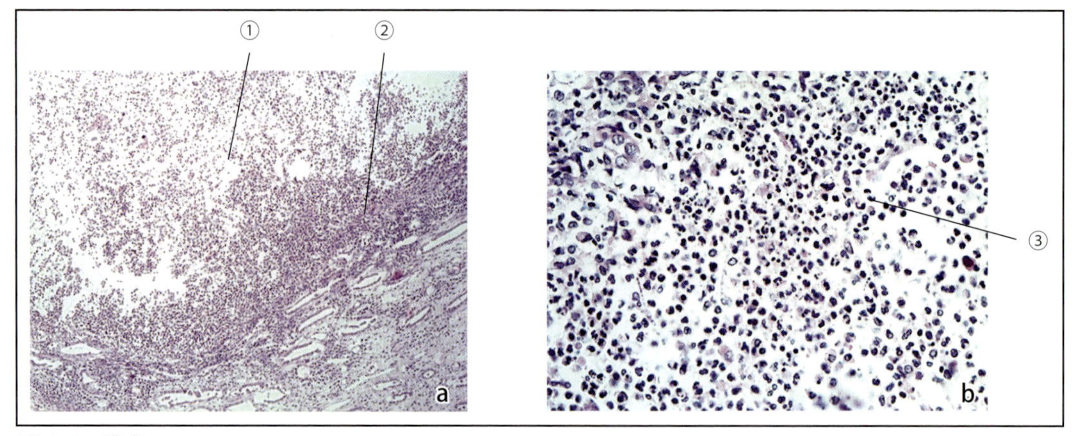

図 6-4　膿瘍
a：限局性に組織の破壊を伴って膿が貯留し（①）、周囲は肉芽組織からなる膿瘍膜（②）で囲まれる。
b：内部には好中球（③）の集団がみられる。

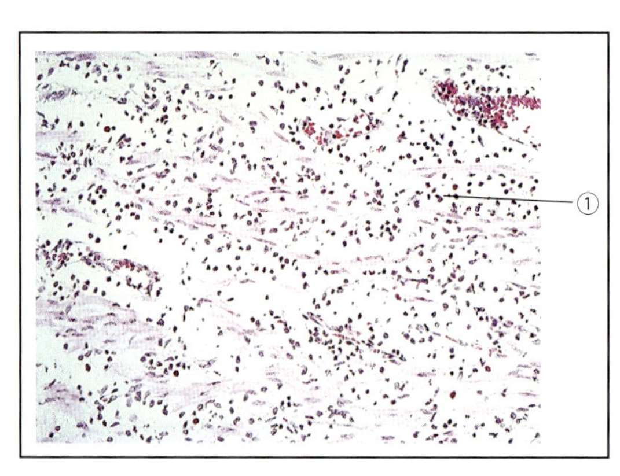

図 6-5　蜂窩織炎
好中球（①）浸潤が疎性結合組織にびまん性に広がり、水腫、組織破壊がみられる。蜂窩織炎は、肢に好発する真皮〜皮下脂肪組織のびまん性の化膿性炎症疾患で、局所の発赤・腫脹をきたす。発熱といった全身症状と局所の熱感、圧痛・自発痛が主な症状である。原因菌が小さな外傷や皮膚付属器から皮下組織に侵入して起こす場合と、血流感染や骨髄炎から二次的に皮下組織に感染が拡がって（下から上に）生じる場合とがある。

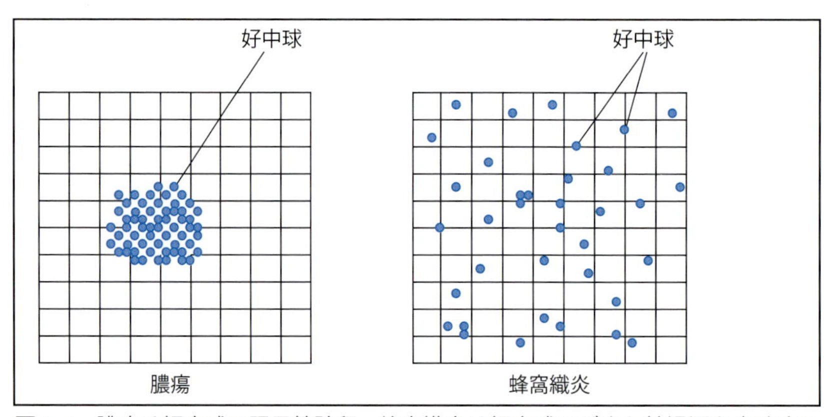

図 6-6　膿瘍は好中球の限局性貯留、蜂窩織炎は好中球のびまん性浸潤を意味する。

3）増殖性炎 proliferative inflammation 

急性炎症から経過が長引いてくると、循環障害に基づく滲出性変化に代わって**肉芽組織**の増殖が起こり、浸潤細胞も好中球から**マクロファージ**、**リンパ球**、**形質細胞**が主体となってくる。

肉芽腫性炎については次に述べる。

6．肉芽腫性炎 granulomatous inflammation（特異性炎 specific inflammation）

肉芽腫 granuloma とよばれる小さな結節病変を形成する炎症を肉芽腫性炎という。肉芽腫は**マクロファージ**由来の類上皮細胞、多核巨細胞、リンパ球などからなり、その特徴的な病理像から病原体が推定できる。その意味からも、**特異性炎**あるいは**特殊性炎**ともよばれる。

結核症における肉芽腫は**結核結節**であり、梅毒では**ゴム腫**、癩病（ハンセン病）では**癩結節**である。その他、特異的な肉芽腫を形成する病変としては野兎病、猫ひっかき病、**サルコイドーシス**などが挙げられる。

1）結核症 tuberculosis ☆

結核症は結核菌 *Mycobacterium tuberculosis* の感染によって生じる。

結核病変の特徴は**結核結節**（**図 6-7a**）を形成する増殖型が典型であるが、菌力の強さや生体の抵抗力により滲出型となる場合もある。

結核結節の中央部には**乾酪壊死**に陥ったチーズ様の壊死部があり、これに近接して単球／マクロファージ系由来の**類上皮細胞**の集簇がみられる。上皮細胞様にみえるためにこの名称が使われている。これに混じて **Langhans 型巨細胞**がみられる。胞体が著しく大きく、胞体の周辺に核が馬蹄形あるいは花冠状に配列するのが特徴である。これらの細胞層の周囲にはリンパ球浸潤と線維形成層がみられる。

結核菌は、Ziehl-Neelsen 染色（抗酸菌染色）により赤紫に染色される（**図 6-7b**）。

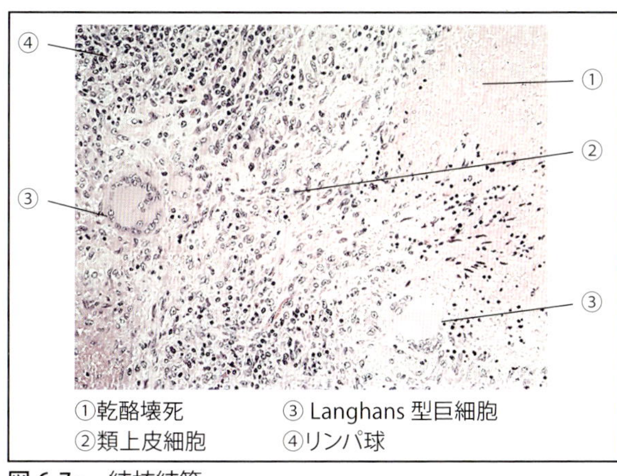

図 6-7a　結核結節

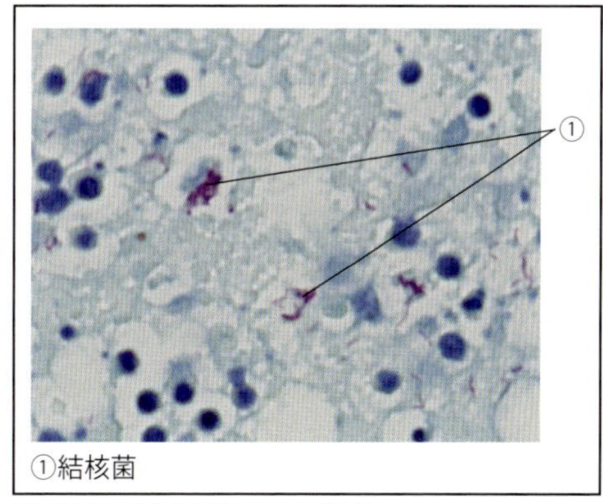

図 6-7b　Ziehl-Neelsen 染色

結核症の病期は古くから 3 期に分けられている。

(1) 第 1 期

初期変化群とよばれ、原発巣（初感染巣）と所属リンパ節に及ぶ時期である。

(2) 第 2 期

リンパ行性、血行性および管内性に蔓延する。

(3) 第 3 期

主として管内性に進展する時期である。血流に結核菌が流入し、全身臓器・器官で病巣を形成する場合、多数の粟粒大の結節を形成するため、粟粒結核症とよばれる。

2）**梅毒 syphilis** ☆

梅毒は、梅毒トレポネーマ *Treponema pallidum* の感染による肉芽腫性炎である。

血管病変は梅毒に特徴的であるが、リンパ球、形質細胞の浸潤、血管内皮の増生などが起こり、やがて瘢痕化する。

梅毒の肉芽腫は**ゴム腫**である。結核結節に類似する構造をとり、中心部には壊死がみられ、その周囲には線維芽細胞、組織球、リンパ球、形質細胞、増生した血管がみられ、類上皮細胞や巨細胞は通常みられない。

梅毒の病期は第１期から第３期に分けられている。

(1) 第１期

初期変化群であり、侵入部に３週の潜伏期間を経て小指頭大、扁平で弾性のある赤色の**初期硬結**を生じ、次第に**潰瘍化**し、周囲が硬さを持った**硬性下疳**（こうせいげかん）となる。性器感染の場合、鼠径リンパ節が無痛性に硬く腫脹し、**硬性横痃**（おうげん）あるいは**無痛性横痃**とよばれる。病巣は３か月程度で消失する。

(2) 第２期

感染後３か月で全身に症状が現れる皮膚梅毒とよばれる時期である。皮膚の発疹（**バラ疹**）や口腔粘膜での梅毒斑、リンパ節腫脹がみられ、ワッセルマン反応は強陽性を示す。

(3) 第３期

第２期後３年ですべての臓器が侵される臓器梅毒で、ちりめん皺や**ゴム腫**をみる梅毒性大動脈中膜炎や分葉肝が特徴的である。

【付記】 **先天性梅毒** congenital syphilis ☆

胎児が母体から胎盤を通じて梅毒トレポネーマの感染を受けて生まれた場合、先天性梅毒という。臨床的に実質性角膜炎、迷路性聾および Hutchinson 歯という **Hutchinson の３徴候**がみられる（p.177 CHAPTER 8「(1) Hutchinson 歯」参照）。

7．免疫異常 immunopathy

免疫 immunity とは、生体に侵入しようとする病原微生物（非自己 non-self）と生体の自己 self の成分とを区別し、非自己成分を生体外に排除しようとする生命維持の基本的反応である。この自己、非自己の選別のために生体に備わっている機構が免疫機構 immune system であり、免疫機構が賦活化されることで起こるさまざまな反応が免疫応答 immune response である。この免疫機構がうまく働かなくなった状態を免疫異常 immunopathy といい、アレルギー反応、自己免疫疾患および免疫不全症がある。

1）免疫機構 immune system ☆

免疫には、生まれながらに生体に備わっている**自然免疫** innate immunity と、生後にさまざまな環境因子に適応していく過程で獲得される**獲得免疫** acquired immunity（適応免疫 adaptive immunity）に大別される（**表 6-6**）。それ以外に、外界と接する部位には**粘膜免疫** mucosal immunity とよばれる機構が存在する（**表 6-7**）。

表 6-6　自然免疫と獲得免疫

免疫の種類	特徴	担当細胞
自然免疫 innate immunity	・生体が生まれながらにして有している免疫機構である。 ・対象に特異性はない。 ・速やかに作用して急性炎症反応を引き起こす。 ・補体系の活性化は第 2 経路とレクチン経路が用いられ、微生物表面に結合し**貪食細胞**を誘導する。	・**貪食細胞**：好中球、単球／マクロファージ ・**ナチュラルキラー（NK）細胞**：大型顆粒リンパ球。細胞障害性顆粒の放出による直接傷害とインターフェロン（IFN）産生によるマクロファージ誘導により、ウイルス感染細胞や腫瘍細胞を破壊する。 ・**樹状細胞**：抗原提示能をもち、自然免疫と獲得免疫の境界領域で作用する。
獲得免疫 acquired immunity	・生体外からの侵入物（抗原）に対して高い**特異性**をもち、それを**記憶**する免疫機構。 ・反応が起こるまでには長い時間を要する。 ・リンパ球による抗原認識が欠かせないが、T 細胞を中心とする**細胞性免疫** cellular immunity と B 細胞を主体とする**体液性免疫** humoral immunity がある。	・**T 細胞**：胸腺の影響下で成熟する。**ヘルパー T 細胞**（CD4 発現）と**細胞障害性 T 細胞**（CD8 発現）があり、前者はサイトカイン分泌によるマクロファージ活性化を促し、B 細胞の抗体産生の補助を行う。後者はパーフォリンにより対象細胞の細胞膜に穴を開け破壊する。 ・**B 細胞**：骨髄や腸管関連リンパ組織の影響下で成熟し、形質細胞に分化し、**抗体**を産生する。

表 6-7　粘膜免疫

免疫の種類	特徴	担当細胞
粘膜免疫 mucosal immunity	・生体が直接外来抗原に接する部位に存在し、**分泌型 IgA** secretory IgA（SIgA）という二量体の特殊な免疫グロブリンが作用する。 ・口腔、腸、鼻、肺、膣、子宮などの組織が関与する。	・骨髄由来の B 細胞（B-2 細胞） ・腹腔由来の B 細胞（B-1 細胞） ・上皮細胞

2）アレルギー allergy（過敏症）☆（表 6-8、図 6-8）

生体にとって不利に過剰に働く免疫反応を、**アレルギー反応**（**過敏症**）とよぶ。アレルギー反応は、反応の機序から一般的にⅠ～Ⅳ型に分けられる。

表 6-8　アレルギーの分類（Gell と Coombs 分類）

型		メカニズム	補体の関与	主な病変・疾患
体液性免疫	Ⅰ型（アナフィラキシー型） 即時型過敏症 （図 6-8a）	IgE を介した肥満細胞の活性化と脱顆粒反応	不要	蕁麻疹 花粉症 気管支喘息 アナフィラキシーショック
体液性免疫	Ⅱ型（細胞傷害型） （図 6-8b）	細胞表面抗原に対する細胞障害性（IgG、IgM）	必要	胎児赤芽球症 尋常性天疱瘡 Goodpasture 病
体液性免疫	Ⅲ型（免疫複合型） （図 6-8c）	外来性あるいは内因性の抗原に対する抗体（IgG、IgM、IgA）	必要	血清病 糸球体腎炎 関節リウマチ 全身性エリテマトーデス
細胞性免疫	Ⅳ型（細胞性） 遅延型過敏症 （図 6-8d）	インターロイキンやリンホカインを産生する T 細胞、マクロファージ	不要	肉芽腫性炎 （結核症、サルコイドーシス） 接触性皮膚炎 移植片対宿主病（GVHD）

バセドウ病・重症筋無力症をⅤ型として分類する場合もある。

3）自己免疫疾患 autoimmune diseases ☆（表 6-9）

免疫学的に寛容状態にあるはずの自己組織が、免疫系の調節機構の破綻により、自己抗原に対す

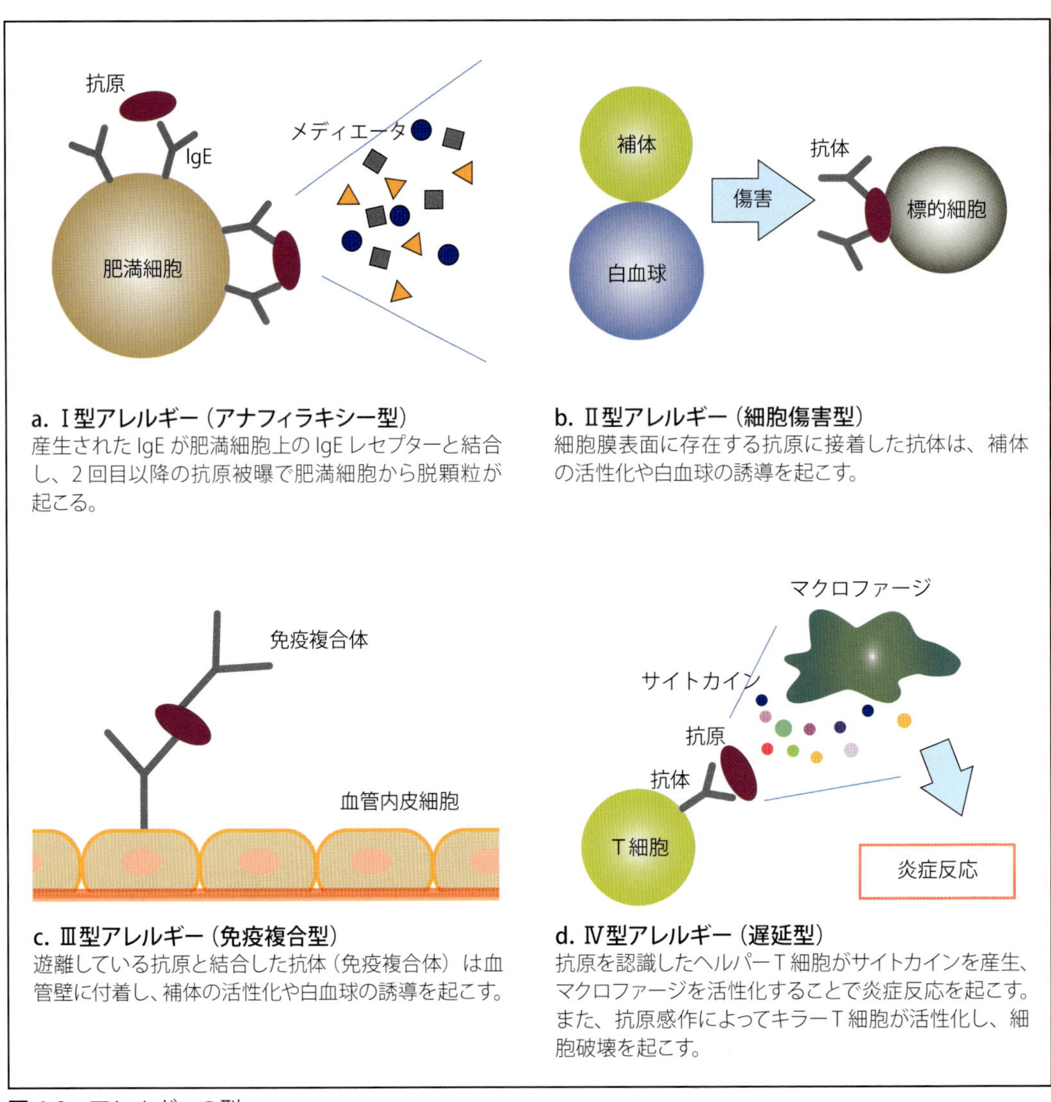

図 6-8　アレルギーの型

る免疫応答を獲得する状態を**自己免疫疾患** autoimmune diseasesといい、血液中に自己組織に対する**自己抗体**が出現する。全身性に病変を有するもの（全身性エリテマトーデス、関節リウマチなど）と特異的臓器に限局した病変を有するもの（橋本病、バセドウ病、インスリン依存性糖尿病、シェーグレン症候群、天疱瘡など）とがある。

4）免疫不全症 immunodeficiency disease ☆

何らかの原因で免疫機構が障害され、免疫応答が低下している状態を**免疫不全** immunodeficiencyという。免疫不全症は、先天性免疫不全症 congenital immunodeficiencyと後天性（続発性、二次性）免疫不全症 acquired immunodeficiencyに大別され、前者の代表例としてBruton型無γグロブリン血症、重症複合型免疫不全症などが、後者の代表例として**後天性免疫不全症候群** acquired immunodeficiency syndrome：**AIDS**が挙げられる。ここでは、AIDSについてまとめる（**表 6-10**）。

表 6-9 代表的な自己免疫疾患とその特徴

自己免疫疾患	特徴
全身性エリテマトーデス systemic lupus erythematosus ：SLE	・免疫複合体機序による慢性炎症性疾患。 ・20 ～ 40 歳代の女性に好発。 ・臨床的には、顔面皮膚に**蝶形紅斑**を認め、腎臓では免疫複合体の沈着によるループス腎炎を認める。
関節リウマチ rheumatoid arthritis：RA	・**リウマチ因子** rheumatoid factor：RF の産生を特徴とする、関節炎を主病変にする慢性疾患。 ・30 ～ 50 歳代の女性に好発。 ・関節の腫脹、疼痛、発赤皮下結節（リウマトイド結節）がみられる。
リウマチ熱 rheumatic fever	・A 型β溶血性レンサ球菌による咽頭炎後、まれにみられる感染後症候群。 ・発熱、多発性の関節炎、心筋炎、皮下結節などが主症状。 ・心筋病変では特徴的な **Aschoff 結節**がみられる。
全身性強皮症 systemic scleroderma	・手指、関節、消化管、肺、心臓などに及ぶ全身性結合組織病。 ・30 ～ 60 歳代の女性に多い。 ・皮膚硬化を主症状とし、指やつま先などが蒼白となる**レイノー現象** Raynaud phenomenon がみられる。
シェーグレン症候群 Sjögren syndrome	・乾燥性角結膜炎（ドライアイ）や口腔乾燥症（ドライマウス）を主徴とする原因不明の自己免疫疾患。 ・しばしば関節リウマチなどを合併する。 ・30 ～ 50 歳代の女性に好発。 ・診断には**抗 SS-A/Ro 抗体**、**抗 SS-B/La 抗体**が用いられる。 ・確定診断には**口唇腺**の生検が行われる。 ・導管周囲の**巣状リンパ球性細胞浸潤**の程度を評価する。
ベーチェット病 Behçet disease	・慢性再発性の全身疾患。 ・20 ～ 40 歳代の女性に多い。 ・①口腔粘膜の**アフタ性潰瘍**、②**外陰部潰瘍**、③皮膚の**結節性紅斑**、皮下の**血栓性静脈炎**、④**虹彩毛様体炎**、**網膜ブドウ膜炎**の４つの主症状が特徴的。
尋常性天疱瘡 pemphigus vulgaris	・粘膜および皮膚に**上皮内水疱**を形成する病変。 ・病巣部周囲の粘膜を擦過すれば容易に上皮の剥離が生じる（**Nikolsky 現象**）。 ・血中に desmoglein 3 に対する自己抗体の存在が認められる。
類天疱瘡 pemphigoid	・**表皮下水疱**形成を特徴とする病変。 ・血中では laminin 5 や BP180 に対する自己抗体がみられる。
自己免疫性溶血性貧血 autoimmune hemolytic anemia：AIHA	・赤血球膜上の抗原と反応する自己抗体が産生される。 ・抗原抗体反応の結果、溶血し、貧血をきたす。

表 6-10 AIDS の特徴

	特徴
原因ウイルス	**ヒト免疫不全ウイルス** human immunodeficiency virus：HIV
感染経路	性交、垂直感染、輸血、針刺事故など
病態	**CD4 陽性ヘルパーT 細胞**に感染し、CD 陽性 T 細胞数の減少および CD4+/CD8+ 比の減少が著しく、極度の細胞性免疫低下を特徴とする。
症状	急性期（1 ～ 2 か月）：風邪様症状。 無症候期（数年～ 10 年）：感染後 6 ～ 8 週に HIV 抗体が陽性。それ以降無症状。 **AIDS 関連症候群**（数年～ 10 年）：持続性リンパ節腫脹・高度倦怠感・発熱など。 AIDS 期 日和見感染症：**カンジダ症**、**ニューモシスチス肺炎**（カリニ肺炎） 二次感染腫瘍：**カポジ肉腫**、**非ホジキンリンパ腫**

（小宮山一雄、草間　薫、徳永ハルミ）

8．齲蝕 dental caries（tooth decay） 

1）定義

歯の表面に付着したプラーク内の細菌が、摂食された多糖類を代謝・分解することにより有機酸を産生し、その有機酸によって歯質結晶が溶解し、歯質の構造破壊が進行する病変であり感染症である（図 6-9）。

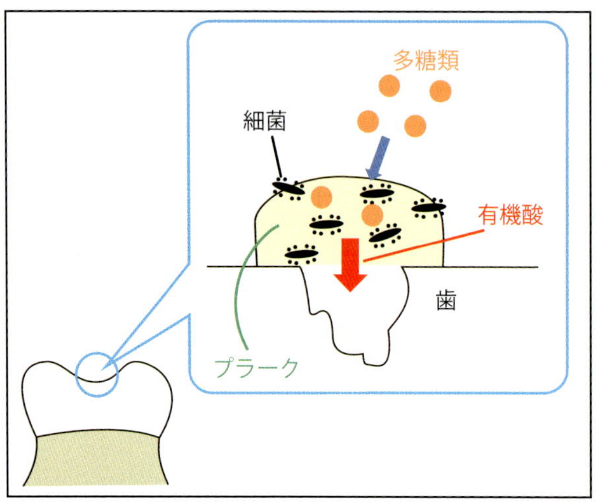

図 6-9　齲蝕のメカニズム

2）原因 ☆

齲蝕の発生には、図 6-10 に示すように、①歯質、②食物、③細菌の３つの要素が関連し、この３要素が重なり合うことで齲蝕が発生するとされている。これを Keyes' triad という。

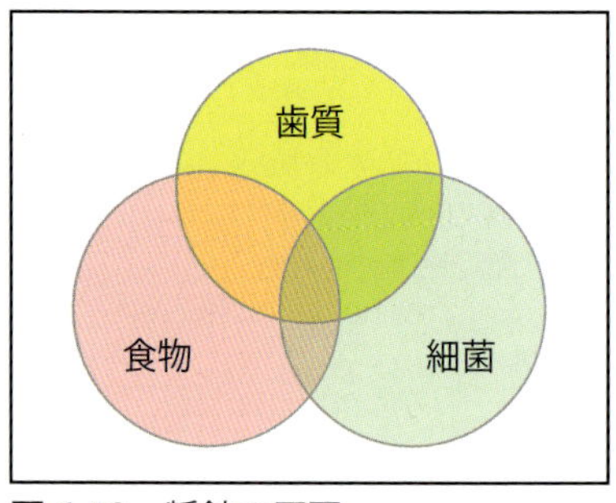

図 6-10　齲蝕の原因

齲蝕発生に関しては以下の３つの説が考えられてきた。

(1) 化学細菌説

細菌の産生する有機酸により歯質が破壊される。

(2) キレート説

Ca イオンと錯体を形成する化合物によって結晶が溶解される。

(3) タンパク溶解説

齲蝕誘発細菌がエナメル小柱などの有機基質を酵素分解しながら侵入する。

3）齲蝕原性菌とプラーク

齲蝕の発生に関わる細菌は齲蝕原性菌とよばれる。口腔内連鎖球菌群が重要であり、*Streptococcus mutans*（*S.mutans*）、*S. sobrinus* などが知られている。これらの細菌は不溶性グルカンの産生を介して歯面に付着し、プラーク（バイオフィルム）を形成する。プラーク内で、食物由来のショ糖を分解し有機酸（乳酸、酢酸、ギ酸など）を産生する。有機酸の濃度がプラーク中で上昇し、歯の脱灰が始まり齲蝕病巣の形成が開始される。

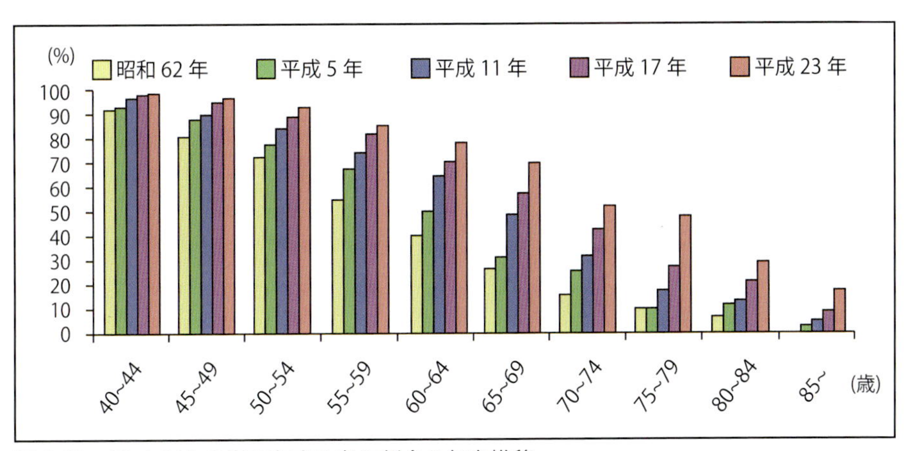

図 6-11　20 本以上の歯を有する者の割合の年次推移
（厚生労働省：平成 23 年歯科疾患実態調査，2011．より引用改変）

4）疫学

図 6-11 は、平成 23 年歯科疾患実態調査の結果である。経年的に 20 本以上の歯を有する人の数は、すべての年齢層において増加している。

5）分類

(1) 臨床診断による分類（図 6-12）

CO：要観察歯　　C_1：エナメル質に限局した齲蝕

C_2：象牙質に及んだ齲蝕　　C_3：歯髄病変を伴った齲蝕

C_4：歯患部が崩壊し残根状態となる

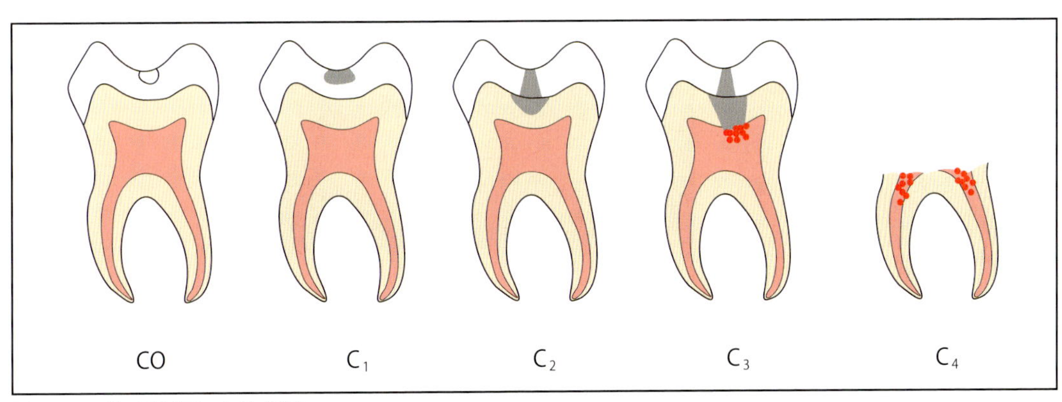

図 6-12　臨床診断による分類
灰色で示した部分が齲蝕である。**CO**：表層下脱灰と再石灰化の結果、エナメル質特有の透明感が損なわれている状態：要観察歯、**C_1**：エナメル質に限局した齲蝕、**C_2**：象牙質にまで齲蝕の範囲が拡大、**C_3**：象牙質齲蝕がさらに進行し、歯髄にまで達した状態、**C_4**：象牙質齲蝕の進行により歯患部歯質が崩壊し、残根状態になったもの。

(2) 発生部位による分類

組織学的部位の違いにより、エナメル質齲蝕、象牙質齲蝕、セメント質齲蝕に分類される。これについては次の「6）齲蝕の病理組織像」で詳述する。

肉眼的部位の違いにより、歯冠部齲蝕、咬合面齲蝕、隣接面齲蝕、平滑面齲蝕、小窩裂溝齲蝕、根面齲蝕（**図 6-13a ～ c**）に分けられる。

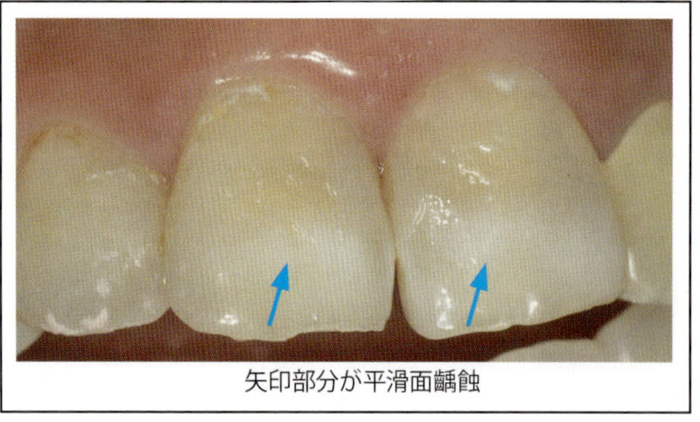

図 6-13a　平滑面齲蝕
（日本大学 歯学部 保存学第２講座［歯内療法科］専任講師　勝呂尚先生 提供）

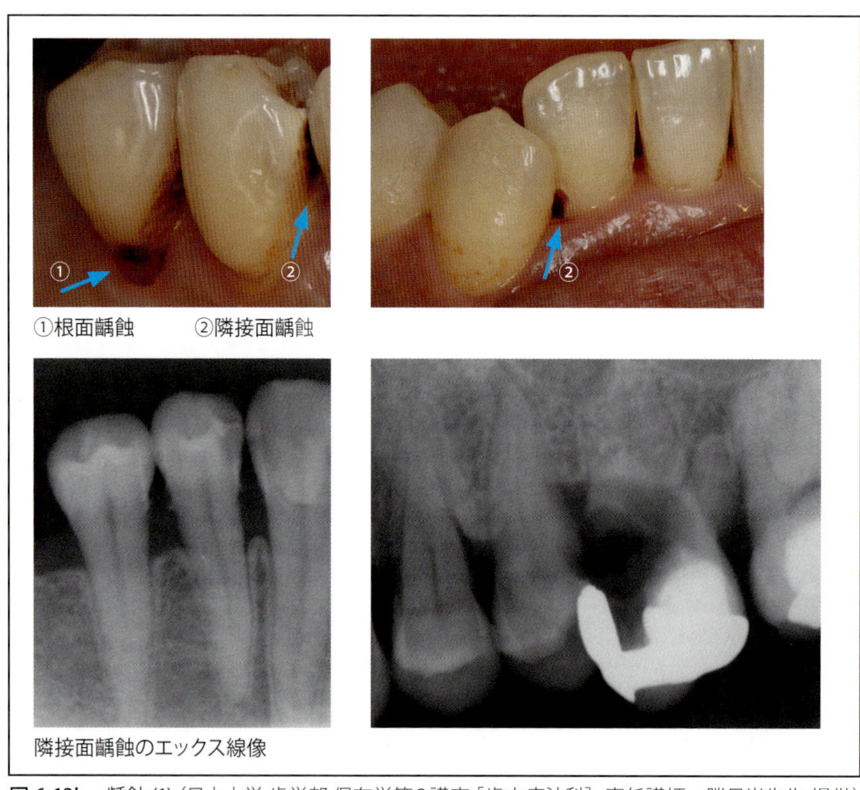

図 6-13b　齲蝕 (1)（日本大学 歯学部 保存学第２講座［歯内療法科］専任講師　勝呂尚先生 提供）

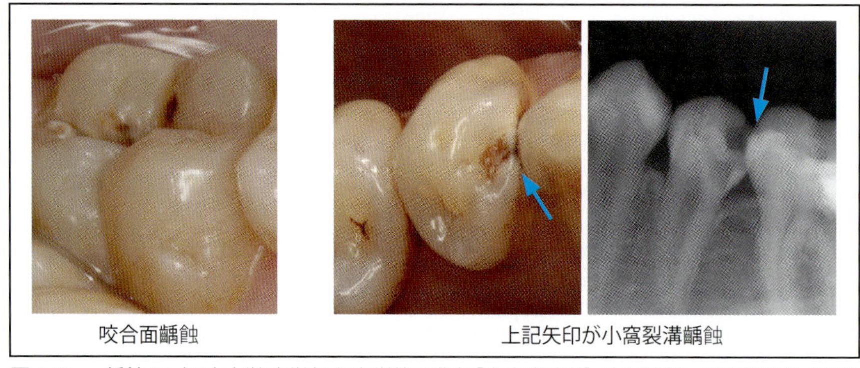

図 6-13c　齲蝕 (2)（日本大学 歯学部 保存学第２講座［歯内療法科］専任講師　勝呂尚先生 提供）

6）齲蝕の病理組織像

(1) エナメル質齲蝕 enamel caries：4 層構造（図 6-14、6-15）

齲蝕はエナメル小柱に沿って進行するため、咬合面小窩裂溝部のエナメル質齲蝕では齲蝕円錐の頂点はエナメル質表面を向き、平滑面齲蝕では齲蝕円錐の頂点は象牙質側を向いている。平滑面とは小窩や裂溝のない面のことであり、歯冠部頬・舌側面や隣接面などをいう。

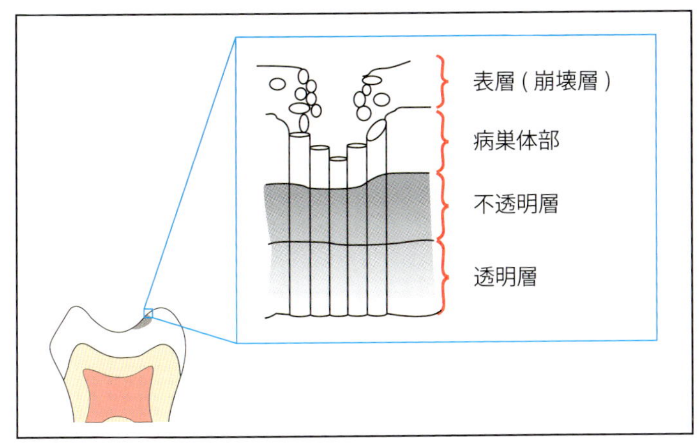

図 6-14　エナメル質齲蝕（4 層構造）

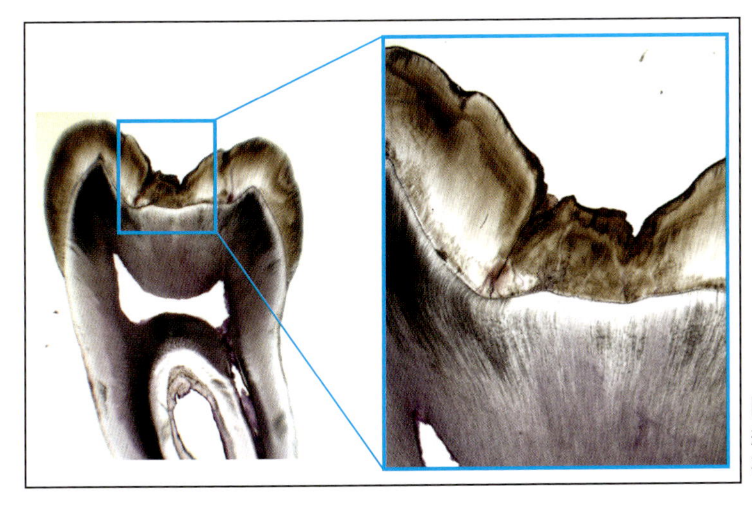

図 6-15　エナメル質齲蝕の病理組織像
研磨標本（フクシン染色）

(2) 象牙質齲蝕 dentin caries：齲蝕円錐、6 層構造（図 6-16、6-17）

①象牙細管に沿って脱灰が進行する。細管の一部に類球形の拡張部がみられる。これを数珠状拡張（念珠状拡張）という（図 6-16a）。

②成長線に沿って進んだ脱灰を齲蝕裂隙という（図 6-16b）。

③感染細管や数珠状拡張はさらに大きく癒合し、齲蝕空洞（溶解原巣・感染空洞）の形成が顕著となる（図 6-16c）。

④齲蝕円錐の頂点は咬合面・平滑面齲蝕のいずれにおいても歯髄側を向いている。

(3) 象牙質齲蝕円錐の構造

図 6-17 に示すように、象牙質齲蝕円錐は 6 層に分けられる。それぞれの層の特徴は以下のとおりである。

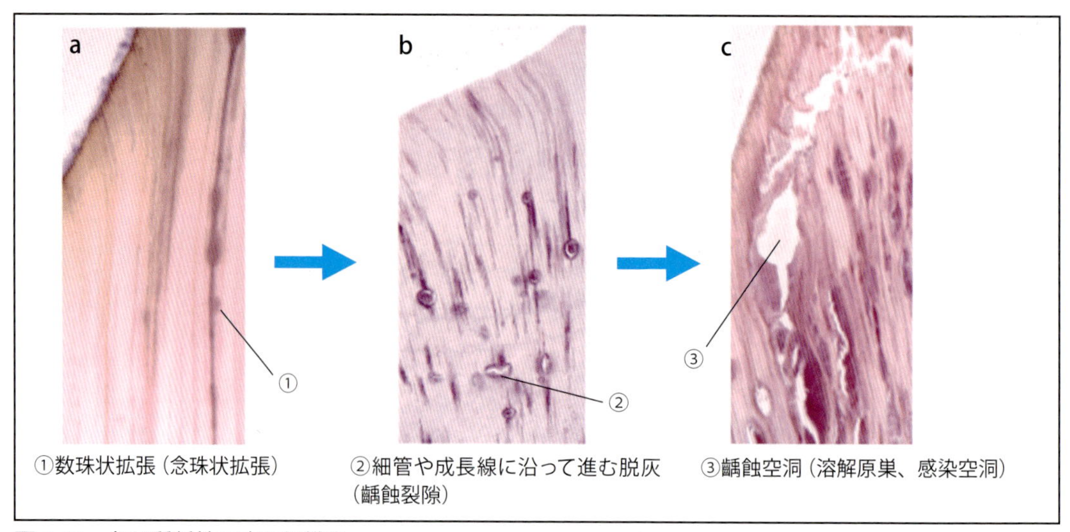

図 6-16　象牙質齲蝕の病理組織像

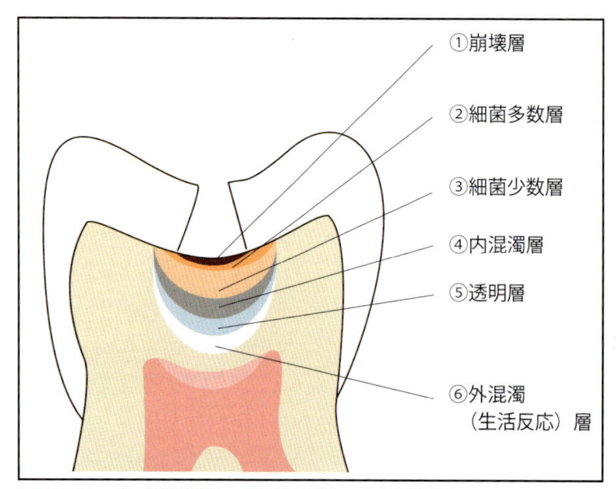

図 6-17　象牙質齲蝕（齲蝕円錐、6 層構造）

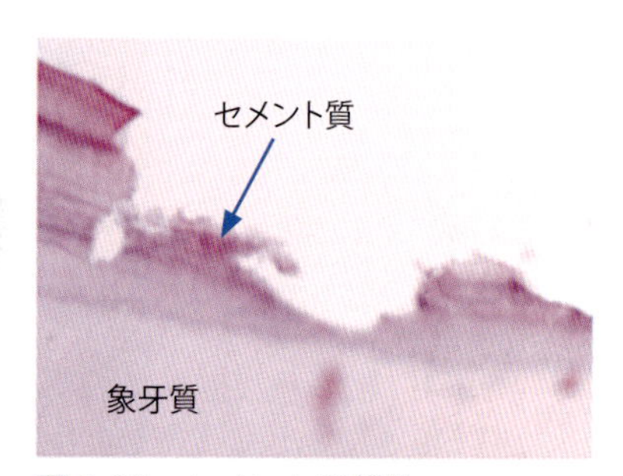

図 6-18　セメント質齲蝕

①崩壊層、②細菌多数層では、齲蝕病原細菌がきわめて多数存在し、象牙細管壁の崩壊により細管構造が明瞭でなくなっている。齲蝕空洞や数珠状拡大を形成している。③細菌少数層は細菌の最先端到達領域のことである。④内混濁層では細菌由来の有機酸などにより管間・管周象牙質の脱灰が始まる部である。⑤透明層では象牙芽細胞突起の変性と、細管内結晶沈着がみられ、⑥外混濁（生活反応）層では再石灰化反応により透明層よりも硬度の高い象牙質が認められる。以上の変化はすべての象牙質齲蝕で明瞭なわけではなく、齲蝕の進行度などにより不明瞭な場合もある。

(4) セメント質齲蝕 cementum caries（図 6-18）

セメント質は層板構造を有する。層板と垂直に交わる方向で、歯根膜のシャーピー線維がセメント質に侵入している。齲蝕はセメント層板とシャーピー線維に沿って進行する。その結果、セメント質の層板ごと剝がれ落ちるように齲窩が形成される。セメント質の齲蝕円錐は形成されない。

7）乳歯齲蝕の特徴

乳歯はエナメル質が薄く石灰化が弱いため齲蝕になりやすい。エナメル質齲蝕では表層下脱灰を生じるが、表層下に形成される再石灰化層の幅が狭く、外力により歯質崩壊をきたし、しばしば大きな齲窩を形成する。歯髄の生活力が旺盛で、第三象牙質の形成が活発で、露髄に至るものはまれである。病理組織像は基本的に永久歯齲蝕と同じである。

多数歯に発生するランパントカリエスや歯冠部全周にわたる環状齲蝕などがある。肉眼的に健全なエナメル質に覆われているが、下在の象牙質が齲蝕に罹患しているものは不顕性齲蝕とよばれ臨床上問題となる。

8）齲蝕の継発症

(1) 二次齲蝕と再発齲蝕

窩洞壁と充塡物の間隙からプラーク由来の有機酸が浸透することにより、窩壁に沿って進行する齲蝕を辺縁性二次齲蝕という（**図 6-19**）。

この原因としては、①充塡材料の劣化、②辺縁エナメル質の微小破折がある。窩洞形成時の齲蝕病巣の取り残しによるものは再発齲蝕とされる。

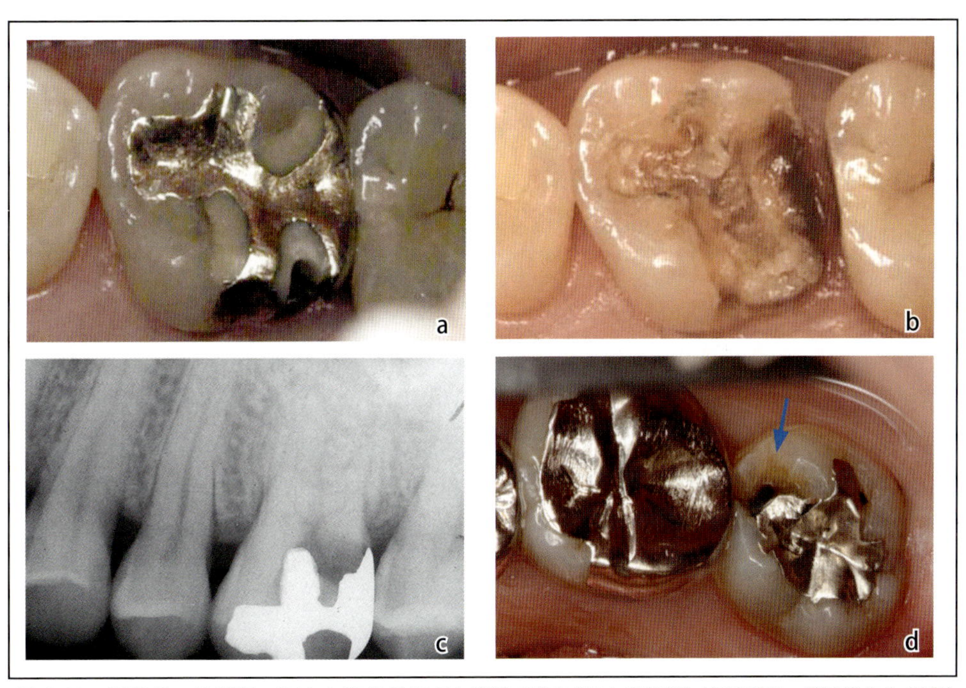

図 6-19　辺縁性二次齲蝕（日本大学 歯学部 保存学第2講座［歯内療法科］専任講師　勝呂尚先生 提供）
a：装着されたインレー　b：インレー除去　c：術前エックス線　d：再修復後

9．歯髄炎 pulpitis ☆

1）定義

齲蝕や外傷などにより歯髄に炎症を生じたもの。

2）原因

(1) 生物学的因子

エナメル質齲蝕やセメント質齲蝕が象牙質に波及し歯髄が病的に刺激されると、歯髄充血を経て歯髄炎を発症する。病的刺激は、細菌の産生する酵素や毒素に加え、細菌自身の感染などにより惹起される。一方、上行性歯髄炎では高度の歯周炎や顎骨骨髄炎などが根尖孔を通じて波及する。

(2) 物理的因子

- 機械的刺激（外傷、咬耗、摩耗、気圧の変化）
- 温度的刺激（切削による摩擦熱、レジンやセメントの硬化熱）
- 電気的刺激（異種金属の接触によるガルバニー電流）

(3) 化学的因子

歯冠修復材料で用いられている即時重合レジンや、遊離リン酸系のセメント。

(4) 神経的因子

神経ペプチド（サブスタンスP、カルシトニン遺伝子関連ペプチド）が、歯髄炎を引き起こす因子のひとつとして考えられている。

3）歯髄炎の種類（表 6-11）と病理組織像

(1) 急性歯髄炎

①急性漿液性（単純性）歯髄炎 acute serous（simple）pulpitis

齲蝕が象牙質の表層に達しているが、まだ健全な象牙質に被覆されている歯髄に生じる。血管からの著明な漿液の滲出により、歯髄の水腫状変化を呈する。この変化が歯髄の一部に限局するものを一部性、歯髄全体に波及しているものを全部性とよぶ。象牙芽細胞の萎縮・変性、歯髄充血、軽度の炎症細胞浸潤を伴う。冷水痛や夜間の自発痛を伴い、一部性炎では間歇的な、全部性では持続的な疼痛が発現する。

②急性化膿性歯髄炎 acute suppurative pulpitis（図 6-20）☆

歯髄中に、好中球の著明な浸潤（化膿性炎症）が生じる。歯髄内に限局性にまたは歯髄全体に浸潤がみられるものを、それぞれ一部性、全部性化膿性歯髄炎という。その結果、歯髄膿瘍が形成され、歯髄血管の拡張、充血が著しい。閉鎖された歯髄腔での滲出のため、臨床的にはきわめて高度の疼痛を伴い、痛みの性質は激烈な持続性、拍動性、放散性である。歯髄腔は病理組織学的には軟化象牙質で被覆されており（仮性露髄）、髄腔の開放と排膿により疼痛は劇的に軽減する。

(2) 慢性歯髄炎

①慢性潰瘍性歯髄炎 chronic ulcerative pulpitis（図 6-21）

急性化膿性歯髄炎における軟化象牙質が除去されると、髄腔は完全に解放され、歯髄組織は直接外界と接するようになる。この実質欠損を生じた状態を潰瘍と見立てることにより、潰瘍性歯髄炎とよばれる。歯髄表面では、フィブリンの析出、好中球、リンパ球、形質細胞などの浸潤を伴う炎症性肉芽組織と線維性結合組織が存在する。臨床的には、明らかな露髄をみるが自発痛がなく、食片圧入や探針などでの擦過により痛みと出血を生じる。放置す

表 6-11　歯髄炎の分類

急性歯髄炎	(1) 急性単純性歯髄炎	a. 急性単純性一部性歯髄炎 b. 急性単純性全部性歯髄炎
	(2) 急性化膿性歯髄炎	a. 急性化膿性一部性歯髄炎 b. 急性化膿性全部性歯髄炎
	(3) 急性壊疽性歯髄炎	
慢性歯髄炎	(1) 慢性閉鎖性歯髄炎	
	(2) 慢性潰瘍性歯髄炎	
	(3) 慢性増殖性歯髄炎	

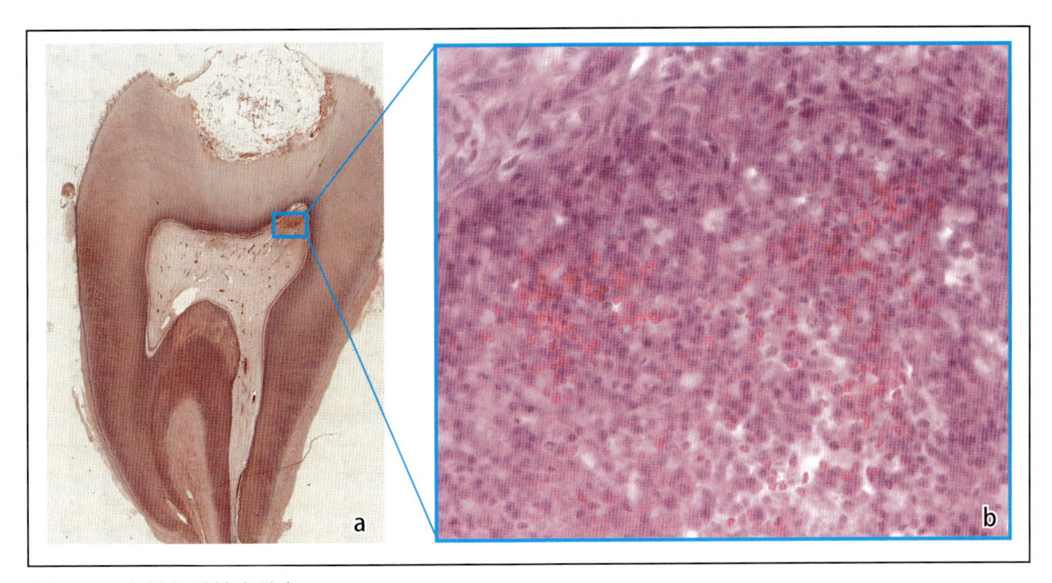

図 6-20　急性化膿性歯髄炎
a：低倍　　b：高倍：好中球の浸潤が著しい。

ると歯髄壊疽、根尖性歯周炎に進行する。

②慢性増殖性歯髄炎 chronic hyperplastic pulpitis ☆（図 6-22、図 6-23）

根尖孔の広い乳歯や根未完成歯など、生活力旺盛な歯にみられる。露髄面に比較的弱い持続的な刺激が長い間加わることにより生じる。歯髄ポリープともよばれ、表層から白血球層、幼弱な肉芽組織層、線維性結合組織層により構成され、表面は、時として上皮に覆われることもある。臨床的に自発痛などはなく、食片圧入や対合歯との接触により痛みが誘発されることがある。

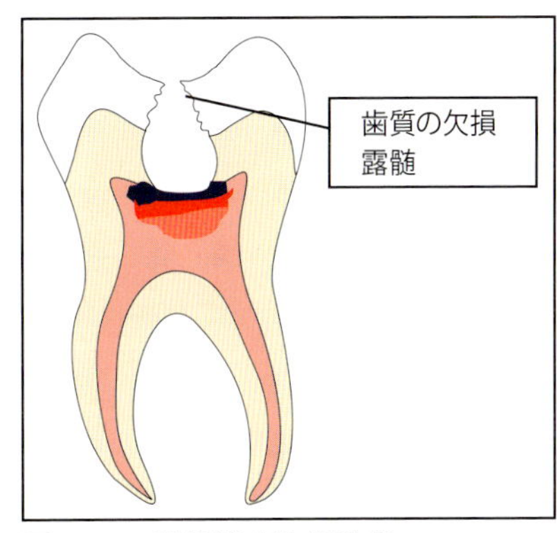

図 6-21　慢性潰瘍性歯髄炎

③慢性閉鎖性歯髄炎 chronic closed pulpitis

歯髄腔が閉鎖された状態で起こる炎症である。慢性齲蝕や感染象牙質から細菌性刺激が加わる場合や、修復材料などの弱い刺激などにより生じる。病理組織学的にはリンパ球、形質細胞の浸潤や肉芽組織の増殖がみられる。臨床的には露髄がなく自覚症状がほとんどないのが特徴であり、発生は比較的まれとされている。

(3) その他

①上行性歯髄炎 ascending pulpitis（図 6-24）

高度な辺縁性歯周炎により形成された深い歯周ポケットを経由して、根尖孔や側枝から逆行性に歯髄に波及したものをいう。病理組織学的に根尖部に強い化膿性炎症がみられ、歯冠部にいくにつれて弱くなる。臨床的には歯周ポケットの形成が明瞭であり、自発痛があり、打診・

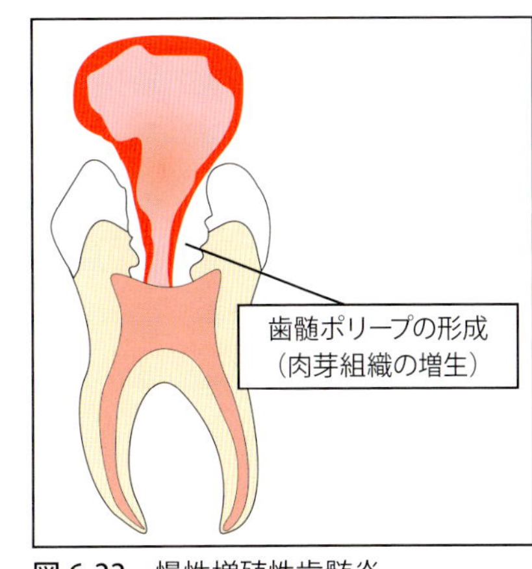

図 6-22　慢性増殖性歯髄炎

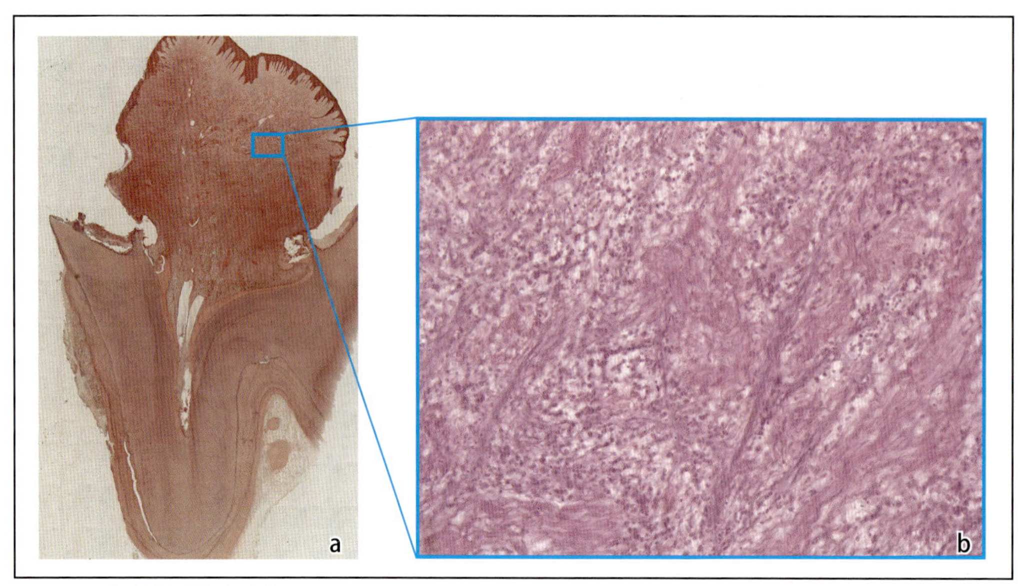

図 6-23　慢性増殖性歯髄炎
a：低倍　　b：中倍：コラーゲン線維の増生が著しい。

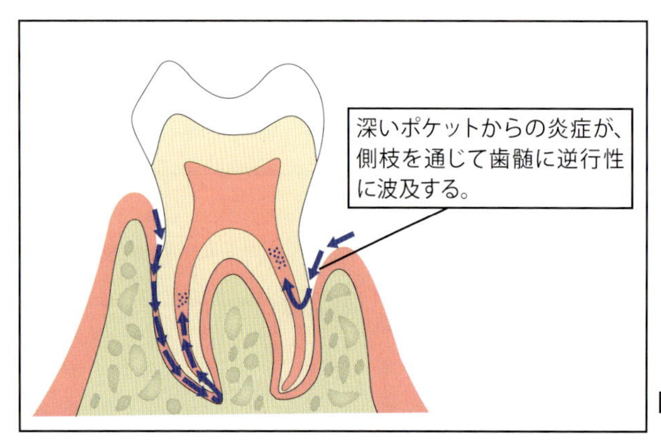

図 6-24　急性上行性歯髄炎

電気診に過敏になる。

②特発性歯髄炎　idiopathic pulpitis

原因不明の歯髄炎である。突然、歯の痛みを感じるが、多くの場合短時間で痛みは消失する。

4）歯髄炎の継続疾患

(1) 歯髄壊死　pulpnecrosis

細菌感染を伴わずに歯髄の生活力が失われた状態のことである。外傷などにより生じたものは歯髄の融解に伴う液化壊死を、また亜ヒ酸貼付によるものでは凝固壊死を呈する。臨床的には自発痛は全くなく、歯の透明感がなくなる。壊死物は根尖孔を通じて根尖病巣発症の原因になる。

(2) 歯髄壊疽　pulp gangrene

歯髄壊死に二次的変化（特に細菌感染）が加わると歯髄壊疽となる。腐敗菌感染により腐敗した状態になると、根尖性歯周炎を併発することが多く、臨床的には SH_2 遊離による悪臭を伴うことがある。

（浅野正岳）

10. 根尖性歯周炎 apical periodontitis ☆

1）定義

根尖部歯周組織に生じた炎症性病変であり、総称して根尖病巣（根尖病変）ともいう。

2）原因（表 6-11、図 6-25a 〜 c）

根尖性歯周炎の原因は、根管からの種々の刺激が主である。

原因により、細菌学的（生物学的）原因、物理的原因、化学的原因に分類される。なかでも、感染性歯髄疾患（**歯髄炎**や**歯髄壊疽**）から継発して生じることが最も多いので、細菌学的原因が重要である。また、歯科治療により偶発的な根尖性歯周炎が発生することもある。

表 6-11　根尖性歯周炎の原因

因子	例
細菌学的（生物学的）原因 （図 6-25a）	①感染性歯髄疾患に継発した根尖孔からの感染 （**歯髄炎**、**歯髄壊疽**） ②辺縁性歯周炎からの感染 ③血行性感染（菌血症、敗血症）
物理的原因 （図 6-25b）	①根管治療器具（リーマー、ファイルなど） ②根管充填剤（ガッタパーチャポイントなど） ③外傷性咬合 ④歯に直接作用する打撲
化学的原因 （図 6-25c）	①根管洗浄薬（次亜塩素酸ナトリウム） ②根管消毒薬 ③歯髄失活薬 ④根管充填薬

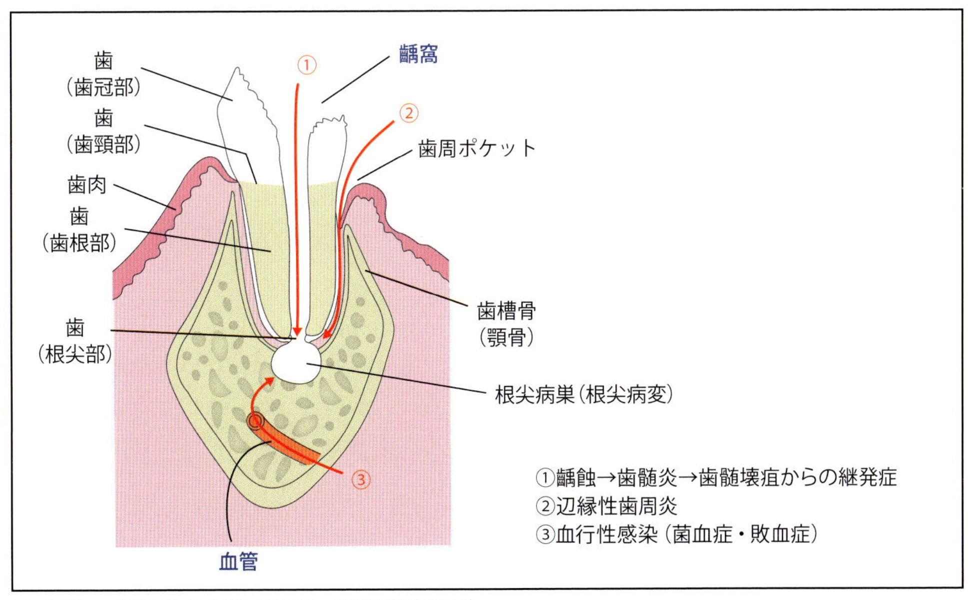

図 6-25a　根尖性歯周炎の原因（細菌学的原因）

CHAP.6 炎症および関連疾患
10. 根尖性歯周炎

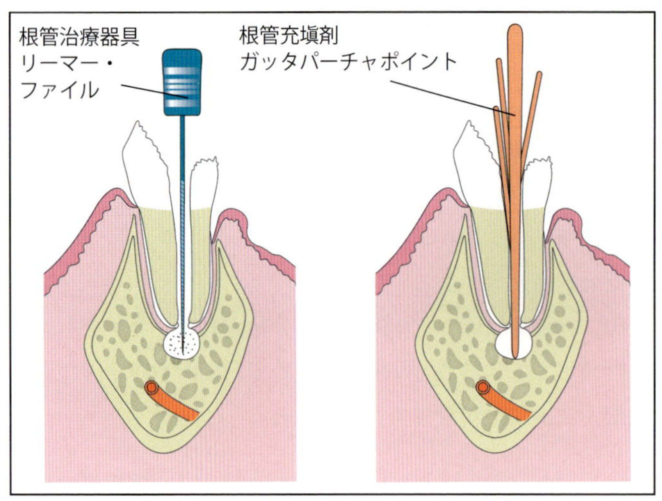

図 6-25b　偶発的な根尖性歯周炎の原因（物理的原因）
根尖孔外への根管治療器具や根管充填剤による根尖組織ならびに歯周組織の傷害。

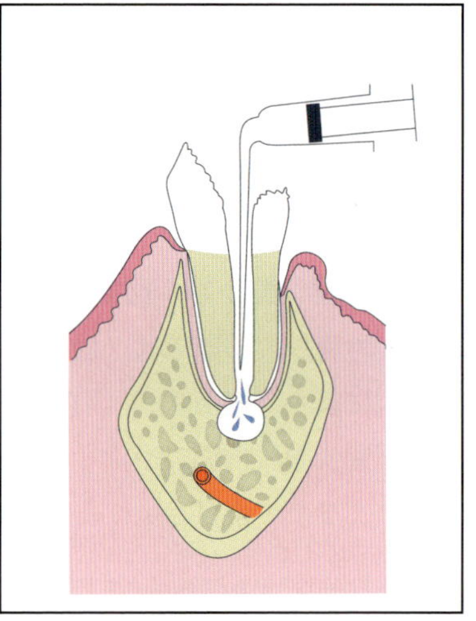

図 6-25c　偶発的な根尖性歯周炎の原因（化学的原因）
根尖孔外への刺激性歯内療法薬の逸出。

3）根尖性歯周炎の種類と病理組織像 ☆

（1）種類

臨床経過によって急性と慢性に分けられる。

急性とは、経過が短く急速に進む状態で、その主体は**滲出性炎**である。滲出成分の性状により、**漿液性炎**と**化膿性炎**の２つに分けられる。

慢性とは、経過が長く持続的に進む状態で、その主体は**増殖性炎**である。肉芽組織の増生を特徴とする。

根尖性歯周炎は、慢性漿液性（単純性）根尖性歯周炎、慢性化膿性根尖性歯周炎（慢性歯槽膿瘍）および慢性肉芽性根尖性歯周炎の３つに分類される。

さらに、慢性肉芽性根尖性歯周炎は、**歯根肉芽腫**と**歯根囊胞**に区別される。

（2）病理組織像

①急性漿液性（単純性）根尖性歯周炎 acute serous apical periodontitis

漿液の滲出が炎症像の主体をなす。根尖部歯根膜組織に限局した炎症性水腫の状態（初期の歯根膜炎）で、歯根膜線維の離開、ごく軽度の炎症細胞を伴う。

②急性化膿性根尖性歯周炎（急性歯槽膿瘍）acute suppurative apical periodontitis

好中球の滲出が炎症像の主体をなす。化膿性炎の状態で、組織壊死・融解に伴い**膿瘍**を形成するものを急性歯槽膿瘍 acute dentoalveolar abscess とよぶ。

根尖部顎骨内に形成された膿瘍が、骨膜下および粘膜下に達した後、**瘻孔**が形成され、膿が体外に排泄される場合がある（慢性化）。瘻孔が口腔内に形成された場合を**内歯瘻**、口腔外の皮膚に形成された場合を**外歯瘻**とよぶ。

③慢性漿液性（単純性）根尖性歯周炎 chronic serous apical periodontitis

歯根膜線維の破壊、軽度の慢性炎症細胞浸潤、肉芽組織の増生がみられる。慢性化膿性根尖性歯周炎にまでは発展していない。根尖孔からの炎症性刺激が弱い場合、あるいは細菌感染が比較的軽い場合や根管治療を受けた後などにみられる。

④慢性化膿性根尖性歯周炎（慢性歯槽膿瘍） chronic suppurative apical periodontitis 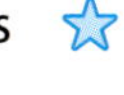（図 6-26）

中心部には**膿瘍**が形成され、それを被包するように肉芽組織が取り囲み、最外層には線維性結合組織を認める。**瘻孔**形成により膿が排泄されると、症状は軽減する。

⑤慢性肉芽性根尖性歯周炎 chronic granulomatous apical periodontitis

炎症性肉芽組織の増生が炎症像の主体をなす。

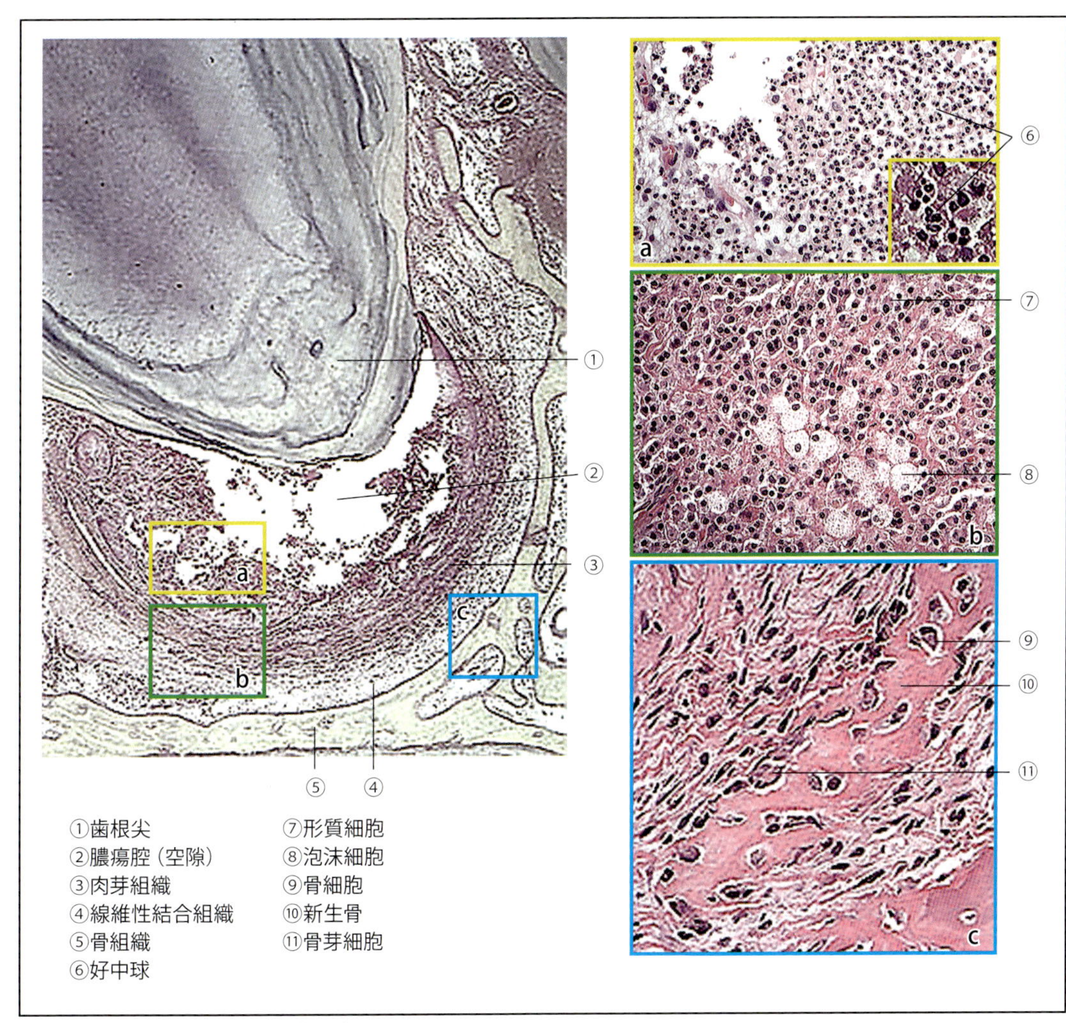

図 6-26　慢性化膿性根尖性歯周炎

a：膿瘍腔内の浸潤細胞の主体は**好中球**である（⑥）。

b：肉芽組織内には、形質細胞（⑦）や泡沫細胞（⑧）などの慢性炎症細胞浸潤がみられる。

c：骨の吸収や再生性変化がみられる。新生骨（⑩）内に骨細胞（⑨）や新生骨周囲に骨芽細胞（⑪）がみられる。

A. 歯根肉芽腫 radicular granuloma（図 6-27）

膿瘍部が完全に**肉芽組織**で置換（**器質化**）された状態である。中心部は慢性炎症細胞浸潤（リンパ球、形質細胞、泡沫細胞）を混じた肉芽組織、外層は線維性結合組織からなる**2 層構造**を呈する。肉芽組織内には、Malassez（マラッセ）の遺残上皮に由来する不規則な上皮の増生がみられることがある。

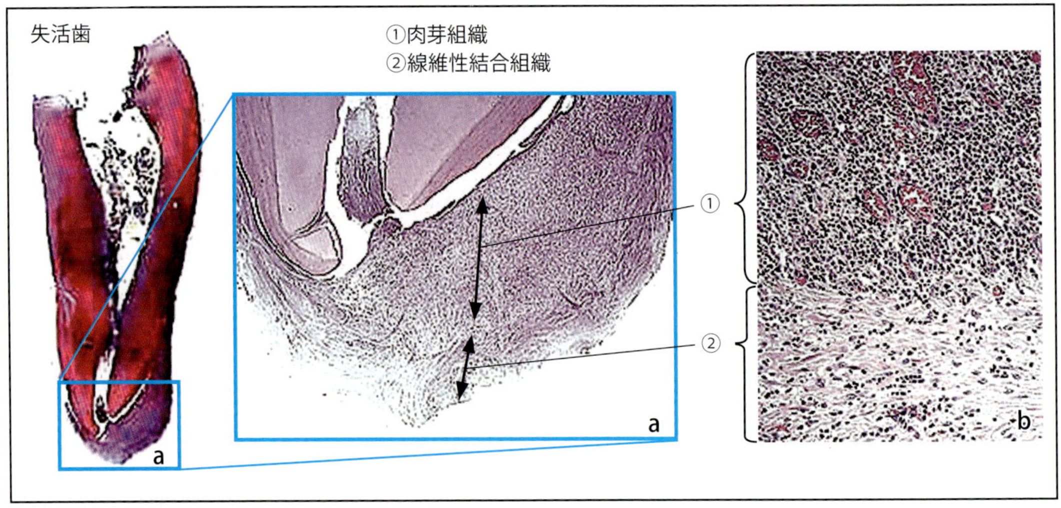

図 6-27　歯根肉芽腫

a：膿瘍部が完全に肉芽組織で置換（**器質化**）された状態（①）。

b：**肉芽組織**は毛細血管と線維芽細胞の増生からなる（①）。肉芽組織内には形質細胞やリンパ球を主体とする慢性炎症細胞浸潤を種々の程度に混じている（①）。最外層は線維性結合組織からなる（②）。

B. 歯根嚢胞 radicular cyst ☆（図 6-28、6-29）

最も多くみられる歯原性嚢胞で、通常は永久歯の失活歯に生じる。

根尖部に生じるもの（根尖性歯根嚢胞）と、根側部に生じるもの（根側性歯根嚢胞）とがある。

病理組織学的には、炎症性肉芽組織から**嚢胞腔**を形成した状態である。中心部は嚢胞腔で、それを取り囲むように内側から非角化性の重層扁平上皮（裏装上皮）、炎症性肉芽組織、線維性結合組織からなる**3 層構造**を呈する。裏装上皮の多くは Malassez の遺残上皮に由来するとされている。嚢胞腔内や嚢胞壁内に、しばしば**コレステリン裂隙**や**異物型巨細胞**が観察される（図

TOPICS

医原病？

難治性といわれた根管治療の末、摘出される根尖病巣の中には、さまざまな異物がみられる。この異物は、歯科医師による治療中に、偶然、根尖孔外へ押し出されたものが多い。もしこれらの異物が根尖病巣の原因なら、医原病といわれても仕方ない。翻って、根管治療では、機器の根尖外への使用、過剰根管充塡などは避けなければならないといえる。創傷の治癒の原則は無菌、無抗原性物質なのである。

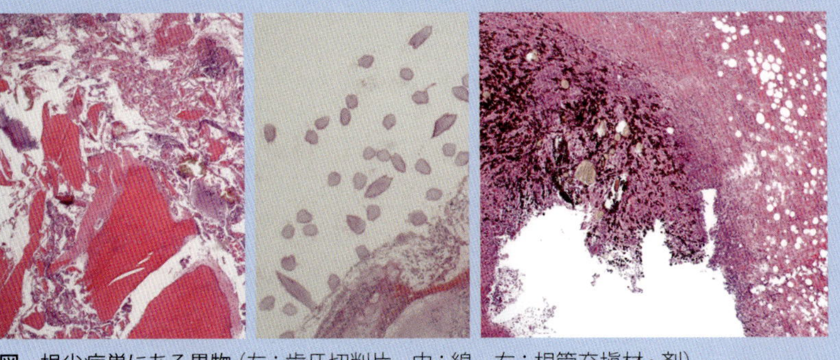

図　根尖病巣にある異物（左：歯牙切削片、中：綿　右：根管充塡材・剤）

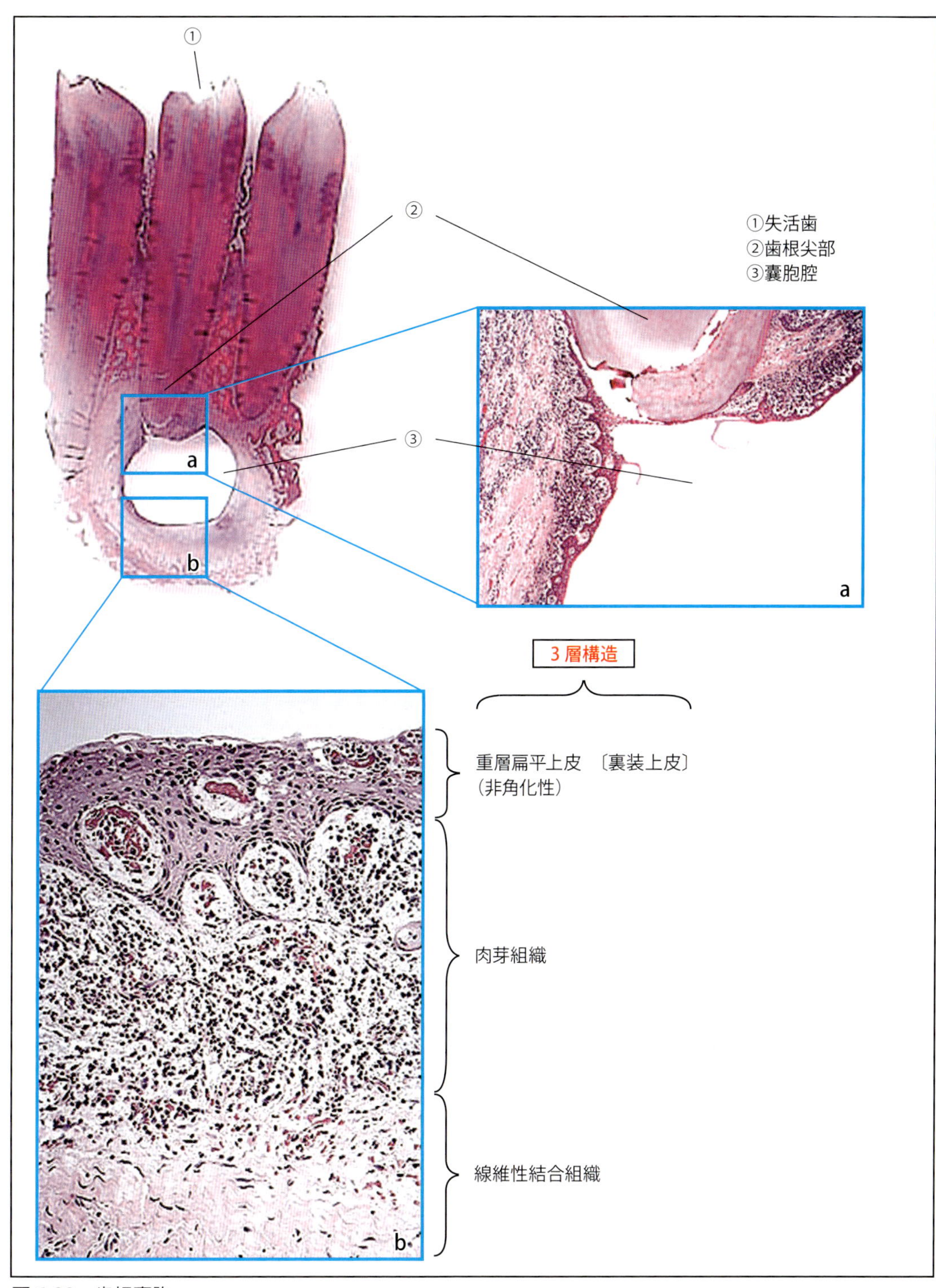

図 6-28　歯根嚢胞

a：歯根嚢胞は炎症性嚢胞で失活歯の根尖と連続した状態で形成される。

b：嚢胞の構造は、内腔側から**非角化性の重層扁平上皮**、炎症性の**肉芽組織**、**線維性結合組織**の 3 層構造を呈する。

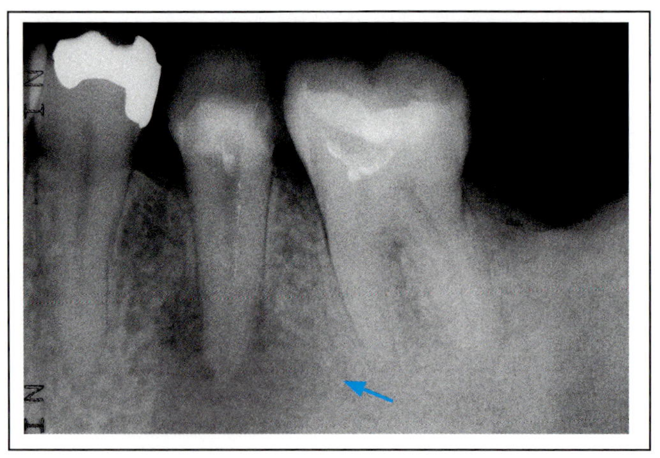

図 6-29　歯根嚢胞のエックス線像
失活歯の根尖部にエックス線透過像（矢印）がみられる。

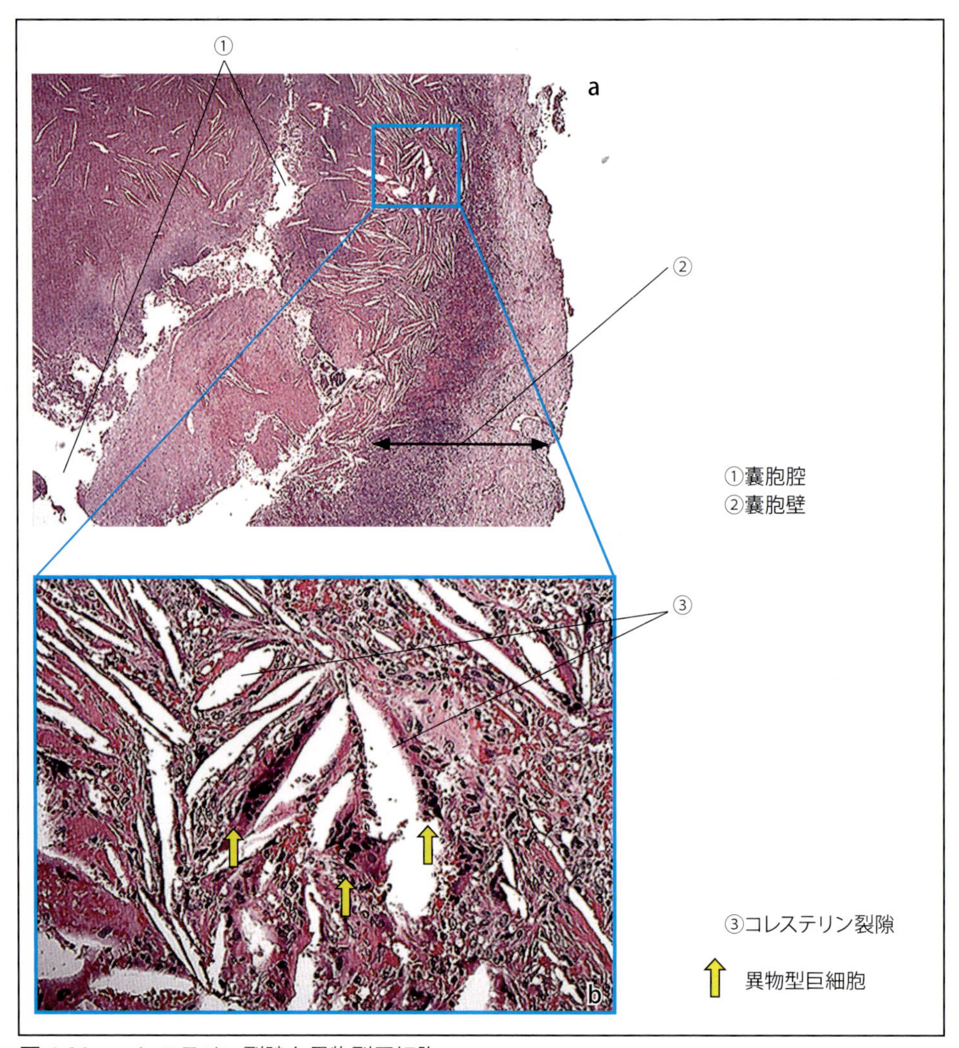

図 6-30　コレステリン裂隙と異物型巨細胞

6-30)。コレステリン裂隙（コレステリン結晶）は脂質性の結晶構造物、異物型巨細胞は**単球・マクロファージ由来**である。異物であるコレステリン結晶を処理(貪食)するために出現している。

（草間　薫、菊池建太郎、徳永ハルミ）

11. 顎骨、顎関節の炎症および関連疾患

1）智歯周囲炎 pericoronitis 

(1) 定義

智歯周囲炎とは、第三大臼歯（智歯）の萌出に伴い、歯冠周囲の歯肉に起きた炎症状態をいう。

(2) 原因（図 6-31）

プラークを形成する菌の混合感染。下顎の智歯は萌出に十分なスペースがない場合に水平方向に萌出すると半埋伏の状態となり、萌出途中の歯冠部に歯肉が覆いかぶさりポケットができる。このポケットに細菌や食物残渣がつまり炎症を引き起こす。あるいは上顎の歯による歯冠を覆う歯肉の咬傷による。

(3) 種類と症状

急性智歯周囲炎および慢性智歯周囲炎がある。時に継発病変として、化膿性炎が咽頭や頬粘膜など軟組織へひろがることがある。発症は若年者に多くみられ、歯冠周囲の疼痛、腫脹、開口障害、嚥下困難、リンパ節の腫脹などが出現する。重度では発熱、膿瘍の形成、骨髄炎、さらに菌血症を起こして、急速な感染症進展により死に至ることがある。

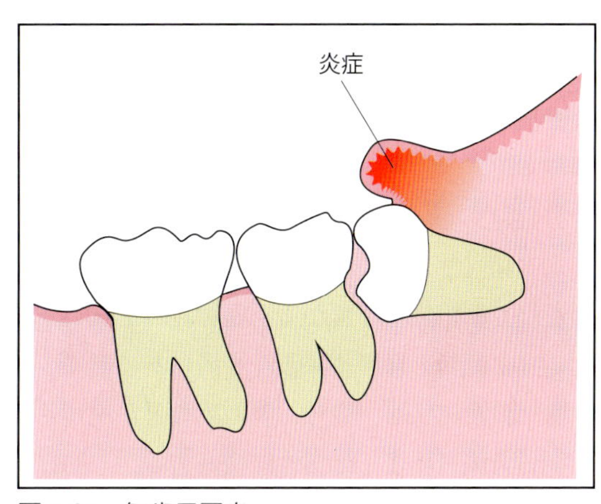

図 6-31　智歯周囲炎

2）炎症性傍側性囊胞 inflammatory collateral cyst（炎症性歯周囊胞）

(1) 定義

歯周囊胞とは、生活歯の根側面の歯頸部に生じる炎症性の囊胞をいう。

(2) 種類

①辺縁性歯周炎に伴い生じる歯周囊胞。

②下顎智歯周囲炎に伴い、智歯遠心側に生じるものは Hofrath 囊胞とよぶ。

3）歯槽骨炎／ドライソケット alveolar ostitis/dry socket ☆

(1) 定義

ドライソケットとは、抜歯後の歯槽骨に起こる比較的限局性の骨炎をいう。

(2) 原因

抜歯後に**ドライソケット**が起こる素因や原因はよくわかっていない。一般には以下のものが考えられる。

①抜歯時の過度な歯槽骨への傷害　④経口避妊薬
②微小循環の傷害：抜歯窩への血流減少、線維素溶解　⑤骨硬化症
③抜歯時の過度な麻酔効果　⑥放射線治療

(3) 症状

ドライソケットは女性が男性より多く発症するとされ、抜歯後数日で発症し、激しい疼痛、腐敗臭、抜歯後治癒の遅延、時に骨髄炎へと進展することがある。抜歯窩の周囲歯肉に発赤、抜歯窩内の血餅欠落、食物残渣などの埋入があり、進行例では周囲歯槽骨に腐骨形成（骨壊死）が起こる。

4）顎骨骨膜炎 periostitis of jaw

(1) 定義（図 6-32）

顎骨骨髄炎とは、顎骨を包む骨膜に起こる化膿性炎症である。炎症が進むと膿は歯肉や皮膚に排出して瘻孔を形成する。

顎骨骨髄炎は、急性根尖性歯周炎の膿が歯槽骨を経て顎骨の骨膜に至り、骨膜炎を引き起こす。化膿菌ははじめに根尖に限局性の膿瘍を形成し、次いで好中球の酵素により周囲組織が消化され、膿の排出はやがて骨膜に達して骨膜下膿瘍を形成する。

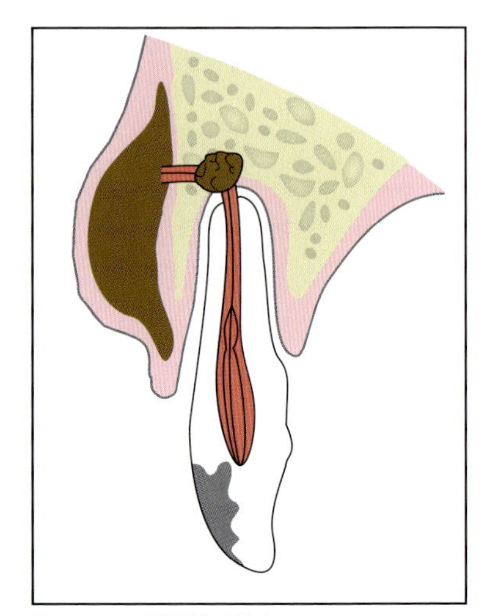

図 6-32　顎骨骨膜炎

(2) 症状

病変相当部の腫脹、発赤、鈍痛などがみられ、炎症が骨膜炎を経て軟組織にひろがると蜂窩織炎を起こす。蜂窩織炎を起こすと顔貌の腫脹や緊張、光沢のある発赤、さらに炎症の全身へ波及による、発熱、脱力感などが出現する。

顎骨骨膜炎の多くは慢性に経過するが、時に骨膜に沿って炎症が広範にわたる急性炎を示すことがある。骨膜炎の範囲と原因を特定するためにエックス線撮影を行う。排膿はさらに歯肉を経て口腔に排出する（内歯瘻）ものと、下顎の場合には直接顔面の皮膚へ排出するもの（外歯瘻）がある。膿の出口である排出口を瘻孔とよぶ。

5）口底蜂窩織炎・Ludwig's angina（ルードビッヒ・アンギーナ）☆

(1) 定義

口底、オトガイ隙など口腔の蜂窩織に波及した広範で重篤な化膿性炎症をいう。

(2) 原因

下顎の第二大臼歯または智歯からの歯性感染が、急速に口底、オトガイ隙など粗な軟組織である蜂窩織に拡大して起こる。

(3) 症状（図 6-33）

舌下部、顎下部、オトガイ下部のびまん性腫脹、発赤、疼痛、二重舌、開口障害、嚥下障害などがみられる。炎症が進行した重篤な症状には、降下性縦隔炎、膿胸、敗血症の合併症などがあり、呼吸困難・ショックのため死亡する。

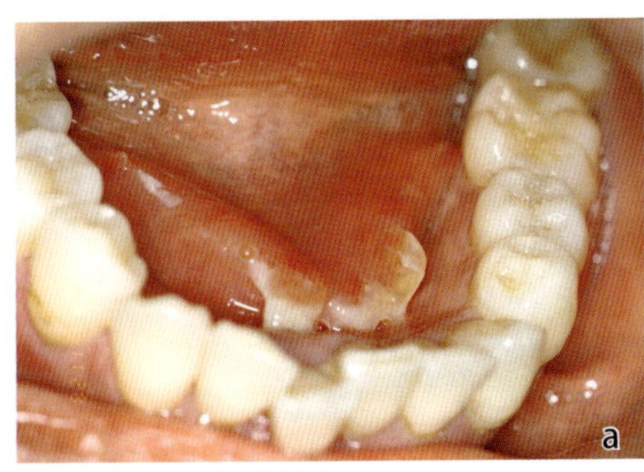
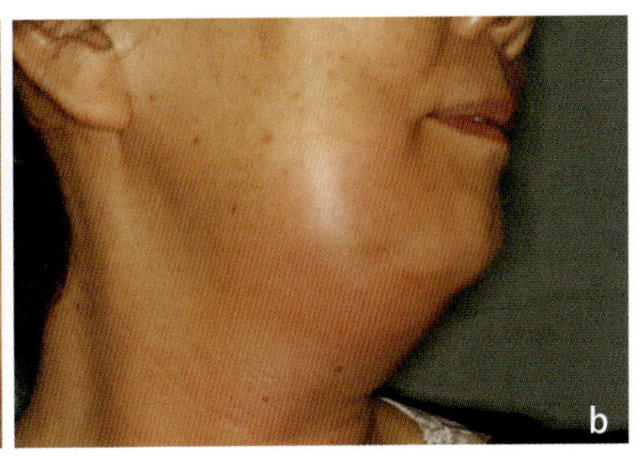

図 6-33　口底蜂窩織炎
a：口底部の粘膜に腫脹と発赤が認められる。乳白色調の膿汁の滲出が一部の粘膜面に観察される。
b：顎下部および頸部が腫脹し皮膚の発赤も認められる。

6）顎骨骨髄炎 osteomyelitis of jaw 

（1）定義

顎骨骨髄炎は、成人の辺縁性や根尖性の歯周疾患に継発して骨髄へひろがる炎症で、上下顎のいずれにも起こる。

（2）分類

①急性顎骨骨髄炎
②びまん性硬化性骨髄炎
③限局性硬化性骨髄炎
④ Garré's 骨髄炎
⑤放射線性骨髄炎
⑥薬剤関連顎骨壊死

（3）原因

顎骨骨髄炎はさまざまな原因で起こる。

①根尖性歯周炎
②重度の歯周炎（歯肉ポケットのプラーク）
③急性壊死性歯肉炎または急性智歯周囲炎
④骨性などの外傷時に感染
⑤放射線性骨髄炎：頭頸部悪性腫瘍の放射線治療により、細胞活性が低下して感染
⑥ビスフォスフォネートおよびデノスマブ：腫瘍随伴性高カルシウム血症および多発性骨髄腫、乳癌、前立腺癌などの骨転移、骨粗鬆症の患者に対して、骨関連事象の予防や治療、骨痛の軽減、がん治療により誘発される骨量減少の改善などを目的に投与される薬剤。副作用として、抜歯や歯周治療などを契機に顎骨壊死が生じることがある（図 6-34）。

（4）症状

①歯、歯周、歯槽骨の疼痛
②歯肉の発赤と腫脹
③歯の動揺
④口唇の知覚異常
⑤発熱、全身倦怠などの炎症症状
⑥腐骨の形成

（5）薬剤関連顎骨壊死の病理組織学的所見（図 6-35）

骨周囲には細菌塊が存在し、化膿性骨髄炎を生じ、顎骨の骨細胞は消失し、骨小腔は空虚で骨壊

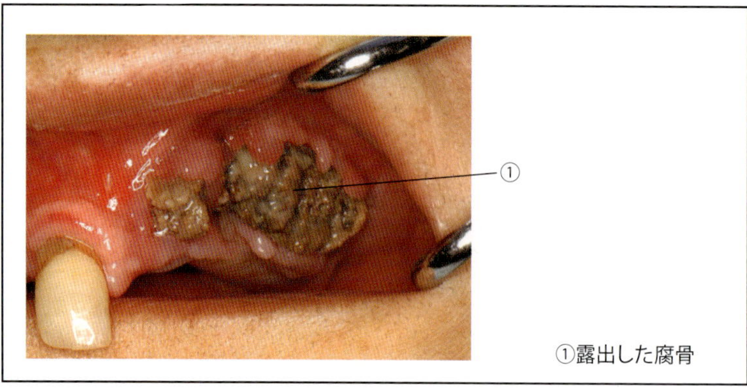

図 6-34　ビスフォスフォネート関連顎骨壊死

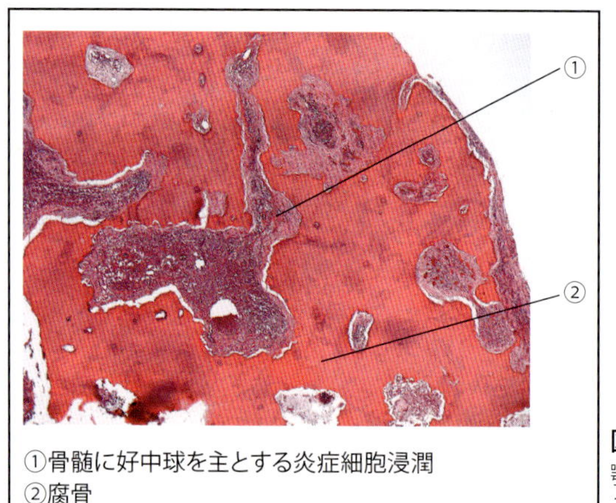

①骨髄に好中球を主とする炎症細胞浸潤
②腐骨

図 6-35　顎骨骨髄炎
顎骨の骨髄内は好中球を主とする炎症細胞浸潤で満たされる。骨細胞は消失して、腐骨を形成している。

死に陥っている。浸潤している細胞は好中球が主であり、顎骨は破骨細胞により吸収されている。

【参考】薬剤関連顎骨壊死の変遷

①ビスフォスフォネート関連顎骨壊死：BRONJ（Bisphosphonate-Related Osteonecrosis of the Jaw）

BP製剤は破骨細胞を抑制することより骨吸収を阻害する薬剤をさす（米国口腔外科顎顔面外科学会ポジションペーパー 2007）。

②**デノスマブ関連顎骨壊死：DRONJ**（Denosumab-Related ONJ）

RANKL（Receptor Activator of NF-κB Ligand）に対するヒト型 IgG_2 モノクローナル抗体製剤（デノスマブ）は、BP製剤とは異なる機序で破骨細胞による骨吸収を抑制し、ほぼ同頻度で顎骨壊死が発生する（顎骨壊死検討委員会ポジションペーパー 2016、日本）。

③**再吸収阻害剤関連顎骨壊死：ARONJ**（Anti-Resorptive agents-related ONJ）

BP製剤に関連する顎骨壊死と、デノスマブ製剤に関連する顎骨壊死の双方を包括した（顎骨壊死検討委員会ポジションペーパー 2016、日本）

④薬剤関連顎骨壊死：MRONJ（Medication-Related ONJ）

がん治療において抗がん剤と併用される血管新生阻害薬、あるいは分子標的薬、特にチロシンキナーゼ阻害薬などの投与例で、顎骨壊死の発生率が増加する（AAOMS：米国口腔外

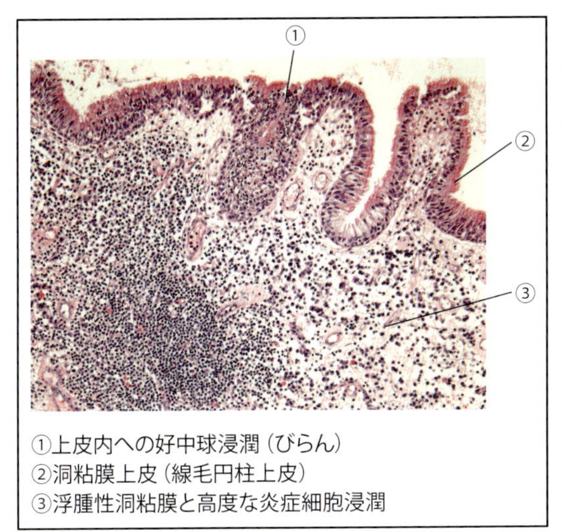

①上皮内への好中球浸潤（びらん）
②洞粘膜上皮（線毛円柱上皮）
③浮腫性洞粘膜と高度な炎症細胞浸潤

図 6-36a　上顎洞炎
洞粘膜の強い浮腫と高度な炎症細胞浸潤、細胞浸潤は上皮内に及ぶ。

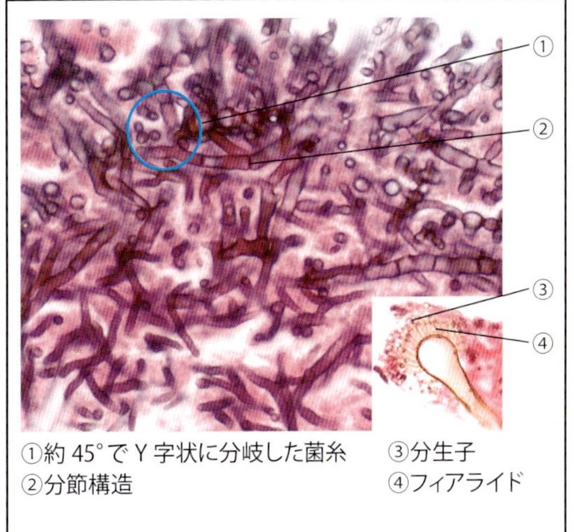

①約 45°で Y 字状に分岐した菌糸　③分生子
②分節構造　④フィアライド

図 6-36b　上顎洞炎アスペルギルス症
Grocott 染色。

科顎顔面外科学会ポジションペーパー 2017）。

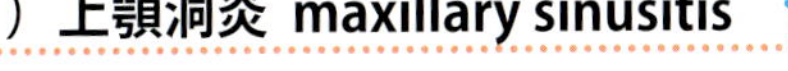

7）上顎洞炎 maxillary sinusitis ☆

（1）定義（図 6-36a、b）

上顎洞炎とは、副鼻腔のひとつで、左右に一対ある上顎洞に起こる炎症をいう。多くは慢性に経過する。

（2）原因

上顎洞炎は原因により鼻性上顎洞炎と歯性上顎洞炎に分けられるが、いずれも続発性である。

①鼻性上顎洞炎：ウイルス、アスペルギルスなどの真菌などの鼻粘膜への感染に続発

②歯性上顎洞炎：根尖性歯周炎に続発

（3）症状（上顎洞の蓄膿による症状の出現）

上顎洞炎の症状は上顎洞内の蓄膿により出現し、以下のものがある。

①疼痛／鼻閉感、気力低下

②悪臭を伴う膿を含む鼻汁

③頬部腫脹

④歯痛／頭痛、耳への放散痛

8）術後性上顎囊胞 post-operative maxillary cyst ☆

（1）定義

慢性副鼻腔炎（蓄膿症の手術）の術後に上顎洞にできた囊胞をいう。

（2）症状

術後 10 ～ 20 年かけて囊胞形成はゆっくり進行し、自覚症状はほとんど現れない。囊胞の内容液は粘液性であるが、感染が加わると膿状となり急速に発症する。診断は単純エックス線画像で行われるが、CT や MRI が有効である。

病理組織学的に鼻粘膜と同様な線毛円柱上皮に裏装され、上皮下は浮腫や好酸球を含む炎症細胞浸潤がみられる。

9）顎関節症 temporomandibular joint disordes

(1) 定義

顎関節症とは、顎関節障害および咀嚼筋障害を引き起こす症候群で、鑑別診断により他疾患がない病態をいう。

(2) 原因

顎関節および咀嚼筋の障害の原因は、先天異常、外傷、炎症などさまざまなものがある。一般的には、噛み合わせの異常によって顎関節（特に関節円板）が傷害される。さらに精神的ストレスによる顎関節周囲の異常な緊張などがある。

(3) 症状

顎関節症でみられる症状は、

①顎関節痛　②開口障害　③顎関節雑音

などで、診断はほかの顎関節に起こる病変と鑑別のために、エックス線検査、MRI 検査が有効である。

（小宮山一雄）

12. 歯周疾患 periodontal diseases ☆

1）定義

歯周疾患（歯周病）とは、プラークを原因とする辺縁部**歯周組織**（歯肉、歯根膜、セメント質、歯槽骨）の炎症性病変で、**歯肉炎 gingivitis** と**辺縁性歯周炎（歯周炎）** marginal periodontitis（**periodontitis**）に分けられる。なお、歯周組織にはエプーリスをはじめとして、炎症性疾患や腫瘍など多数の疾患が発生するが、これらは歯周疾患（歯周病）のなかには含めない。

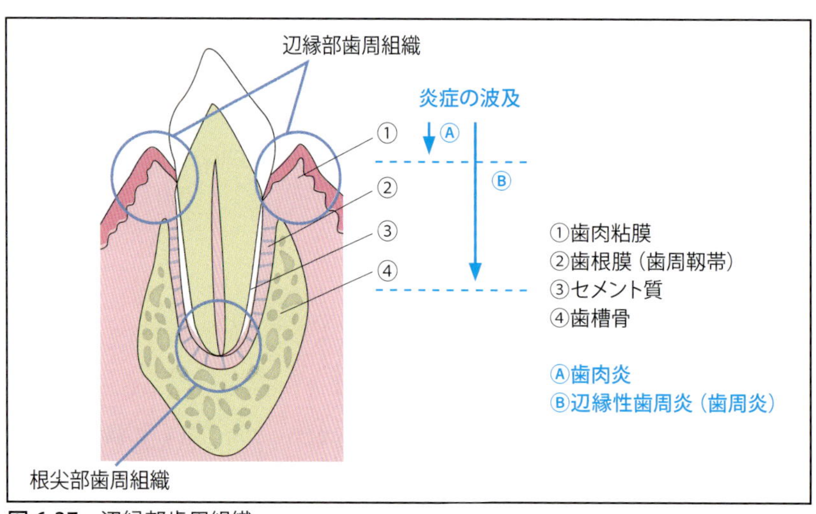

図 6-37　辺縁部歯周組織

歯肉炎は、歯周組織（歯肉、歯根膜、セメント質、歯槽骨）のなかで歯肉に限局した炎症性疾患である。一方、辺縁性歯周炎（歯周炎）は、歯肉炎を前駆病変として炎症が歯根膜、セメント質および歯槽骨に拡大し、歯槽骨の吸収をきたした病変である（図 6-37）。

2）原因

歯周疾患（歯周病）の直接的原因はプラーク plaque である。その他の要因はすべて修飾因子であり、病変の発症を促進したり病変を重篤化させたりする。

(1) 直接因子

好気的状態にある**歯肉縁上プラーク**と嫌気的状態にある**歯肉縁下プラーク**とでは、細菌の種類が異なる。歯肉縁上プラークは主に歯肉炎を発症させ、原因菌として、*Actinomyces viscosus* や *Actinomyces naeslundii* などが重要であると考えられている。歯肉縁下プラークは歯周炎を発症させ、原因菌として慢性歯周炎では *Porphyromonas gingivalis*、*Tannerella forsynthia*、*Treponema denticola*、ならびに侵襲性歯周炎では *Aggregatibacter*（*Actinomyces*）*actinomycetemcomitans* などが検出されることが多い。

(2) 修飾因子 ☆（表 6-12）

歯周病の間接因子は局所的因子と全身的因子に大別される。

表 6-12　歯周病の修飾因子

局所的因子	**歯石** dental calculus	プラークが石灰化したもの。表面粗糙で歯肉を傷害したり、プラークが堆積しやすくなる。
	不適合な充塡物や補綴物	プラーク沈着の原因や歯周組織に傷害を与える。
	歯列不正 malalignment	ブラッシングを不良にし、プラークが堆積しやすくなる。
	食片圧入 food impaction	歯間部に食片が慢性的に圧入されることで、歯周組織への傷害と細菌感染が生じやすくなる。
	口呼吸 mouth breathing	口腔乾燥により、唾液による自浄作用が低下し、細菌に感染しやすくなる。
	外傷性咬合	歯根膜の傷害や歯槽骨の吸収を引き起こす。
	歯ぎしり bruxism	不正な咬合力により歯周組織が傷害される。
全身的因子	代謝異常	**糖尿病**患者は易感染性であることから、歯周疾患を重篤化させやすい。
	遺伝性疾患	**Down 症候群**、**Papillon-Lefèvre 症候群**などの一部の遺伝性疾患は、重度の歯周疾患を合併する。
	血液疾患	白血病は白血病細胞が歯肉に浸潤することで、歯周組織を破壊する。

3）分類（表 6-13）

表 6-13　歯周病の分類（日本歯周病学会、2006 年）

Ⅰ. 歯肉病変
1. プラーク性歯肉炎
2. 非プラーク性歯肉病変
3. 歯肉増殖
   1) 薬物性歯肉増殖症
   2) 遺伝性歯肉線維腫症

Ⅱ. 歯周炎
1. 慢性歯周炎
2. 侵襲性歯周炎
3. 遺伝疾患に伴う歯周炎

Ⅲ. 壊死性歯周疾患
1. 壊死性潰瘍性歯肉炎
2. 壊死性潰瘍性歯周炎

Ⅳ. 歯周組織の膿瘍
1. 歯肉膿瘍
2. 歯周膿瘍

Ⅴ. 歯周−歯内病変

Ⅵ. 歯肉退縮

Ⅶ. 咬合性外傷
1. 一次性咬合性外傷
2. 二次性咬合性外傷

4）疫学

歯周疾患（歯周病）は齲蝕と並んで歯科の2大疾患のひとつであり、多くの人が罹患する。生活習慣病のひとつに位置付けられ、以下のような特徴がある。

①人種や地域に関係なく発症する。

②歯肉炎は年齢に関係なく発症する。

③辺縁性歯周炎の多くは35歳以降に発症し、増齢とともに頻度は高まる。例外的に若年者に発症する歯周炎がある。

④侵襲性歯周炎は女性に多い。一般的な歯周炎（慢性歯周炎）に性差はない。

5）歯周疾患（歯周病）の経過と病理組織像 ☆（図6-38、6-39、6-40）

歯周組織の構造は、**歯肉粘膜**、**歯根膜（歯周靭帯）**、**セメント質**、**歯槽骨**から構成されている。歯と辺縁部歯肉の接合部では、エナメル質への上皮性付着、およびセメント質への結合組織性付着（歯肉線維や歯根膜線維による）がみられる（**図6-38**）。

歯周疾患（歯周病）は**プラーク**が原因であり、歯肉縁上プラークの付着後、歯面が清掃されずにそのまま経過した場合にはプラーク量が増し、歯肉縁下プラークの形成、歯肉炎による歯肉腫脹に伴う**仮性ポケット**（歯肉ポケット）が形成される。さらに進行すると、付着上皮（接合上皮）の破壊と深部侵入、ポケット底部の深在化、**真性ポケット**（歯周ポケット）形成、アタッチメントロス、歯根膜の破壊、歯槽骨の破壊・吸収およびセメント質の破壊が生じる（**図6-39、6-40**）。これら歯

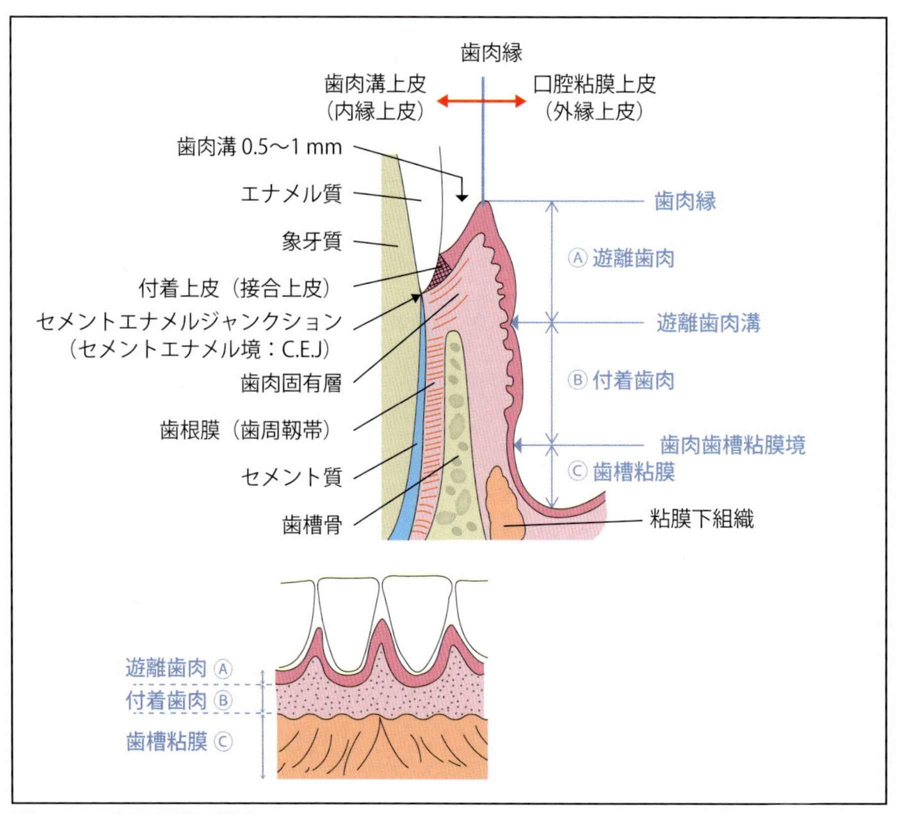

図6-38 歯周組織の構造

肉炎から歯周炎への経過は、**開始期**病変、**早期**病変、**確立期**病変、**発展（進行）期**病変の 4 段階に分類されている（**表 6-14**）。

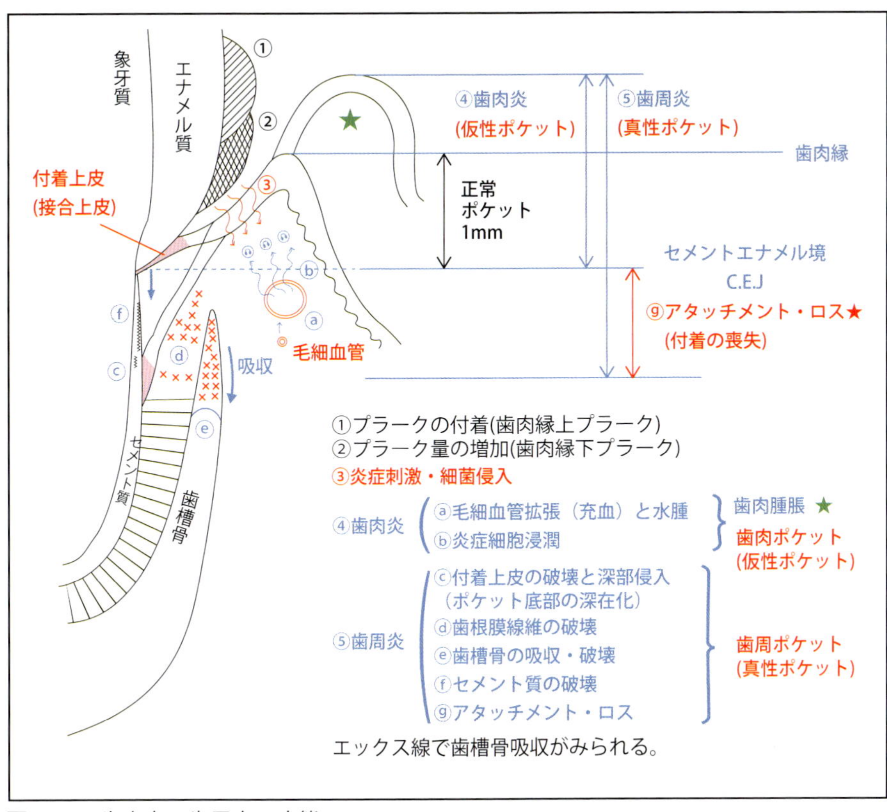

図 6-39　歯肉炎・歯周炎の病態

表 6-14　歯肉炎から歯周炎への経過 ☆

病期	プラーク付着後経過	病態発生時期	臨床および病理所見	歯周疾患
開始期病変	2～4 日後	急性滲出性炎の開始	・炎症性水腫 ・好中球浸潤	歯肉炎
早期病変	7 日後	獲得免疫反応への移行	・臨床的に歯肉炎が確認できる。 ・T 細胞の浸潤が主体 ・歯肉ポケット形成（仮性ポケット）	
確立期病変	2～3 週後	B 細胞性病変の確立	・炎症細胞浸潤の拡大波及 ・B 細胞の浸潤が主体 ・歯肉炎から歯周炎への移行期 ・歯肉ポケット形成（仮性ポケット）	
発展期病変 （図 6-40）	4 週以降	歯根膜・歯槽骨の破壊	・炎症が歯根膜や歯槽骨にまで波及 ・形質細胞浸潤が主体 ・付着上皮の破壊と深部侵入 ・結合組織性付着の破壊 ・ポケット底部の深在化 ・歯周ポケット形成（真性ポケット） ・アタッチメントロスが生じる。 ・歯根膜線維の破壊 ・歯槽骨の吸収・破壊 ・セメント質の破壊 ・エックス線で歯槽骨の吸収をみる。	歯周炎

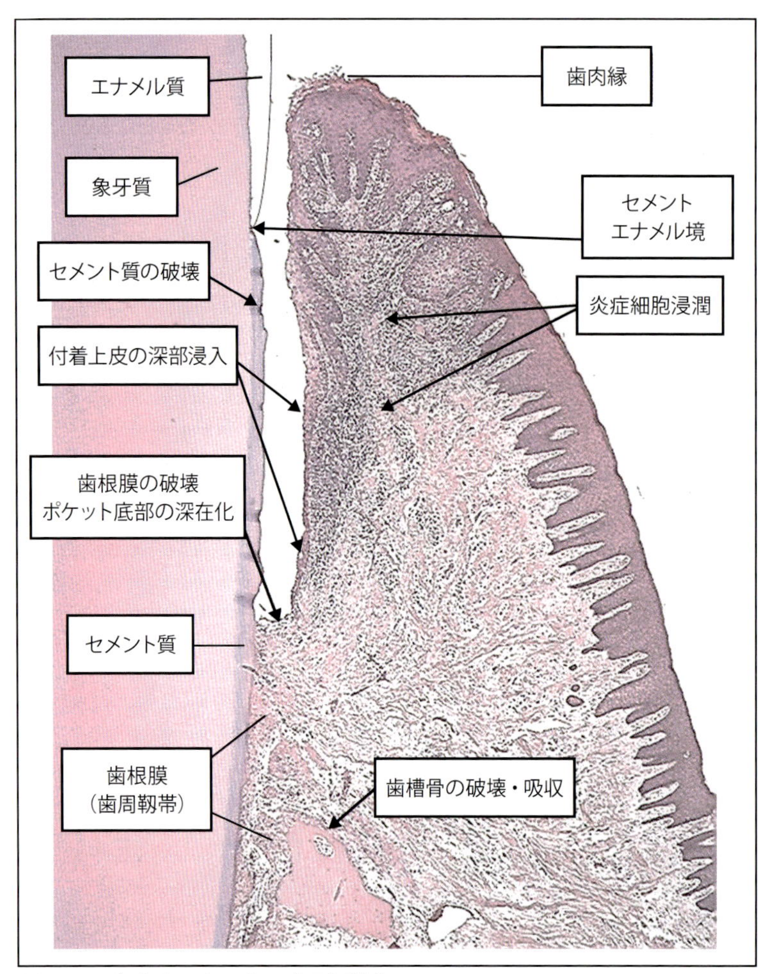

図 6-40　歯肉炎・歯周炎の病理組織像

（草間　薫、菊池建太郎、徳永ハルミ）

6）インプラント周囲炎 peri-implantitis

広義には感染により引き起こされるインプラント周囲組織の炎症状態の総称である。

狭義では、その炎症性病変のうち、周囲支持骨の吸収が生じ歯冠側よりオッセオインテグレーションが徐々に失われ進行した状態をいう（図 6-41）。周囲軟組織の可逆性の炎症のみで骨吸収を伴わない初期の状態はインプラント周囲粘膜炎 peri-implant mucositis とよばれる。

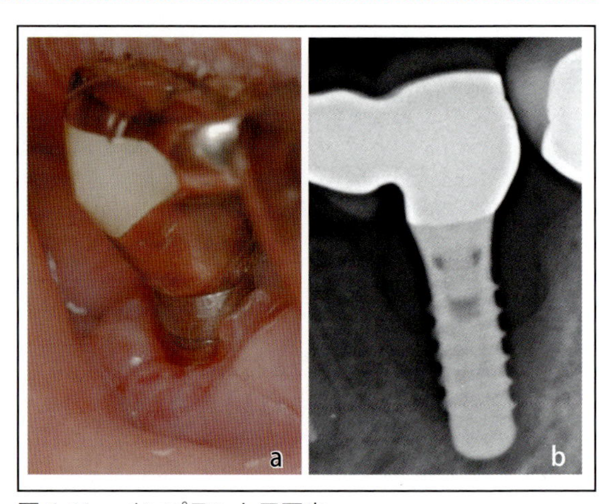

図 6-41　インプラント周囲炎
a：インプラント周囲炎を起こした口腔内写真
b：顕著な骨吸収を伴うインプラント周囲炎のエックス線写真

インプラント体は非自己であり、インプラント周囲上皮とインプラント体の間は、天然歯の付着上皮のように接合することはなく、しばしば細菌の侵入もみられる（**図 6-42**）。

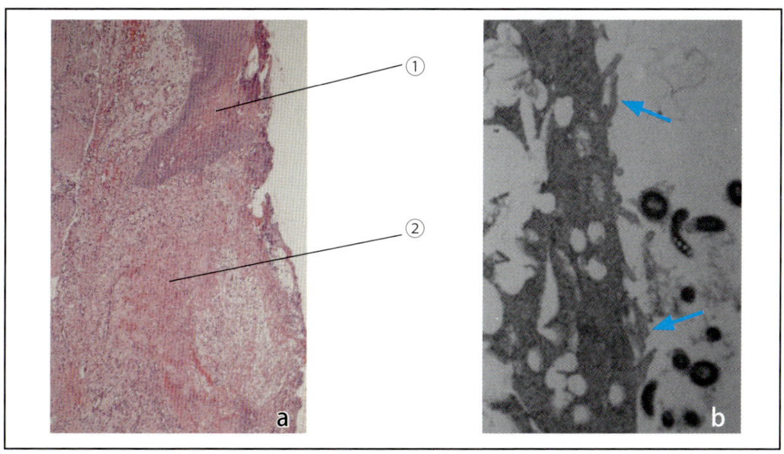

図 6-42　インプラントと口腔粘膜上皮は非結合
a：インプラント周囲炎で採取された炎症性組織。上皮（①）の下にフィブリンに覆われた肉芽組織（②）がみられる。肉芽組織内には、リンパ球は毛細血管の増生が観察される。
b：インプラント周囲上皮には微小絨網（矢印）がみられ、細菌も観察される（透過型電子顕微鏡写真）。

（井上　孝）

13. 咬合性外傷 occlusal trauma ☆

1）定義

咬合性外傷とは、咬合力によって惹起される歯周組織の傷害であり、一次性と二次性に分けられる。**一次性咬合性外傷**は、健全な歯周組織をもつ歯に過度な咬合力が作用して歯根膜に外傷が生じたものである。**二次性咬合性外傷**は、歯周炎によって歯槽骨が吸収して咬合負担能力が低下している歯周組織に咬合力が作用して外傷が惹起されたものである。これらの原因は外傷性咬合という。

咬合性外傷では歯根膜に傷害が現れ、圧迫側と牽引側では病変の変化は異なる。

①圧迫側

- 歯根膜腔の狭窄
- 歯根膜線維の走行の乱れ
- 歯根膜部の硝子化や壊死
- 歯根膜の線維芽細胞の減少
- セメント質表面のセメント芽細胞の減少
- 歯槽骨表面の骨芽細胞の減少
- セメント質や歯槽骨の吸収

②牽引側

- 歯根膜腔の拡大
- 歯根膜線維の進展や断裂
- 歯根膜線維の硝子化

なお、咬合性外傷は歯周病の進展に関与するが、歯周病の発症の直接的原因ではない。発症に関わるのはプラークである。

14. 歯性病巣感染 dental focal infection

歯性病巣感染とは、歯に関連した細菌感染による限局性の慢性炎症巣（原病巣）が原因で、他臓器に新たな疾患が生じることをいう（**表 6-15**）。

歯性病巣感染の成立機序としては、以下が挙げられる。

- アレルギー説
- 菌血症または毒血症説
- 神経関連説

表 6-15　歯性病巣感染

歯性病巣感染	
歯性の原病巣（一次疾患）	・感染歯髄 ・感染根管 ・根尖病巣（根尖性歯周炎、歯根肉芽腫、歯根嚢胞） ・歯肉炎 ・辺縁性歯周炎 ・抜歯後感染巣 ・感染性嚢胞 ・慢性顎骨骨髄炎

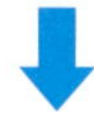

新たな疾患（二次疾患）	・循環器疾患（心内膜炎、心筋炎、動脈硬化、静脈炎） ・リウマチ性疾患（関節、心臓、神経、筋肉） ・泌尿器疾患（腎炎、腎盂炎） ・血液疾患（白血球減少症、赤血球減少症、貧血） ・眼疾患（脈絡膜炎、角膜炎、視神経炎） ・皮膚疾患（湿疹、ヘルペス、蕁麻疹） ・神経疾患（虫垂炎、胆嚢炎、十二指腸炎） ・呼吸器疾患（肺炎、肺壊疽） ・掌蹠膿胞症 ・SAPHO 症候群*

＊ SAPHO 症候群　SAPHO syndrome は、この疾患の特徴的な症状である synovitis（滑膜炎）、acne（痤瘡・湿疹）、pustulosis（膿疱）、hyperostosis（骨化症）、Osteitis/Osteomyelitis（骨炎／骨髄炎）の頭文字をとって SAPHO と名付けられた。重度の痤瘡（湿疹）に伴った関節炎、掌蹠膿疱症性関節炎、嚢胞性乾癬や尋常性乾癬に伴う関節炎などを含む包括した名称として提唱されたものである。原因は不明であるが、細菌成分に対するアレルギーの関与が示唆されている。

（草間　薫、菊池建太郎、徳永ハルミ）

15. 口腔粘膜の炎症および関連疾患

1）ウイルス感染症

（1）単純疱疹（単純ヘルペス）herpes simplex 

①定義

単純疱疹とは、**単純疱疹ウイルス**（HSV）の感染により生じる水疱性発疹である。

②症状

口唇ヘルペスと性器ヘルペスが代表的で、それぞれ原因ウイルスは HSV-1、HSV-2 である（図 6-43）。口腔内に生じた場合、疱疹性歯肉口内炎とよび、紅暈を伴った小水疱が出現し、容易に自壊し、びらんや潰瘍が形成される。単純疱疹が治癒した後、HSV は神経節内に潜伏感染する。患者の免疫力低下を契機に神経軸索内を移動し、口唇に再発性口唇疱疹を発症させる。

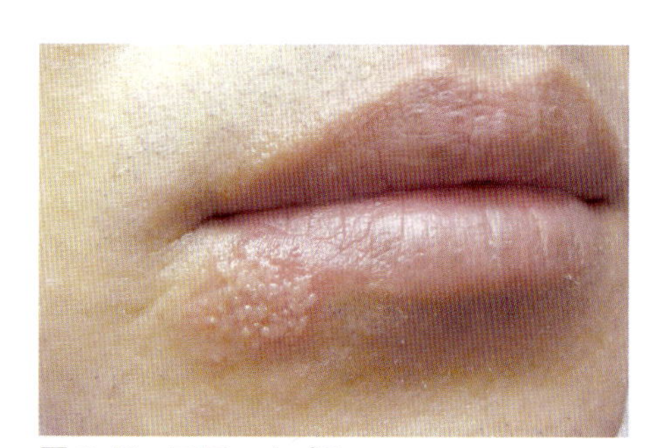

図 6-43　口唇ヘルペス
右下唇に、小水疱の集簇を認める。

（2）水痘・帯状疱疹　varicella, herpes zoster 

①定義

水痘とは、**帯状疱疹ウイルス**（VZV）の初感染時に発症するウイルス性水疱性疾患で、俗に水疱瘡とよばれる。

②症状

発疹（丘疹、水疱、膿疱）と発熱を主徴とする。VZV は水痘を引き起こした後に、神経細胞の軸索を上行し後根神経節（三叉神経の場合は三叉神経節）に潜伏する。

帯状疱疹は水痘の治癒後に神経節に潜伏した VZV が、免疫力の低下を契機に再活性化して生じるウイルス性水疱性疾患である。神経支配領域に一致した多発性・有痛性水疱が生じ、容易に自壊し潰瘍を形成する。頭頸部領域では三叉神経支配領域に多く生じる。また、顔面神経では膝神経節に潜伏し、顔面神経の破壊により、**ラムゼイ・ハント症候群 Ramsay-Hunt syndrome** が生じる。

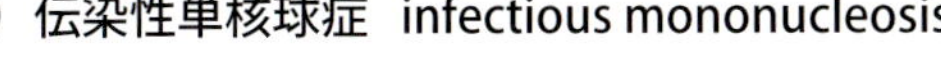

(3) 伝染性単核球症　infectious mononucleosis ☆

①定義

伝染性単核球症は、**Epstein-Barr virus**（EBV）感染症のひとつである。

②症状

EBV は唾液を介して B リンパ球に感染し、発熱、咽頭痛、リンパ節腫脹を引き起こす。末梢血ではリンパ球の増加や異型リンパ球の出現がみられる。

EBV は伝染性単核球症のほかに、毛状白板症（口腔）、悪性リンパ腫（Burkitt リンパ腫、Hodgkin リンパ腫）、鼻咽頭癌や、胃癌の原因となりうる。

(4) ヘルパンギーナ　herpangina ☆

①定義

ヘルパンギーナとは、エンテロウイルス感染により発症する口峡炎である。主な原因は**コクサッキーウイルス**で、飛沫感染により伝播する。

②症状

乳幼児に好発し、突然の発熱と咽頭痛、嚥下痛で発症する。**軟口蓋**を中心に、発赤を伴う直径 2 ～ 4 mm の小水疱が 1 ～ 4 個認められ、水疱は潰瘍化する。

(5) 手足口病　hand-hoot-mouth disease ☆

①定義

手足口病とは、**コクサッキーウイルス**（CA16、CA6）やエンテロウイルス（EV71）の感染により、小児の手・足や口腔粘膜に小水疱が生じる疾患である。

②症状

口腔内では舌、頬および口蓋粘膜に少数（5 ～ 10 個）の小水疱が集簇性に生じ、これが破裂して有痛性で浅い紅暈を伴う潰瘍を形成する。皮膚では手指や足指の屈側や側面に、同様の小水疱が生じる。夏期にプールなどで集団感染が起こる。

(6) 麻疹（はしか）　measles ☆

①定義

麻疹とは、**麻疹ウイルス**の感染による急性伝染性疾患である。空気感染や接触感染により気道粘膜に定着・感染・増殖する。乳幼児に発症のピークがあるが、成人麻疹では重症例が多い。

②症状

麻疹ウイルス感染の 10 ～ 14 日後に、38℃前後の発熱を伴い上気道炎症状（咳、くしゃみ、鼻水）や結膜炎が発症する。この数日後に、両側頬粘膜に粟粒大で黄白色の **Koplik（コプリック）斑**が生じる。次いで体温がいったん下降した後、再度発熱（二峰性発熱）し、発疹が出現する。やがて

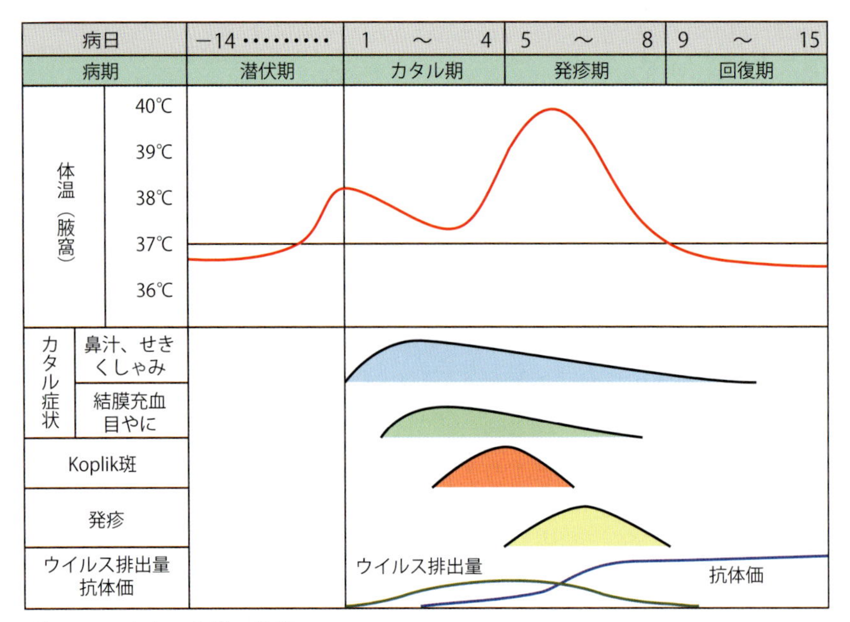

図 6-44　麻疹の症状の推移
Koplik 斑はカタル症状に次いで発生する。次いで全身に発疹が生じ、痂皮を残して治癒する。

解熱とともに、各症状が回復してくる（**図 6-44**）。

(7) 風疹 rubella

風疹は、風疹ウイルスによる発疹性の急性伝染病で飛沫感染する。妊婦が感染すると児に**先天性風疹症候群**が現れる。その 3 主徴は難聴、白内障、動脈管開存である。その他、知能障害、心中隔欠損、小頭症などがある。

(8) HIV 感染症（後天性免疫不全症候群 acquired immunodeficiency syndrome：AIDS） 

①定義

AIDS とは、**ヒト免疫不全ウイルス（human immunodeficiency virus：HIV）**感染により引き起こされる免疫不全状態と、続発する各種感染症である。

②原因と病態

HIV は逆転写酵素をもつ 1 本鎖 **RNA ウイルス（レトロ・ウイルス）**で、垂直感染（母子感染）や水平感染（血液、性的接触）により伝播する。HIV の標的細胞は T 細胞やマクロファージで、これらの細胞が細胞表面に発現する **CD4** やケモカイン受容体が、HIV 表面の gp120 に結合して、感染する（**図 6-45**）。CD4 陽性 T リンパ球は、生体の免疫システムに重要な役割を担っているため、AIDS 患者ではさまざまな感染症を発症する（**図 6-46**）。

③症状

口腔領域では、**毛状白板症**、**口腔カンジダ症**、**壊死性潰瘍性歯肉・歯周炎**、**Kaposi（カポジ）肉腫**、**帯状疱疹**、HIV 関連唾液腺疾患などが発生する（**表 6-16**）。

2）口腔カンジダ症 oral candidiasis

(1) 定義

カンジダ属の過剰な増殖により引き起こされる口腔粘膜の炎症である。カンジダ属は酵母型真菌

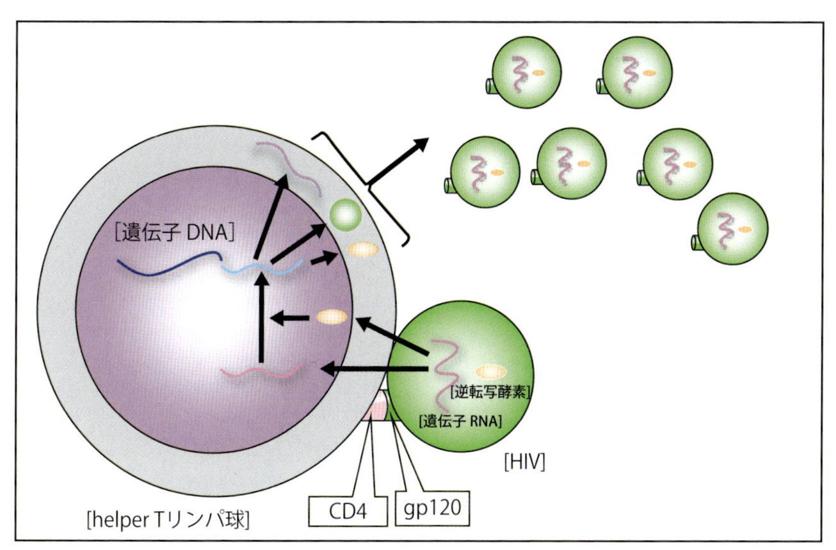

図 6-45　HIV の CD4 陽性 T リンパ球への感染

HIV の表面に存在する gp120 と、helper T リンパ球が発現している CD4 が結合し、感染が成立する。HIV のもつ遺伝子 RNA は、逆転写酵素により DNA に逆転写され、リンパ球内の遺伝子 DNA に組み込まれる。HIV 由来の DNA から HIV を構成するウイルスタンパク、逆転写酵素と遺伝子 RNA が多量につくられる。これらが HIV のウイルス粒子を形成し、細胞外に放出される。

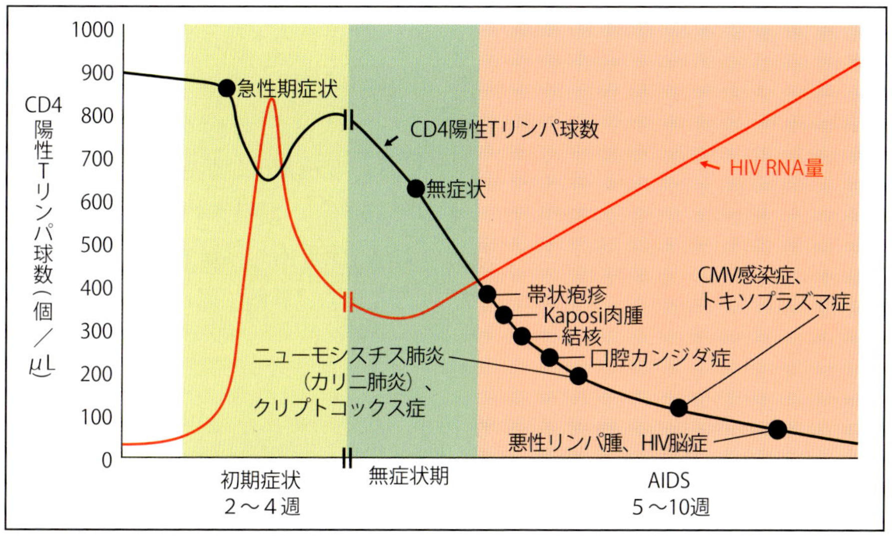

図 6-46　AIDS の臨床的推移

TOPICS

先天性風疹症候群

風疹に対する免疫が不十分な妊娠初期の女性が風疹ウイルスに感染すると、胎児も感染し、出生児に複数の症状を引き起こす。3 大症状として先天性心疾患・難聴・白内障があり、その他にも網膜症や血小板減少、精神発達遅滞などが現れることがある。病理組織学的所見としては、脳・心臓・耳で共通して非炎症性の壊死を認め、特に脳や心臓の血管内皮細胞の壊死がそれら組織の障害に関与していることが報告されている[1]。

【参考文献】 1）Lee JY, Bowden DS. Clin Microbiol Rev. 2000 13(4): 571-87.

表 6-16　AIDS に関連して口腔に症状を現す疾患

強く関連する病変	関連する病変	みられる場合がある病変
1. カンジダ症 2. 毛状白板症 3. Kaposi 肉腫 4. 非ホジキンリンパ腫 5. 歯周疾患 　1) 壊死性潰瘍性歯肉炎 　2) 壊死性潰瘍性歯周炎	1. 細菌感染 　・結核 2. メラニン色素過剰沈着 3. 壊死性潰瘍性口内炎 4. 唾液腺疾患 　1) 口腔乾燥症 　2) 大唾液腺の腫脹 5. 血小板減少性紫斑病 6. 潰瘍形成 7. ウイルス感染 　1) herpes simplex virus 　　・単純疱疹 　2) varicella-zoster virus 　　・帯状疱疹 　　・水痘 　3) human papillomavirus 　　・尖圭コンジローマ	1. 細菌感染症 　1) 顎放線菌症 　2) 大腸菌 　3) 肺炎桿菌 2. 猫ひっかき病 3. 薬物反応 4. 上皮性血管腫症 5. カンジダ症以外の真菌感染 6. 神経障害 　1) 顔面神経麻痺 　2) 三叉神経痛 7. 再発性アフタ 8. ウイルス感染症

であり、*C. albicans* は健常人の口腔に 20 ～ 40％の頻度で検出される常在真菌である。

(2) 発症

日和見感染または**菌交代現象**が契機となり局所で増殖し、炎症を惹起する。口腔カンジダ症のリスクファクターは高齢者、免疫力が低下する状態（AIDS 患者、ステロイド剤、免疫抑制薬や抗癌剤の投与）、唾液分泌量と sIgA 含有量の低下、放射線照射や不衛生な義歯の装着である。

(3) 症状

口腔カンジダ症は、肉眼的に①偽膜性、②紅斑性、③増殖性の 3 種類に分類される。舌背部に生じたカンジダ症は**正中菱形舌炎**として知られている。病理組織学的には重層扁平上皮の表層に仮性菌糸が侵入する像がみられ、上皮の過角化や棘細胞層の肥厚、上皮内への好中球浸潤、上皮脚の肥厚・伸長が認められる。**PAS 染色**や、**Grocott 染色**に陽性を示し、診断に際し有用である（**図 6-47**）。

3）顎放線菌症 mandibular actinomycosis 

(1) 定義

放線菌症とは、アクチノマイセス属による感染症である。アクチノマイセス属は通性嫌気性、大型のグラム陽性桿菌で、口腔内常在菌である。特に *A. israelii* による感染が代表的である。

(2) 症状

歯肉や扁桃を初発病巣とし、周囲の組織間隙に波及すると**皮下の板状硬結**や**膿瘍・瘻孔形成**をきたし、その内容物は**黄白色の菌塊**（硫黄顆粒、英：sulfur granule、独：Drusen）を混じる膿である。病理組織学的には膿瘍内に菌塊を認め、菌塊の最外層に桿状の菌体が放射状に配列する。

4）壊死性潰瘍性歯肉口内炎 necrotizing ulcerative gingivostomatitis 

(1) 定義

壊死性潰瘍性歯肉口内炎とは、歯肉の壊死と潰瘍形成を特徴とする歯周疾患である。**スピロヘータ**と**紡錘菌**（*Prevotella intermedia*，*Fusobacterium nucleatum*）の混合感染が原因である。

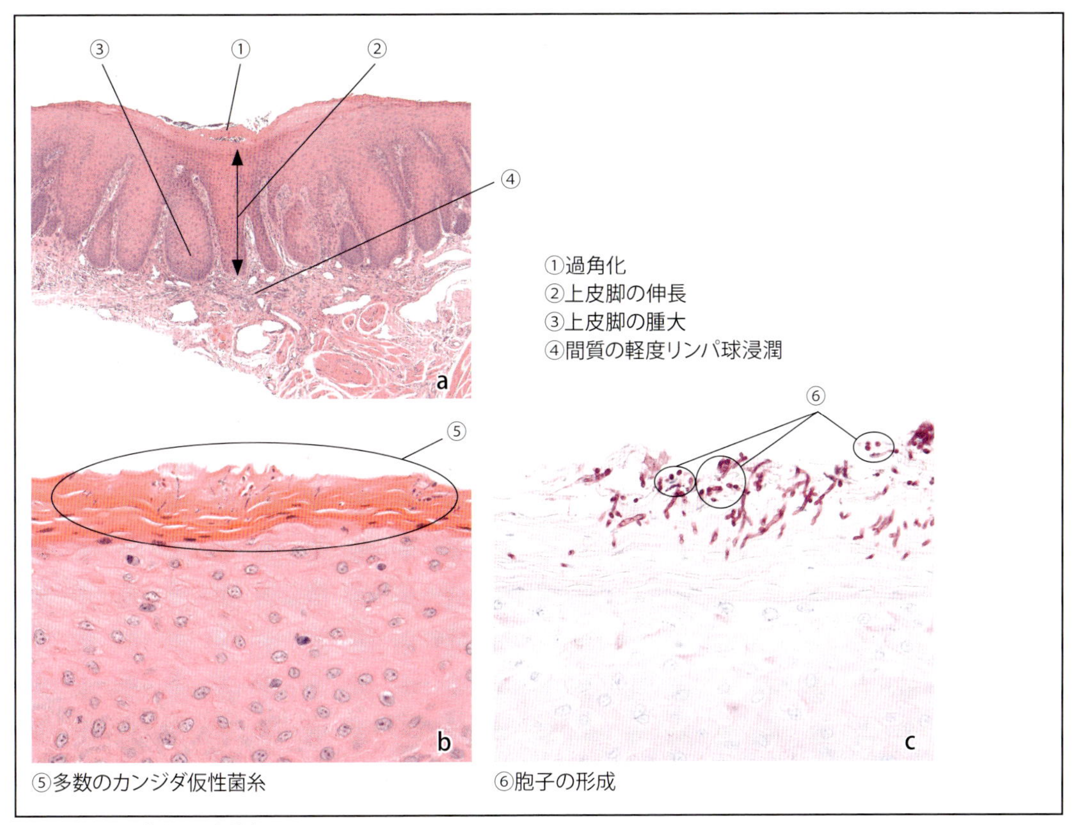

図 6-47　口腔カンジダ症
a：過角化、上皮脚の伸長と腫大、間質の軽度リンパ球浸潤を認める。
b：多数のカンジダ仮性菌糸が粘膜面に対して垂直に配列する。
c：PAS 染色ではカンジダ仮性菌糸に加えて、胞子の形成を認める。

(2) 症状

歯間乳頭部の有痛性潰瘍、偽膜の形成や強い口臭が生じ、やがて歯間乳頭の消失を認める。

5）結核症 tuberculosis ☆

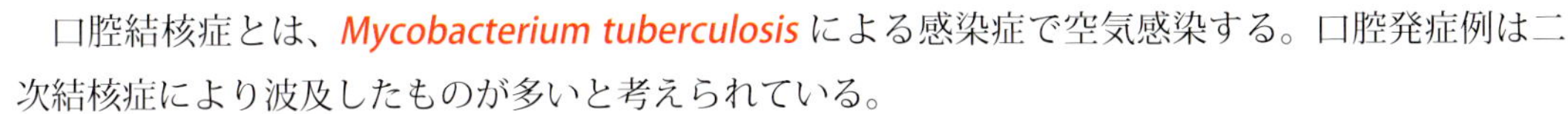

口腔結核症とは、*Mycobacterium tuberculosis* による感染症で空気感染する。口腔発症例は二次結核症により波及したものが多いと考えられている。

臨床症状は盗汗や乾性咳嗽が特徴で、口腔粘膜に生じる結核症では深い潰瘍（穿下性潰瘍）を形成し、癌性潰瘍との鑑別を要する。

6）口腔梅毒 oral syphilis ☆

口腔内で粘膜が深く掘れたような病変では、まれに結核、梅毒なども否定できない。成人では、性器と同様に硬性下疳が初期硬結として生じ、その後、潰瘍ができて軟骨のような硬さとなる。

7）黒毛舌 black hairy tongue ☆

(1) 定義

黒毛舌とは、糸状乳頭の角化突起の著明な延長と、黒色の着色をきたす病変で、抗生物質の投与による菌交代現象による黒色嫌気性菌の増殖が原因である。

病理組織学的には、角化突起の延長と同部への細菌・真菌の付着、棘細胞層の肥厚、上皮脚の腫大が特徴である。

8）地図状舌 geographic tongue ☆

（1）定義

地図状舌とは、糸状乳頭が消失して、赤色調を帯びる領域が斑状に出現する口腔粘膜疾患である。小児や若年女性に多く、舌背部や舌側縁部に出現する。

（2）症状

通常、自覚症状はない。約半数の症例で、溝状舌を伴う。病理組織学的に角化層内での好中球性の微小膿瘍、上皮全層における好中球およびリンパ球浸潤を認める。

9）溝状舌 fissured tongue

（1）定義

溝状舌とは、舌背部に多数の深い溝が生じる疾患である。

（2）症状

男性に多く、加齢とともに発症率が高くなる。通常は自覚症状に乏しく、二次的な炎症によりまれに疼痛や味覚異常を訴える。**メルカーソン・ローゼンタール症候群** Melkersson-Rosenthal syndrome では、溝状舌に加えて、肉芽腫性口唇炎と顔面神経麻痺が３徴候となる。

10）正中菱形舌炎 median rhomboid glossitis ☆

（1）定義

正中菱形舌炎とは、舌背正中部の白色ないし赤色を呈する隆起性病変で、カンジダ属の感染による**肥厚性カンジダ症**が疾患の本態のひとつと考えられている。病理組織学的に舌乳頭の消失、上皮脚の腫大および伸長と軽度の異型を認め、間質結合組織に種々の程度の炎症細胞浸潤を伴う。抗真菌薬投与後も舌粘膜の隆起は容易に消失しない。

11）Hunter 舌炎 Hunter glossitis ☆

（1）定義

Hunter 舌炎とは、ビタミン B_{12} 欠乏あるいは吸収障害により生じる**悪性貧血（大球性貧血）**の部分症状である。悪性貧血のその他の症状として、萎縮性胃炎、汎血球減少や神経症状がみられ、末梢血中に過分葉好中球が検出される。Hunter 舌炎は、舌乳頭の萎縮により肉眼的に平滑で発赤を伴う病変として認識され、時に灼熱感、疼痛、味覚障害を生じる。

12）免疫異常

（1）移植片対宿主病 graft-versus-host disease：GVHD ☆

①定義

移植片対宿主病とは、移植片に含まれるＴリンパ球が宿主の組織（粘膜、皮膚、消化管、肝臓など）を障害する病態である。

②口腔症状

口腔粘膜には広範なびらんや潰瘍が生じる。時に口腔扁平苔癬に類似した白色病変を認める。

（2）尋常性天疱瘡 pemphigus vulgaris ☆

①定義

尋常性天疱瘡とは、皮膚や粘膜に生じる自己免疫疾患で、重層扁平上皮の棘細胞表面に存在する**デスモソーム**の構成タンパクである**デスモグレイン**やデスモコリンに対する**自己抗体**が検出される。

②症状

中高年に多く、口腔粘膜に**上皮内水疱**が形成され、やがて自壊しびらんや潰瘍を形成する。一見、正常に見える粘膜を擦過すると容易に上皮が剝離でき、**Nikolsky 現象**とよぶ。

病理組織学的に、棘細胞の細胞間橋が消失（**棘融解**）することにより、表皮内水疱が形成される。水疱内に浮遊する上皮細胞を **Tzanck 細胞**とよぶ。基底細胞は間質結合組織に接着し、墓石状を呈す（図 6-48）。免疫染色では、棘細胞間に **IgG** や**補体（C3）**の沈着が検出される。

（3）水疱性類天疱瘡 bullous pemphigoid ☆

①定義

水疱性類天疱瘡とは、皮膚や粘膜に生じる自己免疫疾患で、重層扁平上皮の基底細胞が有する**ヘミデスモソーム**の構成タンパクである BP180 や BP230 に対する**自己抗体**が検出される。

②症状

高齢者に多く、口腔粘膜に**上皮下水疱**が形成され、やがて自壊し潰瘍を形成する。

病理組織学的に、基底細胞が基底膜から剝離することにより、上皮下水疱が形成される（図 6-49）。免疫染色では、基底膜部に **IgG** や**補体（C3）**の線状沈着が検出される。

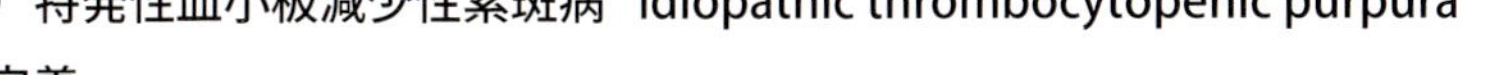

（4）特発性血小板減少性紫斑病 idiopathic thrombocytopenic purpura ☆

①定義

特発性血小板減少性紫斑病とは、血小板膜タンパクに対する**自己抗体**の産生により、脾臓における血小板の破壊が亢進し、血小板減少をきたす自己免疫性疾患である。

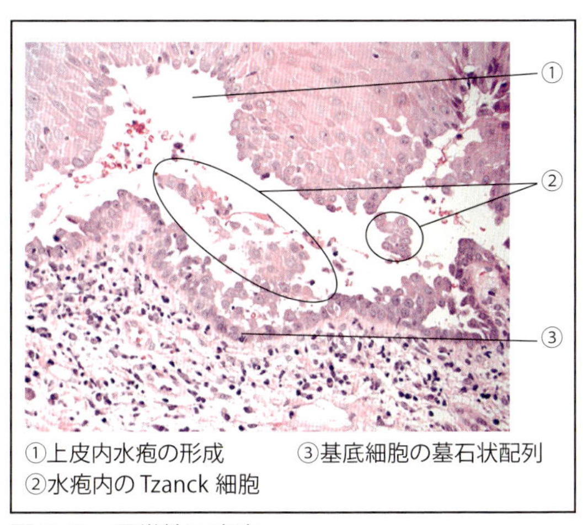

図 6-48 尋常性天疱瘡
上皮内水疱の形成を認める。棘融解の結果、水疱内に Tzanck 細胞が浮遊し、間質結合組織に接して基底細胞の墓石状配列を認める。

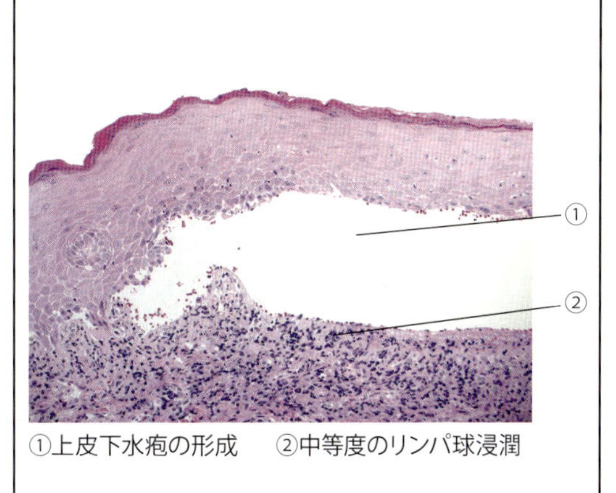

図 6-49 水疱性類天疱瘡
上皮下水疱の形成を認める。結合組織側には基底細胞は観察されず、中等度のリンパ球浸潤を伴う。

②症状

女性に多く（男：女＝1：2）、血小板数が5万／μL以下になると**出血傾向**が現れる。皮下出血（点状出血または紫斑）、歯肉出血や鼻出血がみられる。

（5）全身性エリテマトーデス　systemic lupus erythematosus：SLE ☆

①定義

全身性エリテマトーデスとは、全身性炎症性病変を特徴とする自己免疫疾患である。疾患の本態は、**自己抗体**（抗DNA抗体や抗核抗体など）と抗原の免疫複合体が組織に沈着し、続いて補体により組織が障害される**Ⅲ型アレルギー**である。

②症状

若年女性（20～40歳代）に多く発症し、顔面皮膚の**蝶形紅斑**、**皮膚のディスコイド疹**、**口腔・鼻咽腔の無痛性潰瘍**、糸球体腎炎（ループス腎炎）や、心外膜炎を併発する。Sjögren症候群を併発することも知られている。

（6）Behçet病　Behçet disease ☆

①定義

Behçet病とは、原因不明の多臓器を侵襲する難治性疾患で、急性炎症性発作を繰り返す。

②症状

20～40歳の男性に多い。発症にHLA-B51抗原が関与すると考えられている。口腔粘膜の**慢性再発性アフタ**、皮膚の結節性紅斑、**眼症状**（虹彩毛様体炎による前房蓄膿、網膜ぶどう膜炎）や、**外陰部潰瘍**を主症状とする。

13）口腔扁平苔癬　oral lichen planus ☆

（1）定義

扁平苔癬とは、皮膚や粘膜を冒す原因不明の病変で、口腔では**潜在的悪性疾患** potentially malignant disorder（癌発生の危険性が有意に増加した全身的状態）のひとつとされている。

（2）症状

中高年の女性に多く発症し、口腔では頬粘膜、歯肉、舌、口唇や、その他の口腔粘膜に**白色レース状の病変**（Wickham線条）とびらんが混在する。病巣における**白色病変**と**紅色病変**が占める割合はさまざまである。口腔に疼痛（ヒリヒリ感）、口腔乾燥、味覚異常などの症状が生じる。薬剤・金属アレルギーやC型肝炎が誘因となる。皮膚では灰青色～紫紅色の隆起を形成する。

病理組織学的に上皮と結合組織境界の著明なリンパ球浸潤（**帯状のリンパ球浸潤**）、基底細胞層の破壊・消失による**鋸歯状の上皮脚**形成を認める。さらに白色部には過角化と棘細胞層の肥厚を伴う。ときに上皮の剥離（Max-Josephスペース）、上皮－間質境界部の**液状変性**（液化変性）、アポトーシスやシバット小体を認めることがある（**図6-50**）。赤色病変ではリンパ球浸潤はびまん性となる。

14）褥瘡性潰瘍　decubital ulcer ☆

（1）定義

褥瘡とは、圧迫による長期の循環障害により生じる潰瘍である。

（2）症状

口腔粘膜では**義歯装着**が主な原因で、義歯により口腔粘膜が摩擦されると床下粘膜や義歯辺縁に

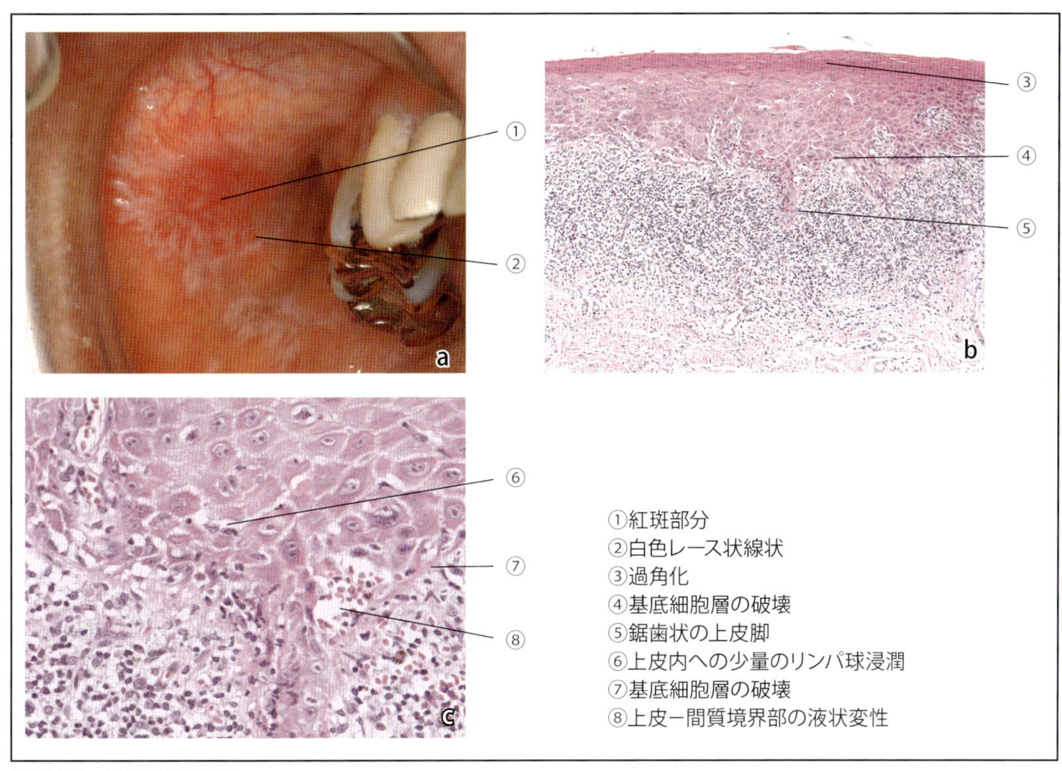

図 6-50　口腔扁平苔癬
b：重層扁平上皮に過角化、基底細胞層の破壊、鋸歯状の上皮脚を認め、上皮直下の間質結合組織に帯状と表現される著明なリンパ球浸潤を認める。
c：強拡大では、上皮内への少量のリンパ球浸潤、基底細胞層の破壊と、上皮ー間質境界部の液状変性を認める。

潰瘍を形成する。その他に、不適合冠や歯の鋭縁による機械的損傷が原因となることがある。原因を除去し、症状改善を図る。時に口腔癌との鑑別を要することがある。

15）アフタ性口内炎 aphthous stomatitis 

(1) 定義

アフタ性口内炎とは、口腔粘膜に生じる類円形で境界明瞭な**浅い潰瘍**の周囲に発赤（**紅暈**）を伴う病変である。

(2) 症状

潰瘍面は灰白色の偽膜により覆われる（**図 6-51**）。病理組織学的に潰瘍表面にフィブリン析出がみられ、その深部に壊死組織を認める。

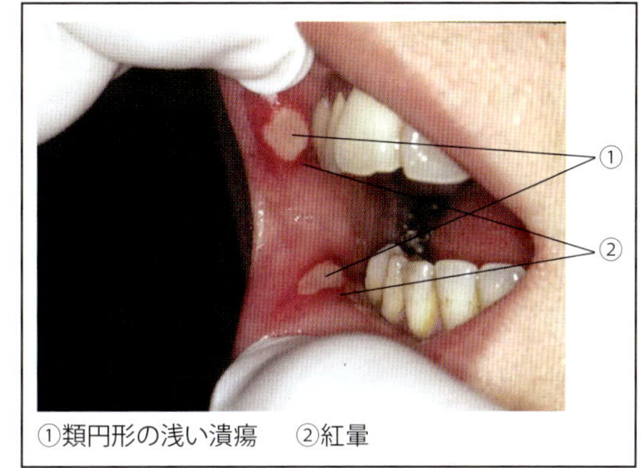

図 6-51　アフタ
類円形の浅い潰瘍を認め、潰瘍底は灰白色の偽膜に覆われる。潰瘍周囲に紅暈を伴う。

種々の原因で発生し、機械的刺激、ウイルス感染症（単純ヘルペス、帯状疱疹、手足口病など）や全身性疾患でみられる。乳児の吸啜による硬口蓋のアフタをベドナーアフタとよぶ。その他に、Behçet 病の慢性再発性アフタ、全身性エリテマトーデスの無痛性潰瘍、セリアック病の部分症状としても観察される。

16）多形性紅斑 erythema multiforme：EM ☆

(1) 定義

皮膚、粘膜（口唇、口腔、眼、外陰部）などに左右対称性にでき、やや隆起する 10 mm 程度の環状浮腫性紅斑をいう。

(2) 原因

ヘルペスやマイコプラズマなどの感染症や薬剤に対する免疫アレルギー反応として発症する。

(3) 分類

軽症型の皮膚に限局する EM minor と、重症型の全身性に皮膚、粘膜病変を有する EM major に分けられる。EM major は Steven Johnson syndrome へ移行もあり、ほぼ同義に用いられる。

17）Stevens-Johnson 症候群☆、中毒性表皮壊死症 toxic epidermal necrolysis：TEN

(1) 定義

突然の高熱と発熱を伴う**口唇**、**眼粘膜**、**外陰部**などの皮膚粘膜移行部における重症の粘膜疹、皮膚の紅斑で、しばしば水疱および表皮剝離などの表皮壊死性障害を認める。

(2) 原因

多くは薬剤であるが、ヘルペスやマイコプラズマなどの感染に伴い発症する。

(3) 分類

水疱および表皮剝離などの表皮壊死性病変が体表面積の 10％未満を SJS、10％以上は TEN とする。TEN では重度の表皮壊死性障害を示す。

(4) 薬疹の多彩な臨床病型

薬疹は皮疹、粘膜疹の面積、特に水疱やびらんなどの表皮の壊死性病変範囲やその進行速度により分けられる。臨床病型は多彩で、軽度の紅皮症から全身性で重症度の SJS、TEN、薬剤性過敏症症候群（drug induced hypersensitivity syndrome：DIHS）、急性汎発性発疹性膿疱症などがある。

18）肉芽腫性口唇炎 cheilitis granulomatosa ☆

(1) 定義

肉芽腫性口唇炎とは、口唇を中心に、無痛性の浮腫性腫脹が反復する口唇炎である。

(2) 症状

口唇が突然腫脹するが、その他の自覚症状に乏しい。症状は数時間から数日間持続する。**メルカーソン・ローゼンタール症候群** Melkersson-Rosenthal syndrome では、溝状舌に加えて、肉芽腫性口唇炎と顔面神経麻痺が 3 徴候となる。

（小宮山一雄）

16. 唾液腺の炎症および関連疾患

1）唾石症 sialolithiasis ☆

唾石症は、唾液腺に結石（**唾石**）が生じる疾患である。唾液の停滞により、細菌、剥離上皮あるいは異物などが核となり、その周囲に**層状の石灰沈着**が生じた結果、唾石が形成されると考えられている。

顎下腺に生じることがほとんどである（**図 6-46a**）。小唾液腺では上口唇や頬粘膜に多い。中年以降に好発し、男性にやや多い。しばしば腺の腫脹や疼痛を伴う。特に食事摂取時の生理的な唾液流量の増加に関連して症状が強くなる。

病理組織学的には、唾石は中心部の核に相当する構造を囲んで**同心円状の層構造**を呈する（**図 6-46b**）。唾石表面には好中球や細菌を混じた壊死物の付着をみる（**図 6-46c**）。唾石に接する導管上皮は**扁平上皮化生**を伴って肥厚し、導管壁にはリンパ球浸潤がみられる（**図 6-46d**）。腺体内の唾液腺組織には、リンパ球を主体とする**慢性炎症細胞浸潤**が散見され、経過が長い場合には**腺房の萎縮・消失**に加えて**線維化**が観察される（**図 6-52e**）。

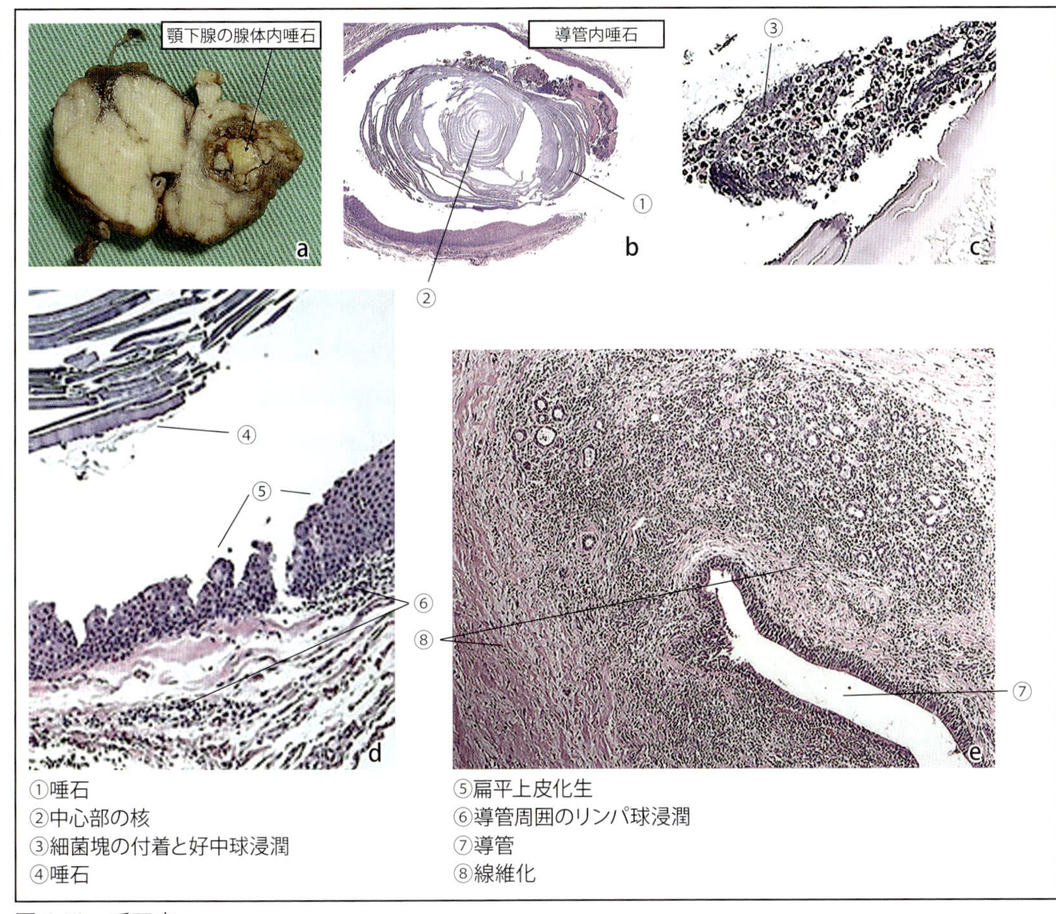

図 6-52　唾石症

2）粘液嚢胞 mucous cyst（粘液瘤 mucocele）☆

唾液の流出障害によって生じる嚢胞で、内腔に粘液（唾液）を入れている。粘膜下の小唾液腺（口唇、舌、口腔底、頬粘膜）に関連して生じ、特に下口唇に好発する（**図 6-53**）。

小唾液腺に関連して生じた小さな粘液嚢胞は通常、**粘液瘤 mucocele** とよぶ。特に、舌尖下面の前舌腺に関連して生じたものを**ブランダン・ヌーン Blandin-Nuhn（腺）嚢胞 Blandin-Nuhn cyst**（**図 6-54**）、口底部に生じた大きな粘液嚢胞を**ラヌーラ：ranula**（**図 6-55**）と称する。各年代でみられるが 20 歳代以下の若年者に多く、性差は明らかではない。唾液腺の排泄管が損傷することで唾液が周囲組織に溢出して生じる**溢出型**と、何らかの原因で排泄管が閉塞することで管内に唾液が貯留して生じる**停滞型**とがある。

病理組織学的には、ほとんどが**溢出型**で裏装上皮はなく、嚢胞壁は肉芽組織あるいは線維性結合組織からなる（**図 6-56**）。嚢胞内腔には粘液様物質（唾液）、これを貪食した多数の**泡沫細胞**（マクロファージ）がみられ、肉芽組織には種々の炎症細胞浸潤が観察される（**図 6-56a、b**）。

粘液嚢胞に隣接する唾液腺組織には、腺房腔や導管の拡張、腺細胞の変性萎縮、間質の線維化像などがみられる（**図 6-56c**）。なお、**停滞型**では既存の排泄管由来の上皮が裏装上皮として認められる。

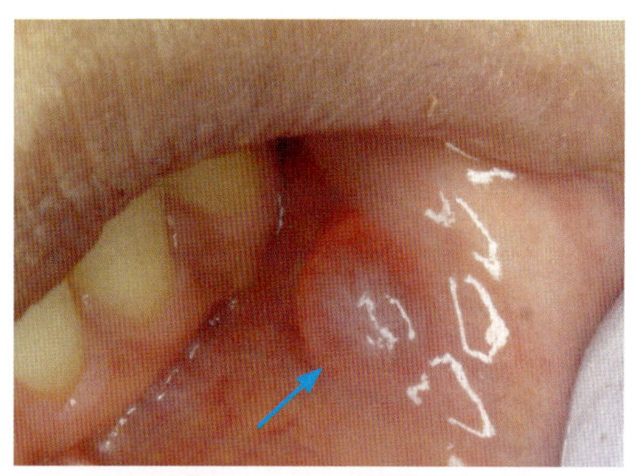

図 6-53　粘液嚢胞（矢印、粘液瘤 mucocele）

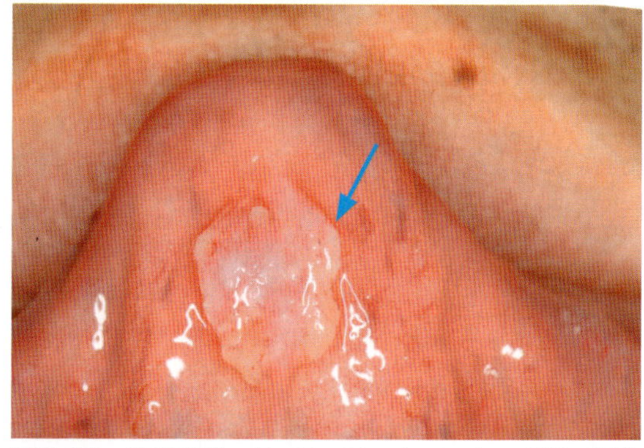

図 6-54　粘液嚢胞（矢印、Blandin-Nuhn（腺）嚢胞 Blandin-Nuhn cyst）

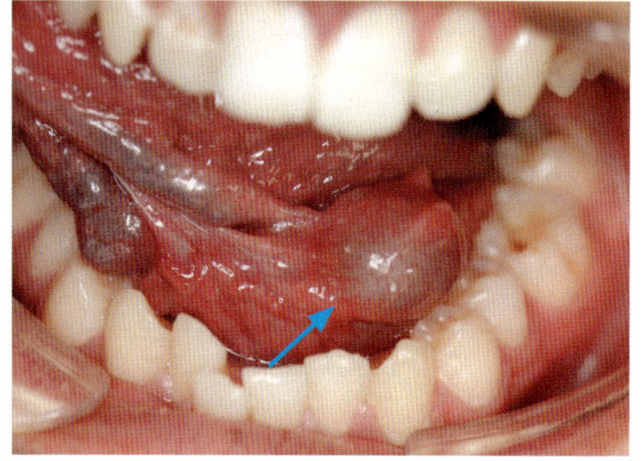

図 6-55　粘液嚢胞（矢印、ラヌーラ：ranula）

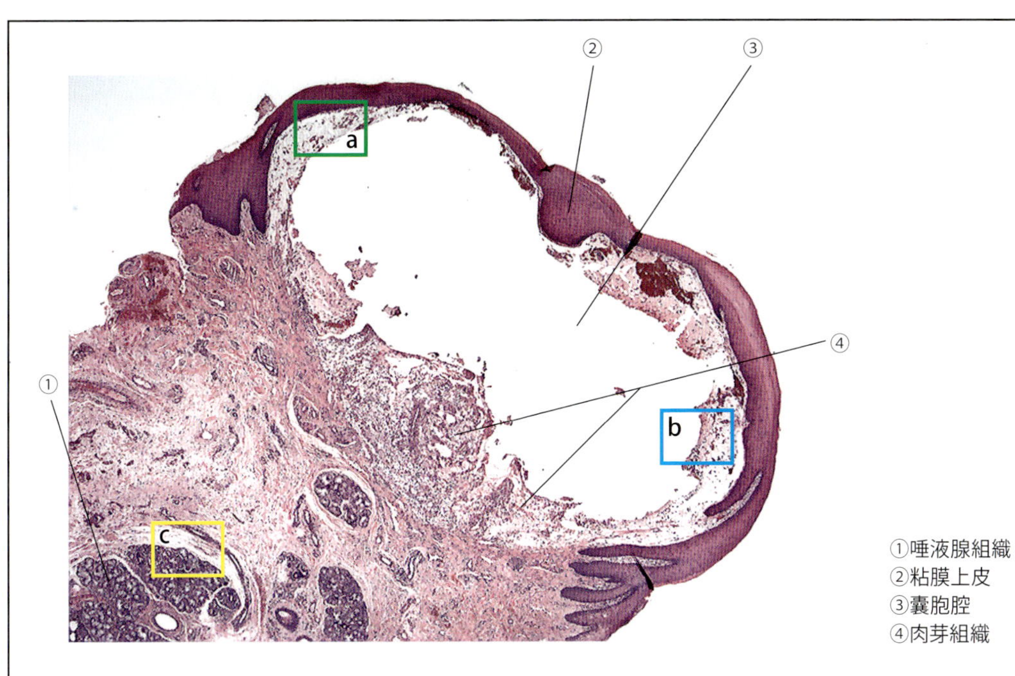

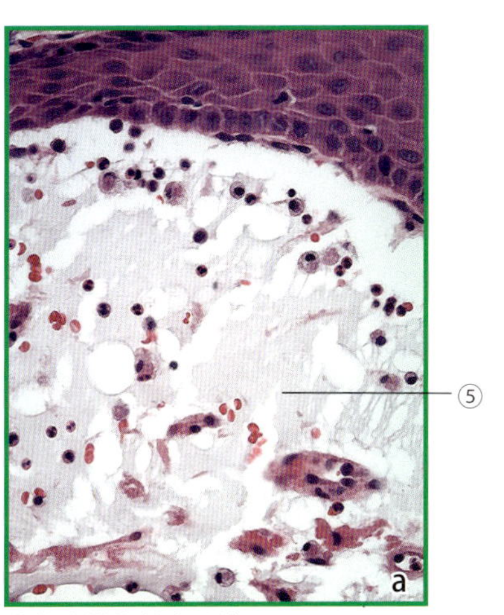

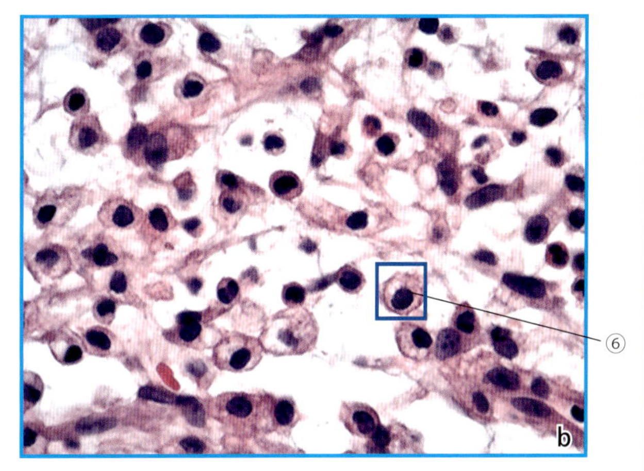

⑤粘液様物質（唾液）
嚢胞腔内には粘液様物質（唾液）や泡沫細胞を主体とする滲出細胞がみられる。粘液様物質（唾液）はH-E染色でヘマトキシリンに染まり、やや青みを帯びる。

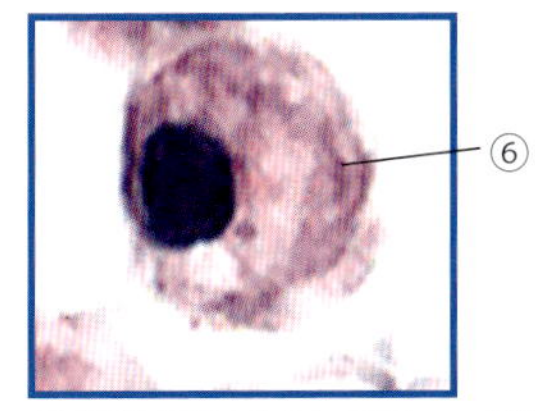

⑥泡沫細胞（マクロファージ）
唾液は導管外の組織に溢出した場合には異物と認識されるため、肉芽組織で被包化され、嚢胞腔内の粘液様物質（唾液）はマクロファージによって貪食され排除される。粘液様物質を盛んに貪食したマクロファージ（ムチファージ:muciphage）は、胞体が泡沫状に腫大するので泡沫細胞と称される。

図 6-56　粘膜上皮直下に生じた粘液嚢胞
溢出した唾液を肉芽組織が取り囲むように増生している。

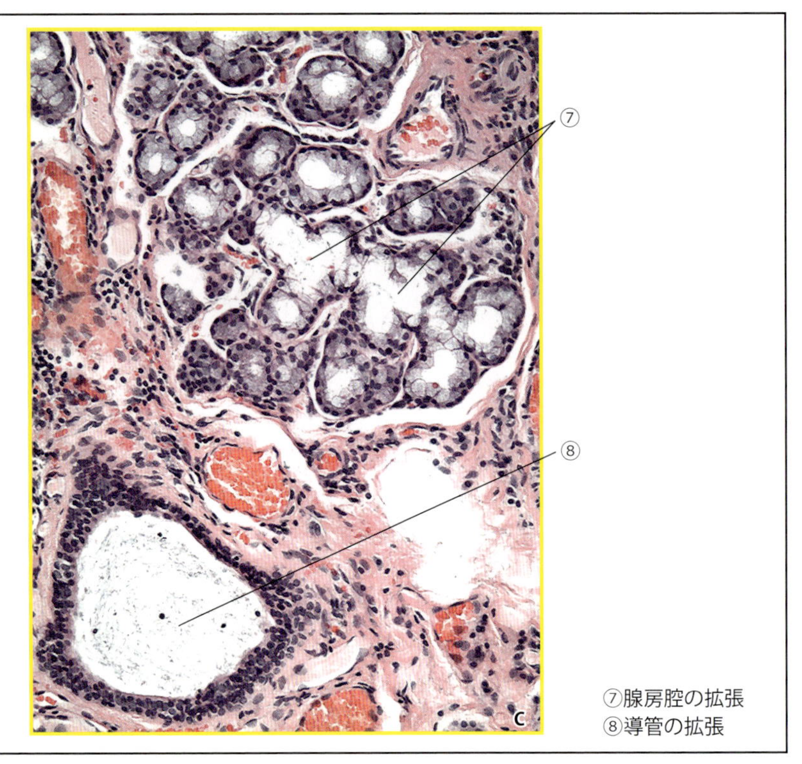

図 6-56　つづき

3）唾液腺炎 sialoadenitis ☆

(1) 急性唾液腺炎 acute sialoadenitis（図 6-57）

全身の抵抗力減退時に発症する急性化膿性炎で、耳下腺に多い。排泄導管開口部からの**排膿**をみることがある。

病理組織学的には、**好中球**を主体とする炎症細胞浸潤（図 6-57a、b）、**膿瘍形成**（図 6-57c、d）、腺房の破壊、萎縮・消失などが認められる。

(2) 慢性唾液腺炎 chronic sialoadenitis（図 6-58）

唾液腺の炎症が持続性あるいは反復性に生じ、慢性の経過をとるものをいう。唾石に伴って、生じることが多い。

病理組織学的には、**リンパ球**主体の慢性炎症細胞浸潤、それに伴う腺房の萎縮・消失、線維化、**リンパ濾胞形成**、残存導管の拡張などがみられる。

(3) Küttner 腫瘍 ☆（図 6-59）

慢性硬化性唾液腺炎 chronic sclerosing sialoadenitis ともよばれ、著しい線維性組織の増生により硬く腫瘤状を呈するものである。特に顎下腺に生じた場合、Küttner 腫瘍ともよばれる。腫瘍と名前がついているが、真の腫瘍ではなく、本体は炎症性病変である。

近年、**Küttner 腫瘍（慢性硬化性唾液腺炎）**や **Mikulicz 病**は、全身諸臓器に生じる IgG4 関連疾患群の唾液腺症状と考えられるようになった。したがって、現在、両者は基本的には **IgG4 関連疾患** IgG4 related disease とみなされている。Küttner 腫瘍は、片側性の硬い顎下腺腫脹としてみられる。Mikulicz 病は、両側対称性の唾液腺腫脹に両側涙腺病変を合併するのが特徴である。

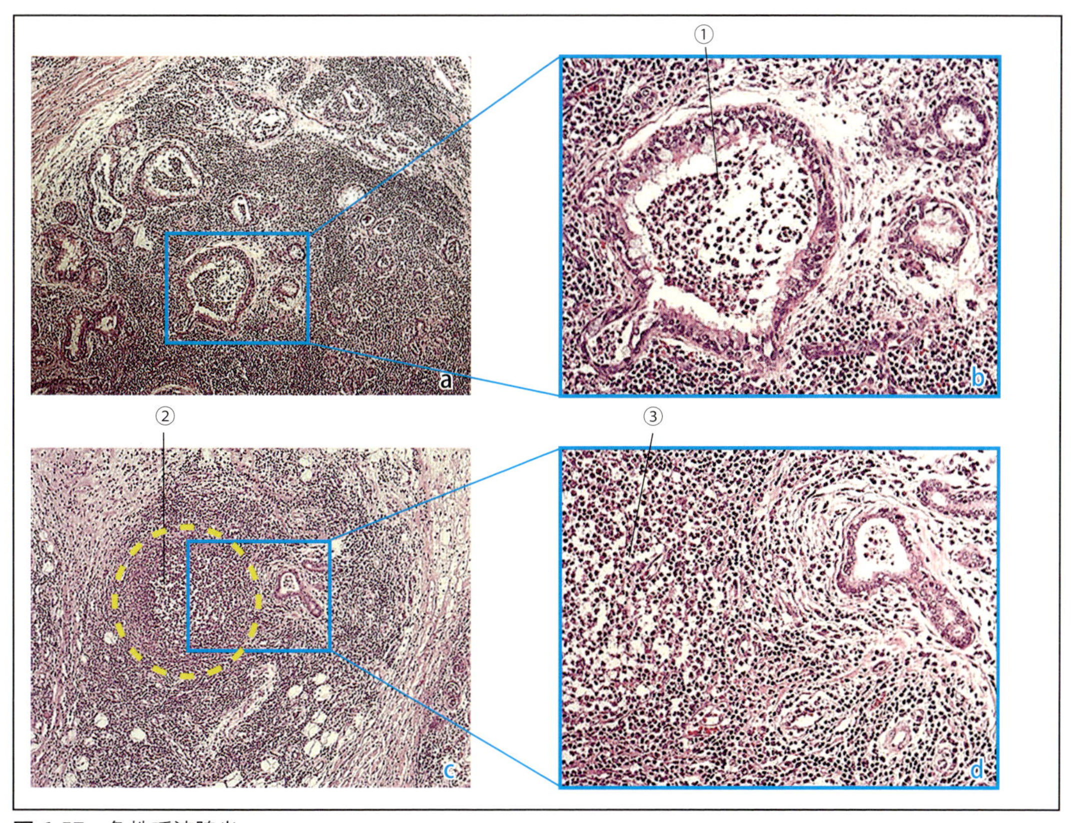

図 6-57　急性唾液腺炎
a：腺房の破壊、萎縮・消失、間質における慢性炎症細胞浸潤、拡張した導管が散見される。
b：拡張導管内には、好中球浸潤に伴う壊死・滲出物を混じた膿汁（①）がみられる。
c：導管が完全に破壊された部分には、膿瘍形成（②）が認められる。
d：好中球浸潤を主体とした壊死・滲出物（③）が限局性に認められる。

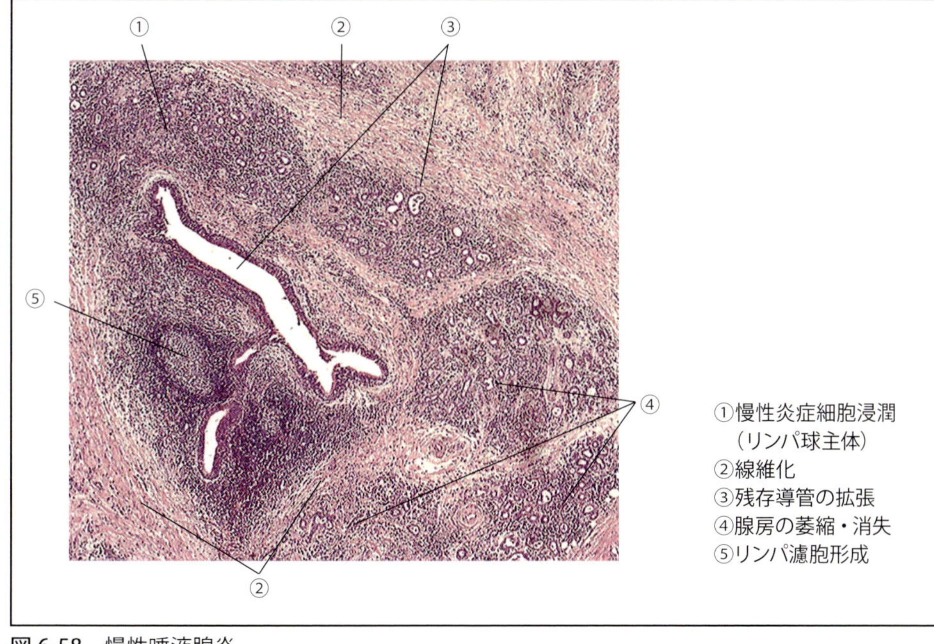

図 6-58　慢性唾液腺炎

病理組織学的には、腺房の萎縮・消失と線維化が著明であり、リンパ球や形質細胞を主体とする慢性炎症細胞浸潤、リンパ濾胞形成、残存導管の拡張などがみられる。免疫組織化学的染色では**IgG4 陽性**の形質細胞浸潤が多数認められる。

(4) 流行性耳下腺炎 mumps

いわゆる“おたふく風邪”であり、**ムンプスウイルス** mumpus virus の唾液からの飛沫で感染する。**両側耳下腺腫脹**が特徴的である。

(5) 巨大細胞性封入体症 cytomegalic inclusion body disease（図 6-60）

サイトメガロウイルス cytomegalovirus の感染によって引き起こされる。本疾患は**免疫不全状態**と関連して発症する（**日和見感染症**）。種々の上皮細胞内に潜伏感染するが、免疫不全状態でなければ通常は不顕性感染に終わる。

病理組織学的には、介在部導管に感染することが多いとされている。核内辺縁にハロー（フクロウの目）を伴う好塩基性の特徴的な**封入体**（核内封入体）が観察される。

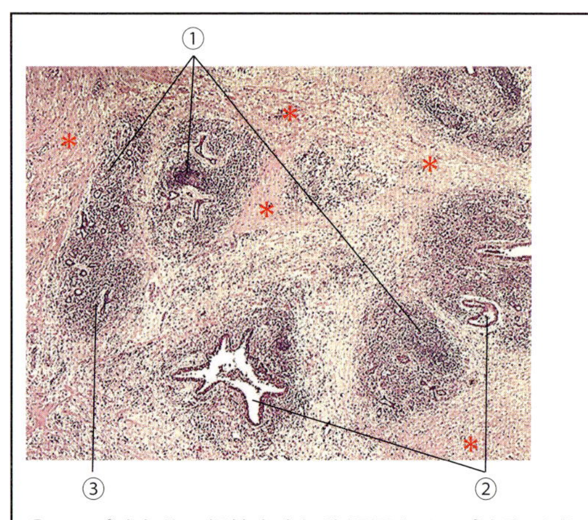

①リンパ球主体の慢性炎症細胞浸潤やリンパ濾胞形成
②残存導管の拡張
③腺房の萎縮・消失
＊膠原線維に富む著しい線維性結合組織の増生が、小葉間に厚く認められる。

図 6-59　Küttner 腫瘍（慢性硬化性唾液腺炎）

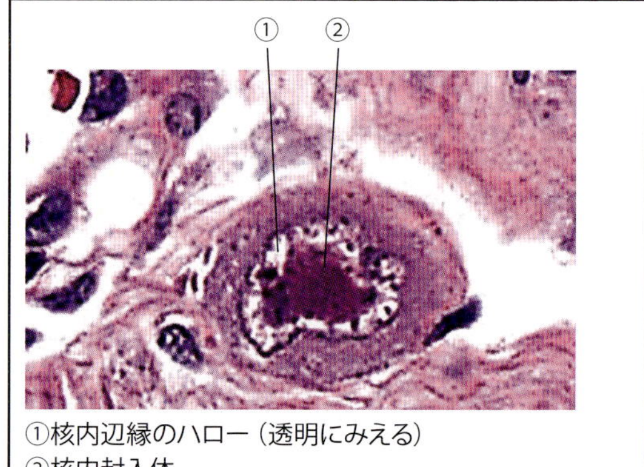

①核内辺縁のハロー（透明にみえる）
②核内封入体

図 6-60　巨大細胞性封入体症
サイトメガロウイルス感染症で上皮細胞のほかに血管内皮または線維芽細胞にもみられる。

(6) Sjögren 症候群 Sjögren syndrome ☆（図 6-61、表 6-17）

慢性唾液腺炎、**乾燥性角膜炎**、**口腔乾燥症**を主徴候とし、しばしば全身性エリテマトーデス、関節リウマチなどの**自己免疫疾患を合併**することがある。

病理組織学的には、**導管周囲性の巣状リンパ球浸潤**、腺房の萎縮・消失、間質の線維化、導管拡張、上皮筋上皮島、脂肪浸潤などが観察される。Sjögren 症候群の診断基準を**表 6-17** に示す。

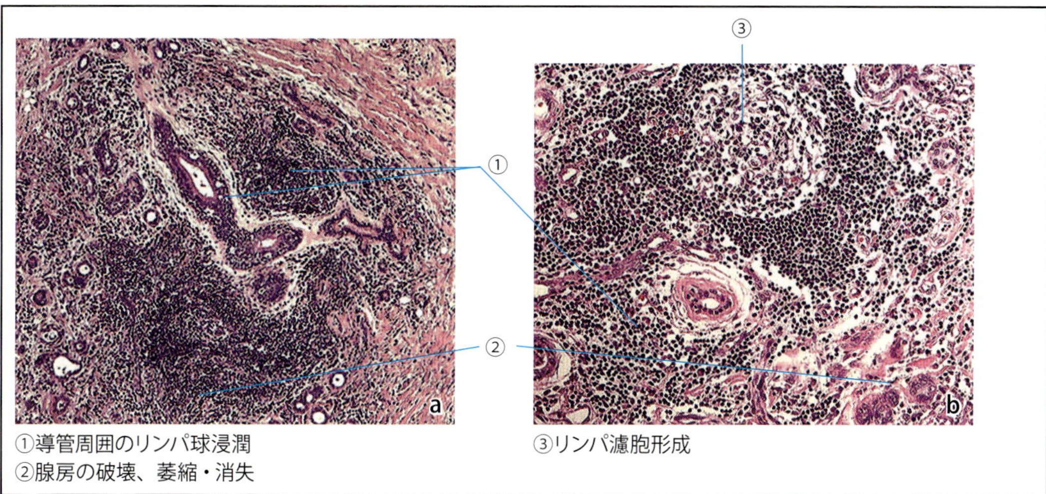

図 6-61　Sjögren 症候群
拡張した小葉内導管周囲に、著明なリンパ球浸潤と腺組織の破壊が認められる。

表 6-17　Sjögren 症候群の改訂診断基準（厚生省、1999 年）

1. 生検病理組織検査で次のいずれかの陽性所見を認めること。 A）口唇腺組織で 4 mm^2 あたり 1 focus（導管周囲に 50 個以上のリンパ球浸潤）以上 B）涙腺組織で 4 mm^2 あたり 1 focus（導管周囲に 50 個以上のリンパ球浸潤）以上
2. 口腔検査で次のいずれかの陽性所見を認めること。 A）唾液腺造影で Stage 1（直径 1 mm 未満の小点状陰影）以上の異常所見 B）唾液分泌量低下（ガム試験にて 10 分間 10 mL 以下、またはサクソンテストにて 2 分間 2 g以下）があり、かつ唾液腺シンチグラフィにて機能低下の所見
3. 眼科検査で次のいずれかの陽性所見を認めること。 A）Schirmer 試験で 5 mm/5 分以下で、かつローズベンガル試験（van Bijsterveld スコア）で 3 以上 B）Schirmer 試験で 5 mm/5 分以下で、かつ蛍光色素試験で陽性
4. 血清検査で次のいずれかの陽性所見を認めること。 A）抗 Ro/SS-A 抗体陽性 B）抗 La/SS-B 抗体陽性
【診断基準】 上の 4 項目のうち、いずれか 2 項目を満たせば Sjögren 症候群と診断する。

（草間　薫、菊池建太郎、徳永ハルミ）

TOPICS

膿漏　pyorrhea

「日本歯周病学会」は 1968 年に名称が変更されるまで「日本歯槽膿漏学会」と称していた。歯槽膿漏 alveolar pyorrhea とは、まさに歯周ポケット（一般的には歯茎）に膿が漏れ出ることに注目したものである。膿漏には「膿の滲出」や「歯の周囲組織の化膿性炎症」という意味がある。膿漏は粘膜上皮の表在性の化膿性炎なので、言い換えると「化膿性カタル性炎（膿性カタル）」ともいえる。

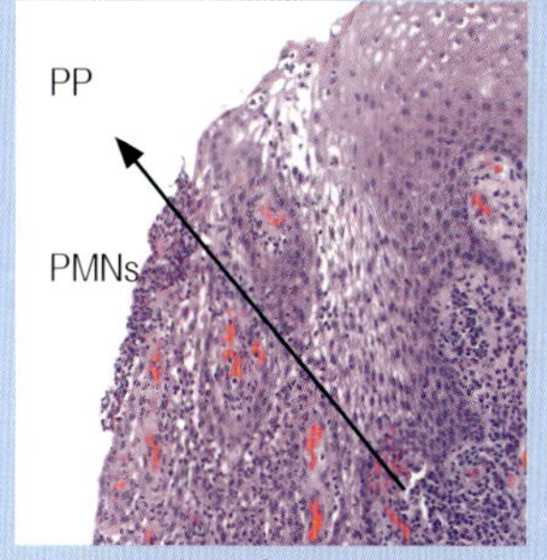

図　PP：歯周ポケット、PMNs：多形核白血球

CHAPTER 7

腫瘍

1．腫瘍 tumor（新生物 neoplasm）とがん cancer ☆

腫瘍とは、遺伝子の変異を伴って（形質転換した）不死化した体細胞が、自律的（無秩序）で無目的に過剰増殖した状態である。

がんとは、悪性の性格を示す腫瘍の総称である。

2．腫瘍の発生機序 multistep carcinogenesis

1）多段階発がん

多段階発がんとは、正常細胞が複数の段階（イニシエーション、プロモーション、プログレッション）の遺伝子異常を経て、がん化することである（図 7-1、7-2）。

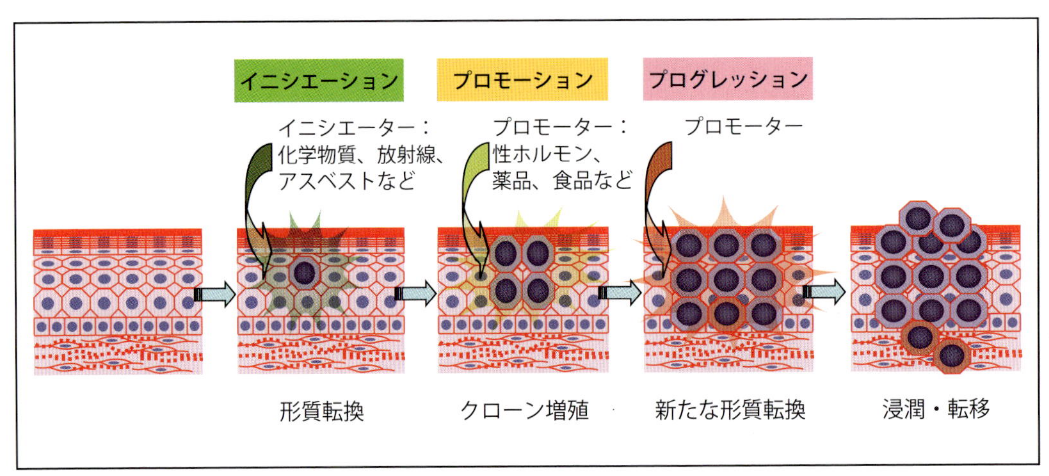

図 7-1　多段階発がん
発がん物質（イニシエーター）が DNA に突然変異を誘発し（イニシエーション）、他の物質（プロモーター）の作用で異常細胞の集団である前癌病変が形成され（プロモーション）、プロモーターの作用で新たな遺伝子異常が加算されて悪性化する（プログレッション）。このような多段階を経る過程は、化学発がん以外でも同様である。

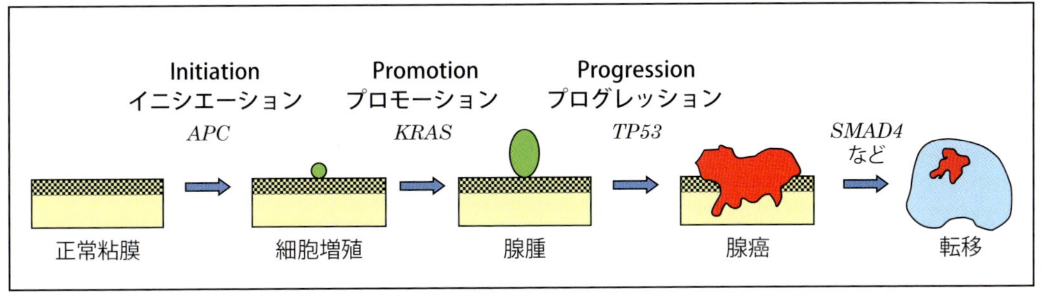

図 7-2 大腸腺腫の多段階発がん（腺腫－癌連関 adenoma carcinoma sequence）
大腸腺腫では、家族性大腸腺腫症の原因遺伝子である *APC* の異常でイニシエーションが起こり、*KRAS* の異常でプロモーションが起こり、単一クローンの増殖からなる腺腫となる。さらに、*TP53* 異常でプログレッションが起こって腺癌となり、*SMAD4* などの遺伝子異常が加算されて転移する。

(1) イニシエーション、プロモーション、プログレッション

化学発がん過程や大腸癌の腺腫・癌発生過程では、イニシエーション（起始）、プロモーション（促進）、プログレッション（進展）の各段階を経て腫瘍が進展する。イニシエーションに関連する物質はイニシエーター、プロモーションに関連するのはプロモーターとよぶ。

- イニシエーション（起始）：発がん物質が標的細胞の DNA に変異を誘発する段階で、このような作用をもつ物質をイニシエーターという。
- プロモーション（促進）：単一の変異細胞が増殖して前癌状態になった段階で、このような作用をもつ物質をプロモーターという。プロモーター単独で発がん作用はない。
- プログレッション（進展）：単一の増殖細胞に遺伝子異常が加算されて悪性化する段階である。

2）ツーヒット説 Two-hit theory

ツーヒット説とは、癌抑制遺伝子の一方と他方の遺伝子との双方に遺伝子変異が生じると発がんするというがん化機構である（図 7-3）。

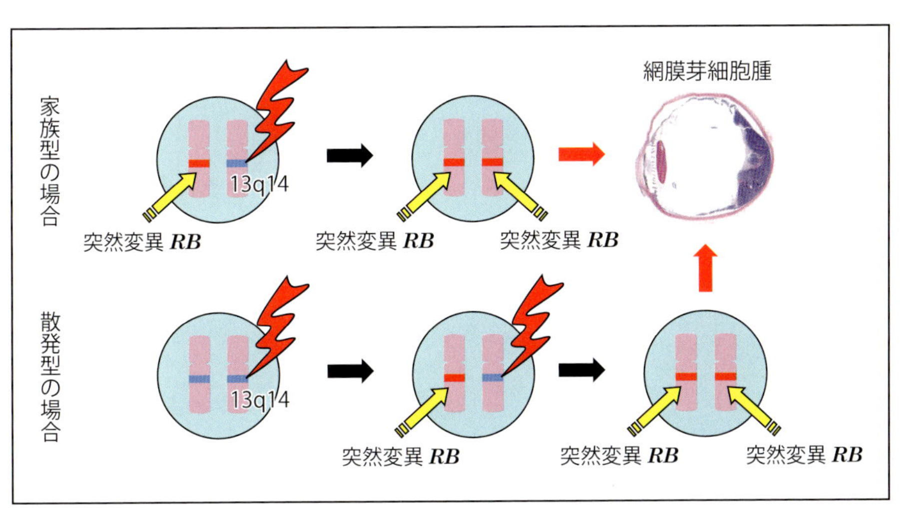

図 7-3 ツーヒット説
RB 遺伝子は 13 番染色体短腕の領域 1 の 4 本目のバンド（13q14）にある。異常をもつ家系の体細胞ではこの遺伝子のひとつに変異があるが、対立遺伝子は正常なので *RB* の機能は失われていない。しかし、1回の体細胞突然変異で遺伝子は不活化してがん化する。一方、正常の対立遺伝子をもつ体細胞の発がんには2回の突然変異（すなわち 2 ヒット）が必要である。

3．腫瘍の原因

腫瘍は、下に示す何らかの原因によって遺伝子異常（形質転換）が起こり、細胞増殖の制御機構が破綻して発生するもので、形質転換の原因となった傷害性刺激が除去されたあとも増殖を続ける。

- 化学発がん物質
- 遺伝的素因
- 物理的発がん因子
- ホルモン
- 生物学的発がん因子
- 免疫

1）化学発がん物質

化学発がんの代表例として、**山極勝三郎**と市川厚一両博士によるコールタール塗布による世界初の扁平上皮癌の発がん実験がある。発がん物質として炭化水素、アゾ化合物、芳香族アミンなど多くの化学物質が知られている（**表 7-1**）。

表 7-1　化学発がん物質と発生臓器

分類	化合物	発生臓器
芳香族炭化水素	ベンツピレン	皮膚、肺、胃、肝
	2- ナフチルアミン（染料）	膀胱
	ポリ塩化ビフェニール	肝、皮膚
天然発がん物質	アフラトキシン B1（Aspergillus flavus）	肝、肺
	アスベスト☆	肺
	アレコリン*（ビンロウ）	口腔
金属	ヒ素	皮膚、肺、肝臓
	カドミウム	肺、前立腺、腎
	ニッケル	肺、鼻腔

＊アレコリン：椰子科のビンロウジに含まれるアルカロイドの一種で口腔癌の原因。

2）物理的発がん因子

（1）放射線

放射線は DNA に傷害を与えて細胞に変異を起こす。放射線による発がんの確率は被曝線量に比例し、「**確率的影響**☆」といわれ、皮膚癌や白血病、甲状腺癌などが好発する。

（2）紫外線

放射線同様に DNA の突然変異を誘導し、皮膚癌や悪性黒色腫の原因となる。

（3）その他

不適合義歯や歯の鋭縁の慢性刺激による舌癌、胆石による胆嚢癌などの慢性刺激による発がんが知られている。

3）生物学的発がん因子

（1）ウイルス　☆

腫瘍の生物学的原因としてウイルスが知られ、細胞内のシグナル伝達経路、細胞周期や DNA 修復などのシステムを障害したり、細胞増殖を活性化したりして宿主細胞を腫瘍化する（**表 7-2**）。

（2）細菌

ヘリコバクター・ピロリ *Helicobacter pylori*：胃炎や消化性潰瘍の原因で、胃の **MALT（mucosa-associated lymphoid tissue）**リンパ腫や腺癌の発生に関連する。

表 7-2 ウイルス発がん

種類		ウイルス名	腫瘍
DNA	ヘルペスウイルス科	Epstein-Barr ウイルス（EBV）☆	バーキットリンパ腫☆ ホジキンリンパ腫 鼻腔原発 NK/T 細胞リンパ腫 鼻咽頭癌
		ヒトパピローマウイルス（HPV）＊☆	子宮頸部などの扁平上皮癌
		ヒトヘルペスウイルス 8 型（HHV-8）☆	カポジ肉腫
	パドナウイルス科	B 型肝炎ウイルス（HBV）☆	肝細胞癌
RNA	フラビウイルス科	C 型肝炎ウイルス（HCV）☆	肝細胞癌
	レトロウイルス科	ヒト T 細胞白血病ウイルス -I 型（HTLV-1）☆	成人 T 細胞白血病／リンパ腫

＊ HPV：16 型、18 型による発がんが多い。

4）遺伝的素因 ☆

癌抑制遺伝子の一方に先天的な欠失があるなどの遺伝的な素因がある場合は、がん化しやすい。

- 癌抑制遺伝子の異常：**網膜芽細胞腫**（*RB* 遺伝子）、**ウィルムス腫瘍**（*WT1* 遺伝子）、**家族性大腸腺腫症**（*APC* 遺伝子）、家族性乳癌（*BRCA-1,2* 遺伝子）、**神経線維腫症**（*NF1* 遺伝子）
- 色素性乾皮症の DNA 修復遺伝子（*XPA*）異常：皮膚癌
- リー・フラウメニ（Li-Fraumeni）症候群性染色体上の ***TP53***（***p53***）変異：種々の肉腫や癌腫の多発

5）ホルモン

ホルモンの多くは標的細胞の増殖を促進する。ホルモン依存性腫瘍では、ホルモンに対する拮抗薬の腫瘍抑制効果を利用した治療が行われる。

- 乳癌、子宮内膜癌……抗エストロゲン剤　・前立腺癌………………抗アンドロゲン剤

6）免疫

免疫が低下すると腫瘍が発生しやすくなる。

- 高齢者：**EB ウイルス**感染による悪性リンパ腫の発生
- 免疫抑制薬：**メトトレキサート**を服用する関節リウマチ患者などの悪性リンパ腫の発生
- 後天性免疫不全症候群：**ヒトヘルペスウイルス 8 型**（HHV-8）の日和見感染によるカポジ肉腫

7）**癌遺伝子**と**癌抑制遺伝子** ☆

細胞増殖の制御機構には、促進的に働く機構と抑制的に働く機構があり、それぞれの働きに類似した遺伝子を「癌遺伝子」と「癌抑制遺伝子」として分類する（**表 7-3**）。

(1) 癌遺伝子の活性化機構

- 突然変異による活性型変異タンパクの産生：活性化 *KRAS*（*K-ras*）の発現による膵癌、大腸癌など
- 遺伝子増幅による遺伝子量の増加：*MYC*（*myc*）遺伝子の増幅による肺癌など

表 7-3　癌遺伝子と癌抑制遺伝子の機能と代表的腫瘍

癌遺伝子	代表的腫瘍	機能
EGFR (*ERBB1*) ☆	口腔癌、乳癌、卵巣癌、肺癌など	受容体型チロシンキナーゼ
SRC	乳癌、大腸癌など	非受容体型チロシンキナーゼ
MYB	白血病、乳癌、大腸癌	細胞周期調節因子
MYC ☆	Burkitt リンパ腫、乳癌、胃癌、肺癌など	細胞周期調節因子
KRAS ☆	前立腺癌、大腸癌、肺癌など	GTP アーゼ、細胞内シグナル伝達

癌抑制遺伝子	代表的腫瘍	機能
RB ☆	網膜芽細胞腫	細胞周期調節
TP53 (*p53*) ☆	Li-Fraumeni 症候群、扁平上皮癌など	細胞周期調節やアポトーシス誘導
CDKN2A (*p16*) ☆	扁平上皮癌など	細胞周期調節
APC ☆	家族性大腸腺腫症	β-カテニン分解
NF1	神経線維腫症 1 型	GTP アーゼ活性化
WT1	ウィルムス腫瘍	転写因子

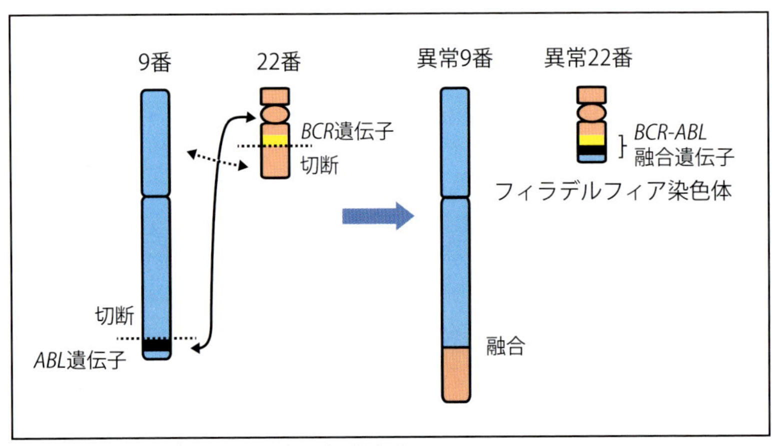

図 7-4　フィラデルフィア（Ph1）染色体
第 9 番染色体と第 22 染色体の相互転座(均衡型相互転座) で生じた、*BCR-ABL* 融合(キメラ) 遺伝子産物である非受容体型チロシンキナーゼの一種の融合タンパクの作用で慢性骨髄性白血病が発生する。

・染色体転座による正常タンパクの過剰産生や融合（キメラ）タンパクの産生：融合遺伝子 *BCR-ABL* 遺伝子（**フィラデルフィア染色体**）☆（図 7-4）

(2) 癌抑制遺伝子の不活化

染色体の欠失、挿入、点突然変異、メチル化などによって癌抑制遺伝子の機能が失われる。

4．腫瘍の病理組織学的特徴

何らかの遺伝子の異常を伴って形質転換した腫瘍細胞は、母細胞や母組織の違いや分化の違いによって特徴的な病理組織像を示す。

1）上皮性腫瘍☆と非上皮性腫瘍☆

・腫瘍は、組織発生をもとに上皮性腫瘍、非上皮性腫瘍および混合性腫瘍に分類される。

・混合性腫瘍は、腫瘍実質が２種類以上の組織成分ないし胚葉で構成される腫瘍である。

（1）腫瘍の実質と間質 ☆

腫瘍組織は以下のような成分で構成される。

①実質 parenchyma ☆

自律的に増殖している細胞や、その細胞によって産生された物質を実質という。

②間質 stroma ☆

腫瘍の増殖や構築を支えている組織で、固有間質と偶然間質がある。

・**固有間質** ☆：非特異的な血管結合組織ですべての腫瘍に共通の成分である。

・**偶然間質** ☆：腫瘍の組織内に残存した既存組織あるいは巻き込まれた隣接組織である。

（2）上皮性腫瘍と非上皮性腫瘍の病理組織学的特徴 ☆

上皮性腫瘍と非上皮性腫瘍では、以下のような組織学的特徴がある（図 7-5）。

①上皮性腫瘍 epithelial tumors

実質細胞が結合して細胞集団（胞巣）を形成し、固有間質である血管結合組織と混じり合うことがなく、実質と間質との区別が容易である。

・**胞巣** ☆：上皮性腫瘍の細胞集団

・**癌胞巣** ☆：悪性上皮性腫瘍の細胞集団

②非上皮性腫瘍 non-epithelial tumors

実質細胞が胞巣を形成することなく固有間質と入り乱れて増殖し、実質と間質を区別することがしばしば困難である。

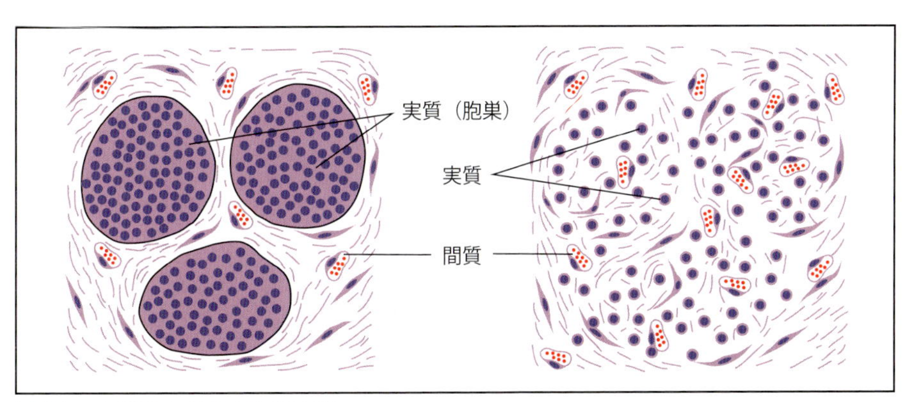

図 7-5　上皮性と非上皮性腫瘍腫
上皮性腫瘍は胞巣を形成するが、非上皮性腫瘍は間質と入り混じって増殖する。

2）異型性 atypia ☆

異型性とは、形質の転換によって腫瘍細胞に起こった形態学的変化で、細胞の配列の異常（極性の消失）などの構造異型と核や細胞質などの異常である細胞異型がある。一般に良性腫瘍よりも悪性腫瘍で異型性が強いので、病理組織学的に良性腫瘍と悪性腫瘍を区別することができる（図 7-6）。

・**核濃染** ☆：核内にクロマチンが増加するとヘマトキシリンに濃染する。

・**核分裂増加** ☆：正常に比べて核分裂像が増加する（図 7-7）。細胞分裂は正常組織や再生組織などでもみられ、核分裂像の存在が直ちに腫瘍を意味するものではない。

・**異型（異常）核分裂** ☆：３核や５核などの異常な核分裂像がみられる（図 7-7e）。

・その他の核の異常：**クロマチン**の粗大化や不均一な分布、**核小体**の増加や粗大化などを示す（**図7-8**）。
・細胞質の好塩基性：活発に増殖する細胞は核酸の合成が盛んなので、細胞質も好塩基性を示す。
・**核優位**☆（核・細胞質比増加）：核が細胞質に比べて大きくなる。
・**多形性**☆：核や細胞質の形や大きさが不均一になる。
・**極性の消失**☆：母組織を構成する細胞の本来の合目的な配列や方向性を失った状態になる。

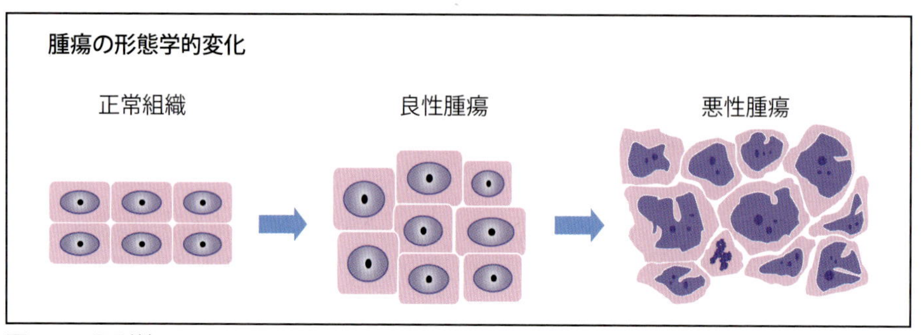

図 7-6　異型性
良性腫瘍では腫瘍細胞配列の乱れや形態的な変化が軽度で異型性は弱い。一方、悪性腫瘍細胞では組織構造や形態的な乱れが著明になる。

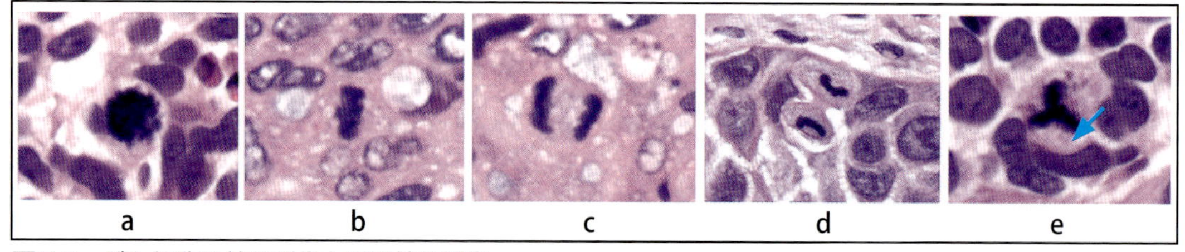

図 7-7　がん細胞の核分裂像と異型核分裂像
前期（**a**）、中期（**b**）、後期（**c**）、終期（**d**）など種々の時期の核分裂像と、3 極に分裂する異常な核分裂像（**e**、矢印）。

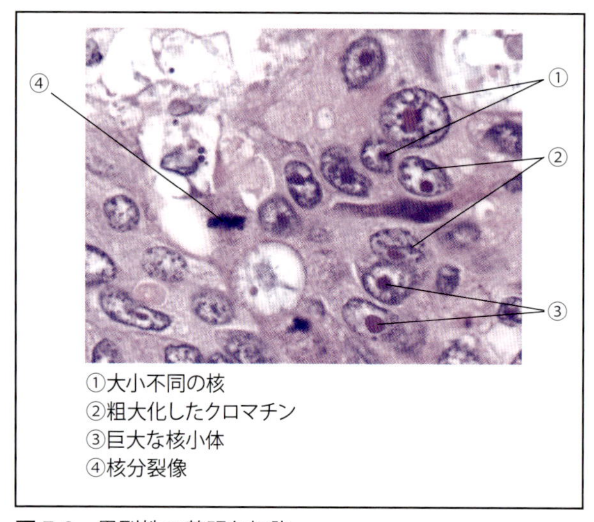

図 7-8　異型性の著明な細胞
核や細胞質は大小不同で多形性が著しく、核小体が巨大で、粗大化したクロマチンが不均一に分布している。

3）退形成 anaplasia ☆

退形成とは、発生母細胞や母組織の構造や機能的な特徴を失った状態である。

腫瘍細胞の分化とは、腫瘍細胞が発生母細胞ないし母組織の形態的、機能的特徴に類似性を示す状態にあることで、分化した腫瘍ほど類似性が高い。

母細胞との類似性が失われたときに、以下のような名称が使用される。

- 退形成性：発生母細胞や母組織の特徴を失った腫瘍（退形成性星細胞腫など）
- **未分化** ☆：特定の細胞や組織への分化が認められない状態あるいは腫瘍（未分化がん、未分化大細胞型リンパ腫など）
- **脱分化**：細胞の形態的および機能的特徴を喪失して幼若な状態に戻ることで、悪性腫瘍の一部により退形成の強い腫瘍細胞成分がみられる悪性腫瘍を脱分化型という（脱分化型脂肪肉腫、脱分化型腺様嚢胞癌など）

退形成性と未分化はいずれも anaplastic と表現される。また、未分化は anaplastic ないし undifferentiated と表現される（例：未分化大細胞型リンパ腫 anaplastic large cell lymphoma、未分化がん undifferentiated carcinoma）。

4）組織学的分化度

組織学的分化度とは、悪性腫瘍の母細胞あるいは母組織との組織学的な類似性の程度である。同一の種類の悪性腫瘍でも組織学的分化度が低いほど増殖速度が速く、浸潤・転移能が高く、予後が悪い傾向がある。このような悪性腫瘍の性質を「**悪性度** ☆ malignancy」といい、一般に、組織学的分化度の低い腫瘍ほど悪性度が高く、各組織型を高分化型から低分化型に分けることがある。

- **高分化型**：発生母細胞や母組織に組織学的類似性が高く、比較的成熟した悪性腫瘍
- **低分化型** ☆：発生母細胞や母組織に組織学的類似性が低く、比較的未熟な悪性腫瘍

TOPICS

がんの治療と免疫チェックポイント阻害剤

がん細胞も異種細胞として認識され、活性化したキラーT細胞に攻撃される。一方、生体にはこの機構の暴走を制御するCTL-4やPD-1などの免疫チェックポイント分子がある。がん細胞はこの機構を制御するPDL-1やPDL-2などの分子を発現して免疫機構を巧妙に回避する（下記の図a）。近年、このようながん細胞の機能を阻止する抗体薬（抗PD-1抗体：nivolmabやpembrorizmab）が開発され、注目されている（図b）。およそ20%程度のがんに効果があるといわれている。

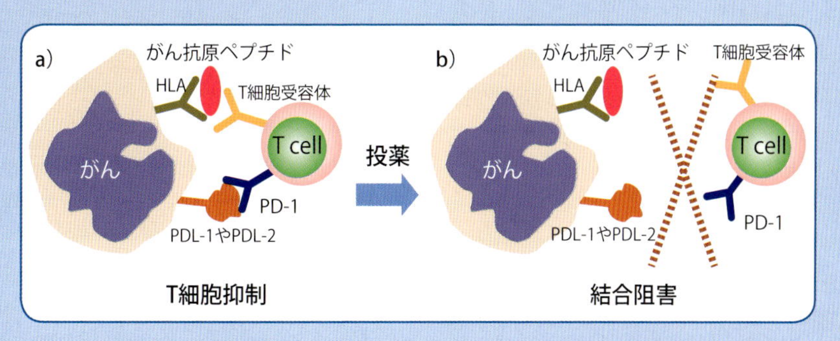

5．腫瘍の発育様式 ☆

腫瘍の発育様式は基本的に 2 種類に分けられる。

- 連続性発育：原発組織の周囲へ向かって連続的に発育する様式で、膨張性発育と浸潤性発育がある。
- 非連続性発育（転移）☆：原発組織から離れた組織や臓器で増殖して、原発腫瘍と同一の腫瘍を二次的に形成する発育様式である。

1）局所の増殖様式

- **膨張性発育** ☆：腫瘍の周囲組織を圧排するように発育する様式で、腫瘍と周囲組織との境界が明瞭である。一般に良性腫瘍は膨張性で、線維性組織からなる「被膜」を形成することが多い（**図 7-9a**）。
- **浸潤性発育** ☆：腫瘍が周囲組織の隙間に侵入するように増殖する悪性腫瘍の発育様式で、腫瘍と周囲組織との境界は不明瞭である（**図 7-9b**）。

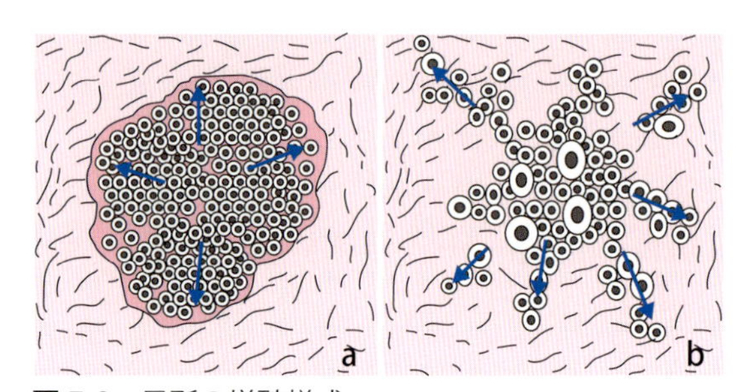

図 7-9　局所の増殖様式
膨張性発育は腫瘍と周囲組織との境界が明瞭で（**a**）、浸潤性発育では周囲組織との境界は不明瞭である（**b**）。

2）転移（転移性発育）metastasis ☆

非連続性発育様式（転移）の種類：

- **リンパ行性転移**
- **血行性転移**
- **播種**（播種性転移）
- 管内性転移
- 接触性転移

(1) リンパ行性転移 lymphogenous metastasis ☆

がん細胞が原発部位（原発巣）でリンパ管に侵入し、リンパ管を経由してリンパ節で増殖する発育様式である（**図 7-10**）。

- 一般には癌腫に多い転移様式で、原発部位の所属リンパ節に転移する。
- 各臓器のリンパ液が流入するリンパ節群を**所属リンパ節** ☆という。
- 各臓器のリンパ液が最初に流入するリンパ節を**センチネルリンパ節**（見張りリンパ節）という。
- 口腔を含む上半身のリンパ液は静脈角に合流するので、リンパ節転移を経て肺転

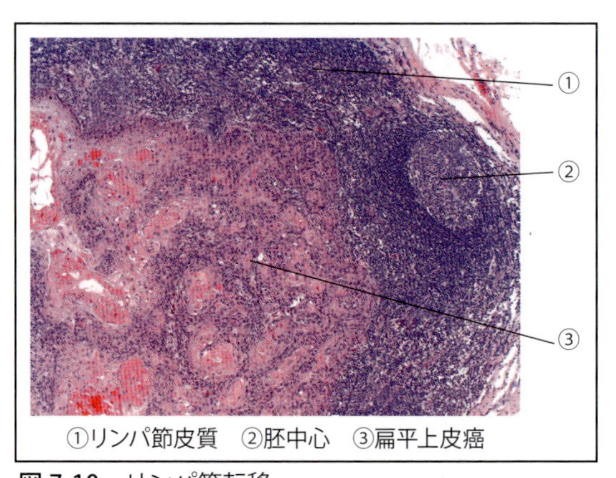

①リンパ節皮質　②胚中心　③扁平上皮癌

図 7-10　リンパ節転移
胚中心が残存するリンパ節組織内で扁平上皮癌が増殖している。

移を起こす。

(2) 血行性転移 hematogenous metastasis

がん細胞が原発巣で小静脈内へ侵入し、静脈を経由して遠隔臓器で増殖する発育様式である。

- 一般に肉腫に多い転移様式である。
- 口腔癌では内頸静脈などを経由して、上大静脈から右心室を経て肺に転移する。

(3) 播種（播種性転移）dissemination

播種とは、がん細胞が体腔液を介して体腔（腹腔、胸腔、心嚢腔、脳室など）に広がり、体腔表面で広汎に増殖する発育様式である。口腔内播種もある。

(4) その他

- 管内性（経管性）転移：胆管や気管などの管腔を介して転移する様式
- 接触性転移：上下の眼瞼や口唇の接触によって転移する様式

6. 良性腫瘍 benign tumor と悪性腫瘍 malignant tumor 

(1) 良性腫瘍と悪性腫瘍の特徴（表 7-4）

- 良性腫瘍は、病理組織学的に異型性が軽度で、発生母細胞や母組織の特徴をよく保ち、形態学的にも機能的にも発生母地と類似性が強い。

表 7-4 良性腫瘍と悪性腫瘍の特徴

項目			良性	悪性
臨床的事項				
局所発育様式			膨張（圧排）性	浸潤（破壊）性
病変の境界			明瞭	不明瞭
増殖速度			緩慢	迅速
再発			少ない	多い
転移			なし	あり
全身的影響			軽微	著明（悪液質）
予後			良好	不良
組織学的事項				
異型性			弱い	強い
	細胞異型	核濃染性*	弱い	強い
	細胞異型	核分裂像	少ない	多い
	細胞異型	異型（異常）核分裂	ない	多い
	細胞異型	核細胞質比	小さい	大きい（核優位）
	細胞異型	原形質好塩基性	弱い	強い
	細胞異型	多形性	軽度	著明
	構造異型	極性の消失	軽度	著明
退形成			ない	強い
分化傾向			成熟	未熟
（母組織との類似性）			（高い）	（低い）
壊死・変性			弱い	強い
間質反応			弱い	強い

＊悪性腫瘍ではクロマチンの粗大化や不均一な分布、核小体の増加や大型化などもある。

表 7-5　主な発生母地と代表的腫瘍

発生母地	良性	悪性
上皮性		
表皮、口腔粘膜	扁平上皮乳頭腫	扁平上皮癌
皮膚付属器	脂漏性角化症など	基底細胞癌
唾液腺、消化管	腺腫	腺癌
肝	肝細胞腺腫	肝細胞癌
腎	管状腺腫	腎細胞癌
膀胱	尿路（移行）上皮乳頭腫	尿路（移行）上皮癌
甲状腺	濾胞腺腫	乳頭癌
子宮（体部）		類内膜腺癌
卵巣	嚢胞腺腫	嚢胞腺癌
精巣		精上皮腫
非上皮性		
血管結合組織	線維腫	線維肉腫
	血管腫	血管肉腫
筋組織	平滑筋腫	平滑筋肉腫
	横紋筋腫	横紋筋肉腫
骨組織	骨腫	骨肉腫
	軟骨腫	軟骨肉腫
造血細胞		白血病
リンパ組織		悪性リンパ腫
胸膜	孤在性線維性腫瘍	悪性中皮腫
中枢神経	星細胞腫	膠芽腫
末梢神経	神経鞘腫	悪性末梢神経鞘腫瘍
	神経線維腫	
メラノサイト	色素性母斑	悪性黒色腫
混合性		
乳腺	線維腺腫	癌肉腫
腎原基		ウィルムス腫瘍
精腺	成熟奇形腫、皮様嚢胞	未熟奇形腫

・悪性腫瘍は、病理組織学的に異型性が強く、発生母細胞や母組織の特徴が種々の程度で失われ、発生母地との形態学的ないし機能的類似性が乏しくなる。

(2) 腫瘍の分類法と主な良性腫瘍と悪性腫瘍 ☆

・良性腫瘍と悪性腫瘍は組織発生に基づいて、それぞれ上皮性、非上皮性および混合性に分けられる（**表 7-5**）。

・良性腫瘍の多くは、腫瘍を構成する細胞や組織の名称のあとに「腫」を付与し、「名称＋腫」とする（腺組織：腺＋腫＝腺腫、線維性組織：線維＋腫＝線維腫）。

・悪性上皮性腫瘍は**癌腫 carcinoma** ☆、悪性非上皮性腫瘍は**肉腫 sarcoma** ☆とよばれ、細胞や組織の名称のあとに「癌」と「肉腫」を付ける（腺組織：腺＋癌腫＝腺癌、線維性組織：線維＋肉腫＝線維肉腫）。

7．腫瘍の進行状態

1）TNM 分類 ☆

TNM 分類とは、UICC（国際対癌連合 International Union Against Cancer）によって提案された、T、N、M の 3 つの因子に分けて表記する病期分類法である（**表 7-6**）。

- T：原発腫瘍 tumor の大きさないし広がりを、T1 ～ T4 と表記（T0：腫瘍なし、Tis：非浸潤癌）
- N：リンパ節 lymph node 転移の有無と程度を、N1 ～ N3 と表記（N0：転移なし）
- M：遠隔転移 metastasis の有無を、それぞれ M1 と M0 と表記

なお、pTNM は病理学的検査に基づく分類である。

T 分類の基準は悪性腫瘍の種類によって異なるが、T1 は限局性の小さな腫瘍である（舌癌：最大径 2 cm 以下、胃癌：粘膜内に限局）。

表 7-6　口腔癌の TNM 分類

T 分類（原発腫瘍の大きさ）	
Tis	上皮内癌
T1	2 cm 以下
T2	2 cm を超え、4 cm 以下
T3	4 cm を超える
T4	隣接組織浸潤 （浸潤範囲により T4a、T4b に分類）
N 分類（頸部リンパ節転移）	
N0	リンパ節転移なし
N1	同側、単発性、3 cm 以下
N2a	同側、単発性、3 cm を超え、6 cm 以下
N2b	同側、多発性、6 cm 以下
N2c	両側あるいは対側、6 cm 以下
N3	6 cm を超える
M 分類（遠隔転移）	
M0	遠隔転移なし
M1	遠隔転移あり

2）病期

TNM 分類の各因子の組み合わせによって腫瘍の進行状態を病期（ステージ、stage）Ⅰ期からⅣ期の 4 段階に分けて表記する。非浸潤癌は 0 期と表記する。Ⅰ期からⅣ期の基準は悪性腫瘍の種類によって異なる。

3）悪性腫瘍の進行状態と分類

(1) 早期がん early cancer

悪性腫瘍細胞の広がりが小さなもので、一般的に治療効果が期待できるので予後良好である。がんの組織型や臓器で基準は異なる。

(2) 進行がん advanced cancer

悪性腫瘍細胞が広範囲に広がっているものをいう。

(3) 多重がん multiple primary cancer

複数発生した悪性腫瘍で、同一の悪性腫瘍が複数発生する多発がんと 2 種類以上の悪性腫瘍が発生する重複がんに分けられる。また、発生時期で、複数の悪性腫瘍の発生時期が異なる異時性多重がんと、複数の悪性腫瘍が同時期に発生する同時性多重がんに分けられる。

(4) 不顕性がん subclinical cancer

臨床的に気づかれない悪性腫瘍で、他の疾患で死亡して病理解剖で発見された**ラテント癌**、非腫瘍性疾患で切除された検体に病理組織学的に発見された偶発がん、原発不明転移巣の原発巣として発見された**オカルト癌**の 3 種類がある。

8．全身の腫瘍

(1) 疫学 ☆

わが国の悪性腫瘍の疫学的特徴は以下のようである。

- 死因の約 **30%**は悪性腫瘍である（平成 28 年〈2016〉人口動態統計）。
- 男女合計で、肺、胃、大腸、膵、肝に多い（**表 7-7**）。
- 口腔・咽頭癌は約 2％である。

表 7-7　悪性腫瘍の分類別死亡数

順位	種類	総数（人）
1	気管、気管支・肺	73,820
2	大腸（結腸の悪性新生物、直腸 S 状結腸移行部、直腸の悪性新生物を含）	50,077
3	胃	45,509
4	肝	28,515

（厚生労働省：平成 28 年〈2016〉人口動態統計．より引用改変）

(2) 全身の代表的な悪性腫瘍

①肺癌

- **喫煙**と**アスベスト** ☆が、最も関連性が強い因子である。
- 肺癌のほとんどが癌腫で、最も多い組織型は腺癌である（末梢側に多い）。
- 扁平上皮癌は中枢側の太い気管支に多い。
- 小細胞癌は神経内分泌腫瘍で予後が悪い。
- 胸膜の中皮腫はアスベストの曝露と密接な関係がある。

②胃癌

- 胃癌の危険因子として**慢性胃炎**や ***Helicobacter pylori*** 感染がある。
- 胃癌の組織型のほとんどが腺癌である。
- 胃癌は鎖骨上リンパ節に転移することが多い（Virchow 転移）。

③大腸癌

- 大腸癌の組織型のほとんどが腺癌で、結腸に好発する。
- 大腸癌の発生には、***APC* 遺伝子** ☆の不活化にはじまる腺腫－癌シークエンスが関与する。
- 大腸癌の遠隔転移は、肝と肺に好発する。

（長谷川博雅）

9．歯原性腫瘍 odontogenic tumor

1）組織発生

歯原性腫瘍は、歯の形成に関与する組織に由来する腫瘍で、上皮性と非上皮性腫瘍の発生母地には以下のような組織が考えられる（図 7-11）。

- 上皮性腫瘍：エナメル器、歯堤、Malassez（マラッセ）の上皮遺残
- 非上皮性腫瘍：歯乳頭、歯小嚢、歯根膜（線維芽細胞、セメント芽細胞）

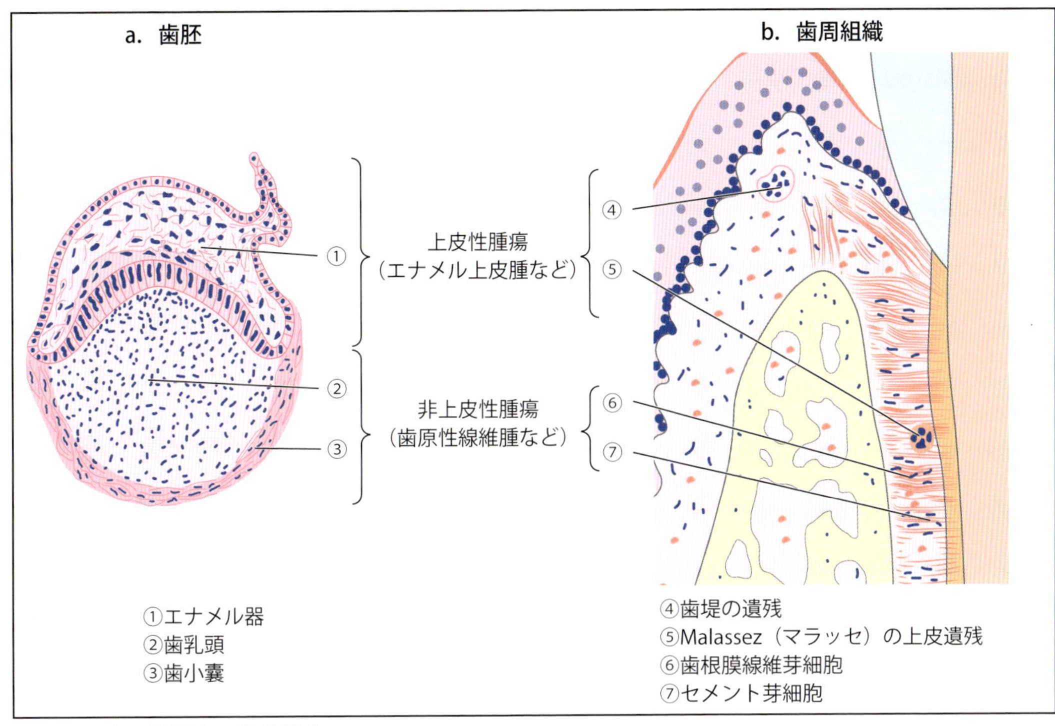

図 7-11　歯原性腫瘍の組織発生

2）分類 ☆

歯原性腫瘍は歯の形成に関与する組織に由来する腫瘍で、多くは良性であるが悪性もある。

(1) 病理組織学的分類（WHO 分類、2017 年）（表 7-8）

・良性腫瘍の分類

①良性上皮性歯原性腫瘍
②良性上皮間葉混合性歯原性腫瘍
③良性間葉性歯原性腫瘍

・悪性腫瘍の分類

①歯原性癌腫
②歯原性癌肉腫
③歯原性肉腫

3）主な良性上皮性歯原性腫瘍

(1) エナメル上皮腫 ameloblastoma ☆

①臨床的特徴

A. 好発部位（表 7-9）

下顎大臼歯部から下顎角・下顎枝部顎骨内が最も多く、まれに顎骨外の軟組織にもみられる。

表 7-8 歯原性腫瘍の病理組織学的分類（WHO、2017 年）

A. 良性腫瘍
a）良性上皮性歯原性腫瘍 1. エナメル上皮腫 エナメル上皮腫、単囊胞型 エナメル上皮腫、骨外型／周辺型 転移性エナメル上皮腫 2. 扁平上皮性歯原性腫瘍 3. 石灰化上皮性歯原性腫瘍 4. 腺腫様歯原性腫瘍 b）良性上皮間葉混合性歯原性腫瘍 5. エナメル上皮線維腫 6. 原始性歯原性腫瘍 7. 歯牙腫 複雑型 集合型 8. 象牙質形成性幻影細胞腫 c）良性間葉性歯原性腫瘍 9. 歯原性線維腫 10. 歯原性粘液腫／歯原性粘液線維腫 11. セメント芽細胞腫 12. セメント質骨形成線維腫
B. 悪性腫瘍
a）歯原性癌腫 1. エナメル上皮癌 2. 原発性骨内癌、NOS 3. 硬化性歯原性癌 4. 明細胞性歯原性癌 5. 幻影細胞性歯原性癌 b）歯原性癌肉腫 c）歯原性肉腫

表 7-9 エナメル上皮腫の好発部位

1. 顎骨内 ①若年者 下顎大臼歯部から下顎角・下顎枝部 ②中高年 下顎小臼歯部
2. 顎骨外の軟組織（骨外性／周辺型） 上顎小臼歯口蓋側歯肉部

表 7-10 エナメル上皮腫の臨床症状

・無痛性増大 ・発育緩慢 ・顎骨の頬舌的膨隆 ・顎骨の吸収 ・皮質骨の菲薄化による羊皮紙様感 ・隣接歯の転位、傾斜 ・歯根尖の吸収（ナイフカット状吸収） ・対合歯の接触による歯圧痕、潰瘍

B. 症状（**表 7-10**）

・腫瘍の発育は緩慢である。

・増大に伴い顎骨の頬舌的膨隆を示し、皮質骨の菲薄化により羊皮紙様感を触知する。

・歯根尖が吸収する。

・顎骨内から周囲軟組織へ拡大進展するものでは、手術後に再発をきたしやすい。

C. 画像診断所見（**図 7-12a、b、表 7-11**）

・境界明瞭な単房型や多房型などの透過像を示す。

・頬舌的な増大を示す。

・歯根尖の吸収を認める。

D. 治療（**表 7-12**）

・外科的療法が行われる。

・顎骨保存療法と顎骨切除に大別される。

②病理組織学的特徴

病理組織学的には、濾胞型と叢状型の２つに分類される。濾胞型と叢状型の混在もある。

A. **濾胞型** follicular type（**図 7-13**）

・エナメル上皮腫のなかで最も典型的なものである。

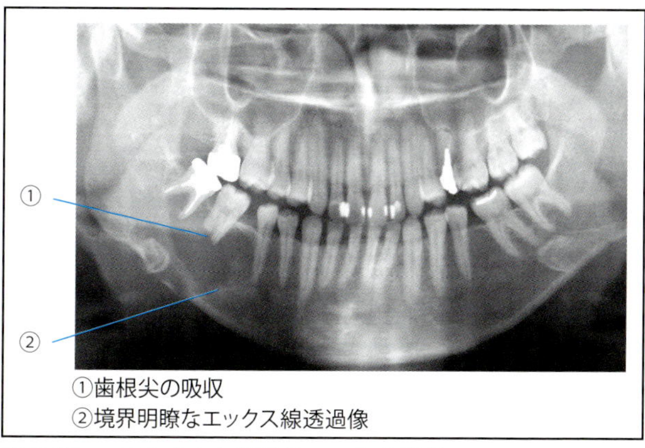

図 7-12a　エナメル上皮腫のエックス線像

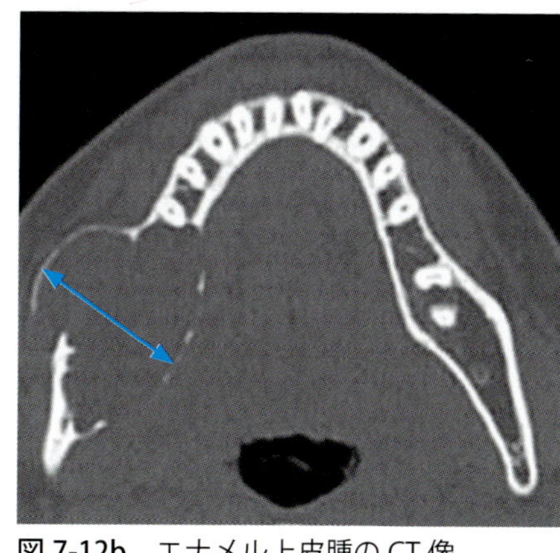

図 7-12b　エナメル上皮腫の CT 像
腫瘍は頬舌的に増大し（矢印）、皮質骨の菲薄化を認める。

表 7-11　エナメル上皮腫のエックス線所見

- 境界明瞭な透過像・半透過像
- 頬舌的膨隆
- 単房、多房、蜂巣型や石けん泡状
- 歯根尖の吸収
- 埋伏歯を伴うことあり

表 7-12　エナメル上皮腫の治療法

1. 顎骨保存療法 ①開窓術 ②摘出掻爬術 ③分割除去 ④反復処置
2. 顎骨切除 ①下顎骨辺縁切除術 ②区域切除術など

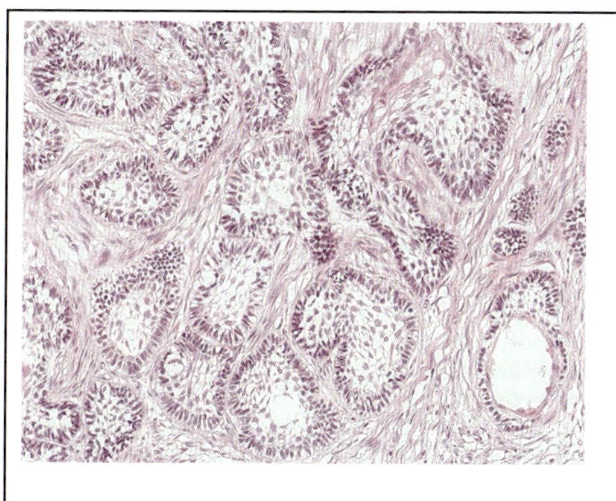

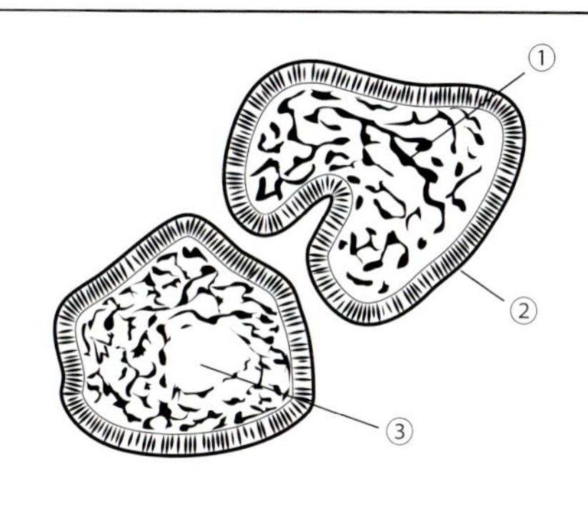

図 7-13　濾胞型エナメル上皮腫
腫瘍胞巣の内部にはエナメル器の星状網に類似したエナメル髄様構造を認め、辺縁部には円柱状細胞の柵状配列を認める。一部で実質嚢胞をみる。

- 腫瘍実質の胞巣はいわゆる濾胞状（小球や袋状）を呈する。
- 胞巣内部はエナメル器の星状網に類似したエナメル髄様の構造である。
- 周辺部は前エナメル芽細胞様の円柱状ないし立方状細胞が柵状に配列する。
- 胞巣内部の変性液化による嚢胞形成（**実質嚢胞**）がある。
- 実質嚢胞を有する胞巣は互いに癒合し、増大する（単嚢胞化傾向）。
- 亜型

  棘細胞型：腫瘍胞巣内に扁平上皮化生や角質球をみるもの。

顆粒細胞型：好酸性顆粒を細胞質に含む顆粒細胞をみるもの。

基底細胞型：基底細胞様の比較的小型の細胞からなるもの。

B. 叢状型（そうじょう） plexiform type（図 7-14）

・濾胞型に次いで典型的なもので、叢（草むら）のイメージによる名称である。

・腫瘍は細い索状、シート状をなして不規則に連続し、網目状構造を呈する。

・胞巣内部はエナメル器の星状網に類似したエナメル髄様の構造である。

・周辺部は前エナメル芽細胞様の円柱状ないし立方状細胞が柵状に配列する。

・間質は、水腫性変化を伴う線維性結合組織からなる。

・腫瘍実質胞巣に取り囲まれた間質に組織液が貯留した状態を**間質嚢胞**という。

・濾胞型と同様に実質嚢胞をみることがある。

C. 単嚢胞型 unicystic type（図 7-15）

・切除組織の割面の肉眼的所見による分類で、大型の嚢胞状構造からなる。

・嚢胞内腔面を覆う上皮の一部や内腔に突出する部分にエナメル上皮腫の特徴を示す。

D. 骨外型／周辺型 extraosseous/peripheral type

・発生部位による分類で、歯肉や歯槽粘膜に発生したものである。

・エナメル上皮腫のほとんどは顎骨内に発生するため頻度は少ない。

・病理組織像は顎骨内に発生するものと同様であるが、棘細胞型が多い。

(2) 石灰化上皮性歯原性腫瘍 calcifying epithelial odontogenic tumor, Pindborg tumor ☆

歯原性上皮由来の顎骨内良性歯原性腫瘍で、**アミロイド様物質**の生成とその石灰化を特徴とする。約半数は埋伏歯や萌出歯と関連する。

①好発部位

・下顎大臼歯、上下顎小臼歯部

②症状

・腫瘍は発育緩慢で、顎骨の無痛性膨隆を示す。

・皮質骨の菲薄化により羊皮紙様感を触知する。

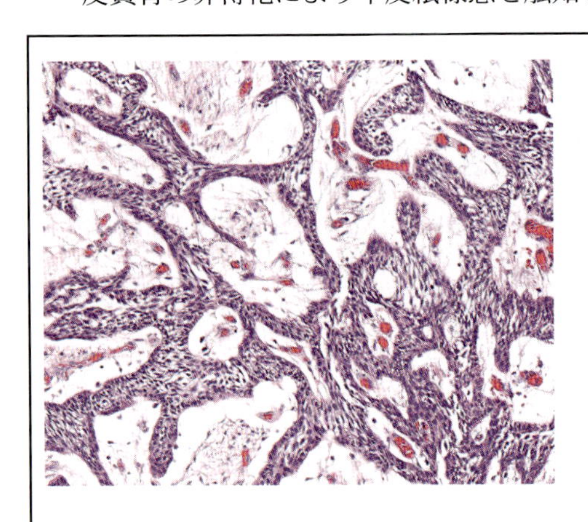

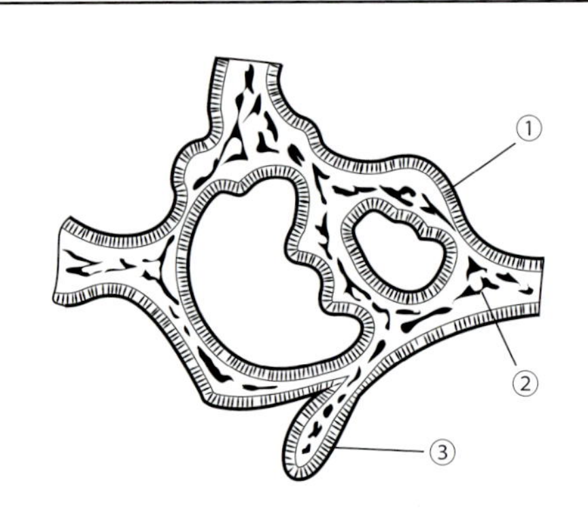

①辺縁部は前エナメル芽細胞様の円柱状細胞の柵状配列
②内部はエナメル髄様の構造
③歯堤に類似

図 7-14　叢状型エナメル上皮腫
腫瘍は索状をなして不規則に連続し網目状構造を呈する。歯堤に類似した部分をみる。腫瘍胞巣の辺縁部には立方状細胞が配列し、内部はエナメル器の星状網に類似したエナメル髄様の構造を認める。

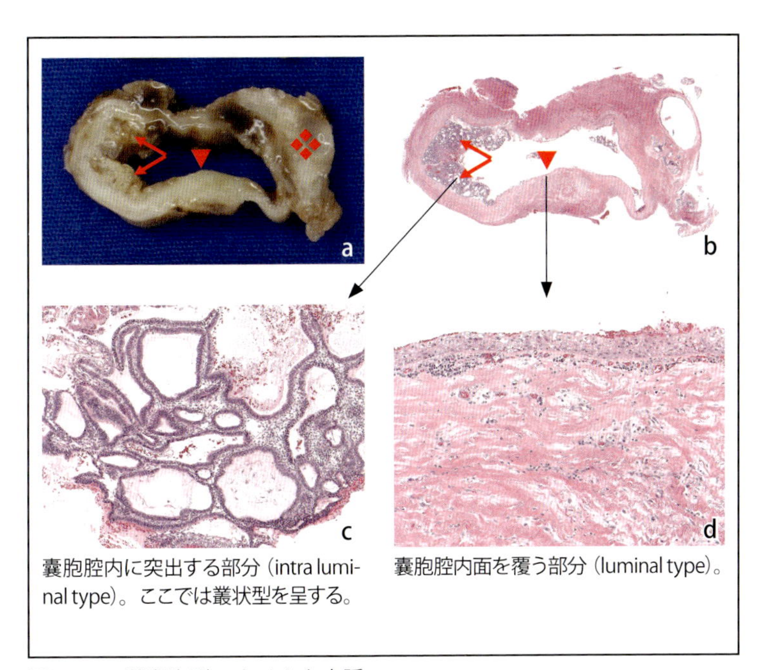

囊胞腔内に突出する部分（intra luminal type）。ここでは叢状型を呈する。
囊胞腔内面を覆う部分（luminal type）。

図 7-15　単囊胞型エナメル上皮腫
a：切除組織の割面　b：a の病理組織像　c、d：b の部分拡大像

③画像診断所見

・顎骨内の単胞性の透過性病変の中に、石灰化物様不透過物の散在、埋伏歯や未萌出歯を認める。

④病理組織学的所見

・間質結合組織中に、多角形の歯原性上皮性細胞が充実性ないしシート状に増殖する。

・腫瘍細胞に接して好酸性のアミロイド様物質とその石灰化を認める。

・**アミロイド様物質**は、エナメルタンパクの組織化学的性状がアミロイドに類似し、**Congo-Red 染色**で陽性を示すことからその名が付けられている。

⑤治療

・病変の摘出搔爬術が行われるが、大きなものでは顎骨切除が行われる。

(3) 腺腫様歯原性腫瘍 adenomatoid odontogenic tumor ☆

歯原性上皮由来の顎骨内良性歯原性腫瘍である。

①好発部位・年齢・性別

・上顎犬歯部、次いで下顎犬歯部に多く、しばしば埋伏歯（犬歯）を伴う。

・10 歳代の女性に多い。

②症状

・発育は緩慢である。

・顎骨の無痛性膨隆がみられる。

・増大に伴い羊皮紙様感を認め、波動を触知する。

③画像診断所見

・埋伏歯を伴う類円形透過像の中に砂粒状不透過像（石灰化物）を認める。

④病理組織学的所見（図 7-16）

・円柱状上皮細胞が一層の環状配列を示す腺管状構造を認める。

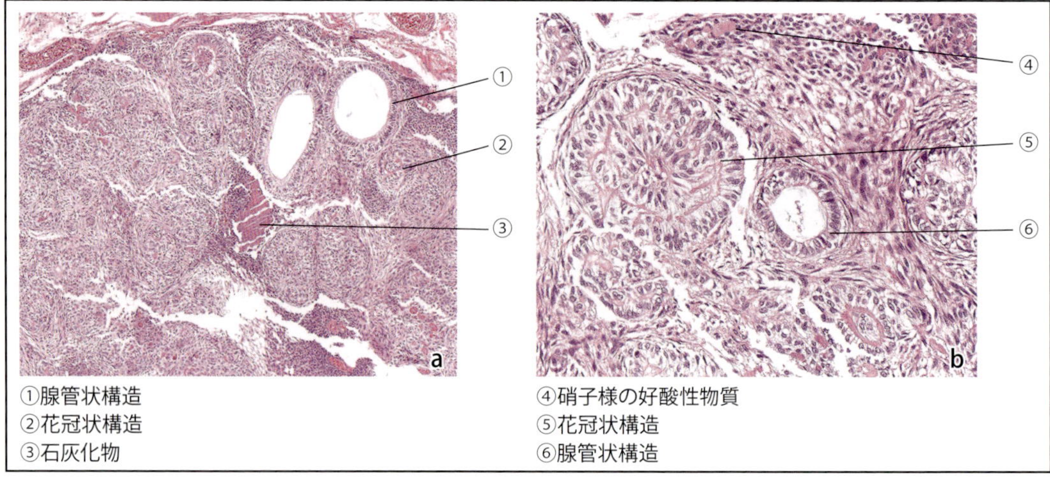

①腺管状構造
②花冠状構造
③石灰化物

④硝子様の好酸性物質
⑤花冠状構造
⑥腺管状構造

図 7-16　腺腫様歯原性腫瘍
a：腫瘍は腺管状構造や花冠状構造をなして増殖する。胞巣間には小石灰化物を認める。**b**：強拡大像では硝子様の好酸性物質を認める。

・円柱状上皮細胞が二層性に配列する花冠状構造を認める。
・上皮胞巣内や線維性結合組織中には、硝子様の好酸性物質や小石灰化物を認める。
・嚢胞腔を形成する場合がある。
・アミロイド様物質をみることがある。

⑤治療

・病変の摘出掻爬術に合わせて腫瘍に含まれる埋伏歯（犬歯）の抜歯術が行われる。

4）主な歯原性混合性腫瘍

歯原性上皮と歯原性外胚葉性間葉からなる混合性腫瘍である。

（1）エナメル上皮線維腫 ameloblastic fibroma 

①臨床的特徴

・下顎臼歯部に好発する。
・多くは 10 歳代（平均約 15 歳）に好発する。

②病理組織学的所見

・歯乳頭に類似した疎な間葉組織と、エナメル器や歯堤に類似した胞巣の増殖がみられる（図 7-17）。

（2）**歯牙腫** odontoma ☆

エナメル質、象牙質、セメント質、歯髄などの歯胚・歯の組織からなる腫瘤で組織奇形（過誤腫）とみなされる。それぞれの硬組織が不規則かつ無秩序な組み合わせで形成される。

集合型と複雑型の２つに分類される。なお、集合型と複雑型とが混合し、明確に区分できないものを複合性歯牙腫という。

①歯牙腫、集合型 odontoma, compound type
集合性歯牙腫 compound odontoma

歯牙腫のうち、矮小な歯様構造物の集合塊からなり、被膜で覆われているものをいう（図 7-18a）。

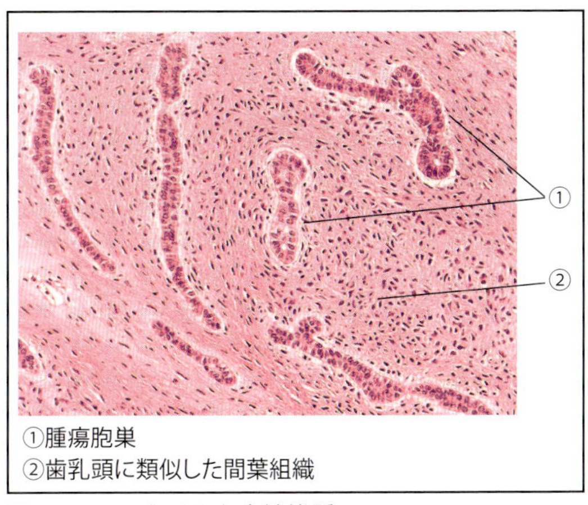

①腫瘍胞巣
②歯乳頭に類似した間葉組織

図 7-17　エナメル上皮線維腫

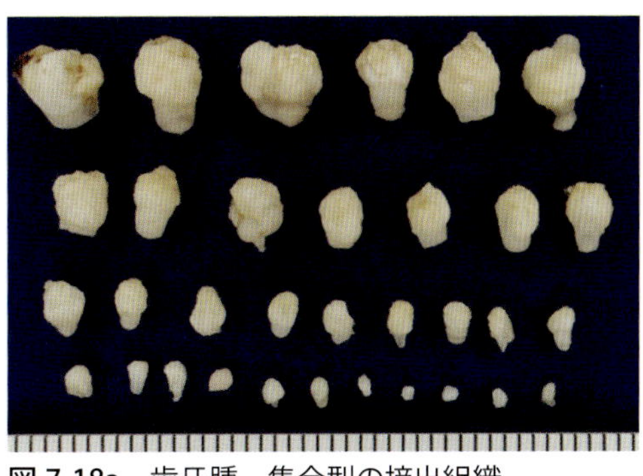

図 7-18a　歯牙腫、集合型の摘出組織
多数の矮小歯様の硬組織を認める。

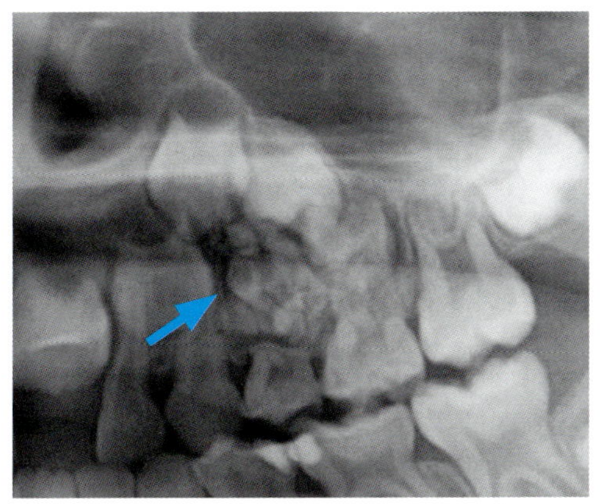

図 7-18b　歯牙腫、集合型のエックス線像
多数の矮小歯様の不透過像（矢印）を認める。

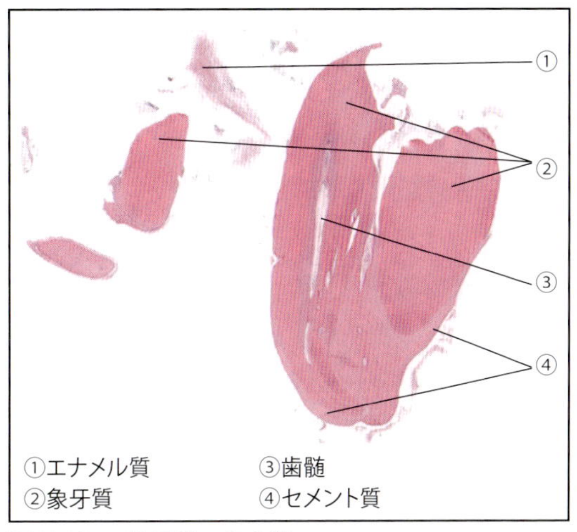

①エナメル質　③歯髄
②象牙質　④セメント質

図 7-18c　歯牙腫、集合型

A. 好発部位・年齢・性別
- 上顎前歯部に多い。
- 10 ～ 20 歳に多いが、複雑性歯牙腫より若い年齢層にみられる。
- 性差はない。

B. 画像診断所見（図 7-18b）
- 多数の小さな歯様不透過物の集合体が、一層の透過層に囲まれている。

C. 病理組織学的所見（図 7-18c）
- 多数の矮小な歯様硬組織を認める。
- エナメル質、象牙質、セメント質および歯髄が、正常な歯と同様な配列を示す。
- 歯様硬組織の間には線維性組織が介在する。
- 複雑性歯牙腫などの硬組織で癒合しているものもある。

②歯牙腫、複雑型 odontoma, complex type
複雑性歯牙腫 complex odontoma

歯牙腫のうち歯の形状をなさず、エナメル質、象牙質、セメント質類似硬組織が、不規則に混在する塊状の増殖物をいう（図 7-19a）。

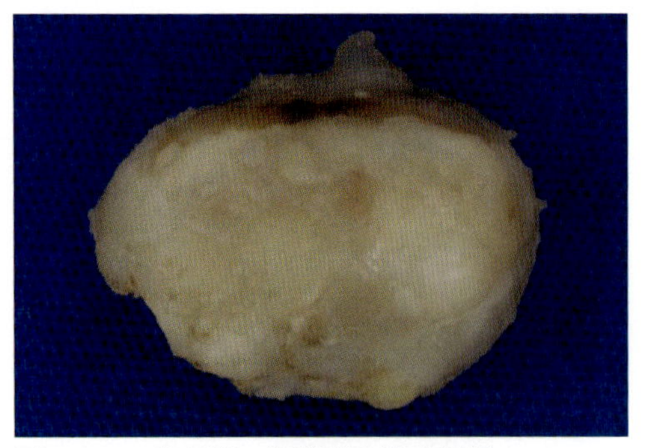

図 7-19a　歯牙腫、複雑型の摘出組織
歯の形態をなさない硬組織塊を認める。

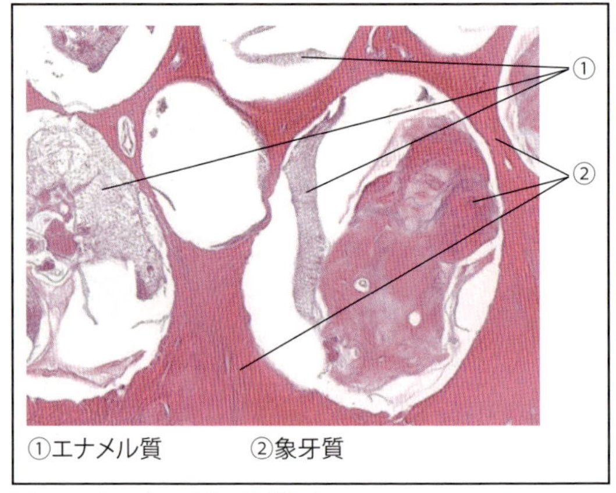

図 7-19b　歯牙腫、複雑型

A. 好発部位・年齢

・下顎臼歯部や上顎前歯部に好発し、埋伏歯を伴うことが多い。

・10 ～ 20 歳に多い。

B. 画像診断所見

・境界明瞭な塊状不透過像を認める。

C. 病理組織学的所見（図 7-19b）

・エナメル質、象牙質、セメント質および歯髄が無秩序に配列する。

・周囲は線維性被膜に覆われる。硬組織間には、歯原性上皮がみられることがある。

・わずかに歯様構造物を含む場合もある。

5）主な良性間葉性腫瘍

（1）歯原性線維腫 odontogenic fibroma ☆

歯原性間葉組織に由来する良性腫瘍である。

・歯小嚢や歯根膜に類似した膠原線維を伴う線維芽細胞の増殖からなる。

・偶然間質として Malassez の上皮遺残に類似した小隗状ないし索状の上皮を伴う。

（2）歯原性粘液腫／歯原性粘液線維腫 odontogenic myxoma/myxofibroma ☆

歯原性間葉組織に由来する粘液腫様組織からなる良性歯原性腫瘍である。

①好発部位・年齢・性別

・下顎臼歯部に多くみられる。

・10 ～ 50 歳代の女性に多い。

②症状

・発育は緩慢である。

・顎骨の膨隆をきたす。

・骨皮質の吸収と局所浸潤を認め、治療後に再発することがある。

③画像診断所見

・多胞性の透過像（顎骨吸収像）や樹枝状（テニスラケット状）の不透過像を認める。

④病理組織学的所見（図 7-20）

・粘液様基質の中に紡錘形や星状の線維細胞が疎に配列し、歯原性上皮の小塊を認める。

・粘液様基質の中に膠原線維を多く認めるものは、歯原性粘液線維腫という。

⑤治療

・病変の摘出術が行われる。

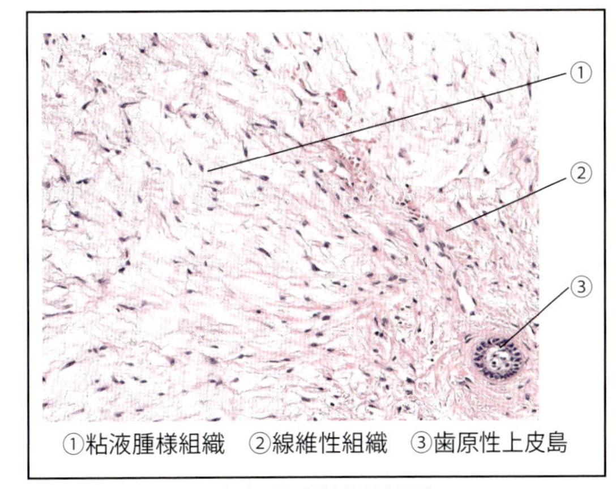

図 7-20　歯原性粘液腫／粘液線維腫
紡錘形細胞が疎に配列する粘液腫様組織内に歯原性上皮島を認め、部分的に線維性組織を認める。

(3) セメント芽細胞腫 cementoblastoma

☆

シート状のセメント質形成を特徴とする良性腫瘍である。

①好発部位・年齢

・10～20 歳代の臼歯部に好発する。

・上顎より下顎に多く、歯根に連続している。

②症状

・発育は緩慢である。

・顎骨の膨隆をきたす。

③画像診断所見

・歯根に連続する類球形の不透過像を示す。

・周囲に一層の透過帯を認める。

④病理組織学的所見

・多数のセメント芽細胞や破セメント細胞を含む密な梁状硬組織の増殖からなる。

・単核のセメント芽細胞と多核の破セメント細胞が、セメント質様硬組織の辺縁に並行して配列する。

・類骨骨腫や骨芽細胞腫などとの鑑別が必要な場合がある。

6）主な悪性歯原性癌腫

(1) エナメル上皮癌 ameloblastic carcinoma 

・分類（WHO 分類、2017 年）（**表 7-8**）

①病理組織学的所見

・良性のエナメル上皮腫に類似するが、細胞密度が高い、細胞異型が強い、核分裂像が多い点で異なる。

・良性のエナメル上皮腫との類似性が低く、未分化な組織像を呈する場合もある。

（岡田康男）

10. 唾液腺腫瘍

1）唾液腺腫瘍の特徴

(1) 発生頻度・部位

・全腫瘍の約 1 %である。

・耳下腺に最も多く、次いで顎下腺、小唾液腺（口蓋腺、口唇腺、頬腺、臼後腺）、舌下腺の順である。

小唾液腺では口蓋が最も多い。
- 良性のほうが悪性よりも発生頻度が高い。
- 良性と悪性の比率（良性：悪性）
  耳下腺では４：1、顎下腺では２：1、舌下腺や小唾液腺では１：１である。
  口底、舌、臼後部の小唾液腺では悪性が８割を超える。
- 鼻腔や副鼻腔の付属腺にも唾液腺と同様の腫瘍を認める。

(2) 症状

①良性腫瘍

- 発育が緩慢で、無痛性の弾性硬の腫瘤として認められる。
- 境界は明瞭で、可動性があるとされるが、口蓋腺原発の場合には可動性は確認できない。

②悪性腫瘍

- 発育は比較的緩慢であるが、長期経過を経て急激に増大することがある。
- 周囲に浸潤・進展する場合には境界は不明瞭で、癒着により可動性を失う。
- 神経周囲浸潤により、知覚の異常・疼痛や運動の異常などの神経症状を認める。
- 一般に良性腫瘍では圧排性に増殖し、悪性腫瘍では周囲との境界が不明瞭で浸潤性に増殖するが、唾液腺腫瘍においては良性でも腫瘍が周囲被膜内に侵入し、さらに被膜外へ進展して、あたかも浸潤しているかのようにみえる場合がある。また、悪性でも圧排性に増殖する場合がある。
- 悪性腫瘍では腫瘍の浸潤により表層の皮膚や粘膜に潰瘍をきたす。
- 良性腫瘍でも口蓋腺や頬腺に発現した場合には、硬固食品の接触や咬傷などの外傷刺激により粘膜潰瘍をみる。

2）組織発生

- 唾液腺は腺房と導管からなる。
- 腺房細胞は、耳下腺では漿液性からなるが（漿液腺）、顎下腺、舌下腺および小唾液腺は漿液性と粘液性からなる（混合腺）。
- 導管のうち介在部導管上皮は立方状細胞、線条部導管上皮は円柱状細胞からなる。
- 排出導管内腔側は偽重層化した上皮からなるが、開口部に向い重層扁平上皮に移行する。
- 腺房、介在部導管および一部の線条部導管では筋上皮細胞が存在する。
- 唾液腺腫瘍は腺房、介在部導管、線条部導管、排出導管および脂腺に類似する（**表 7-13**）。
- 構成細胞の分化により、導管上皮細胞・腺房細胞へ分化する腫瘍、筋上皮細胞へ分化する腫瘍およびその両方へ分化する腫瘍に大別される（**表 7-14**）。
- 篩状、管状、乳頭状、充実性、索状、嚢胞状および濾胞状などの構造を認める。

表 7-13　唾液腺腺房・導管と組織学的類似腫瘍

部位	腺房	介在部導管	線条部導管	排出管
腫瘍	腺房細胞癌	多形腺腫 腺様嚢胞癌 基底細胞腺腫 基底細胞腺癌 上皮筋上皮癌	ワルチン腫瘍 オンコサイトーマ オンコサイト癌	粘表皮癌 唾液腺導管癌 扁平上皮癌 導管内乳頭癌

表 7-14　構成細胞の分化による分類

導管上皮細胞・腺房細胞 単一性腫瘍	筋上皮細胞 単一性腫瘍	導管上皮細胞・腺房細胞／ 基底細胞二相性腫瘍
ワルチン腫瘍 オンコサイトーマ 粘表皮癌 唾液腺導管癌 オンコサイト癌	筋上皮腫 筋上皮癌	多形腺腫 腺様嚢胞癌 基底細胞腺腫 基底細胞腺癌 上皮筋上皮癌

3）分類（表 7-15）

- 上皮性腫瘍、非上皮性腫瘍（軟部腫瘍、血液リンパ球系腫瘍）、二次性腫瘍に分けられる。
- 全体の 9 割が上皮性腫瘍である。
- 良性では多形腺腫が最も多く唾液腺腫瘍の 6 割を占め、次いでワルチン腫瘍が多い。
- 悪性では腺様嚢胞癌、粘表皮癌が多い。

表 7-15　唾液腺腫瘍の病理組織学的分類（WHO、2017 年）

1. 良性腫瘍	2. 悪性腫瘍		3. 非腫瘍性上皮病変
①多形腺腫 ②筋上皮腫 ③基底細胞腺腫 ④ワルチン腫瘍 ⑤オンコサイトーマ ⑥リンパ腺腫 ⑦嚢胞腺腫 ⑧乳頭状唾液腺腺腫 ⑨導管内乳頭腫 ⑩脂腺腺腫 ⑪細管状腺腫 　他の導管内腺腫	①粘表皮癌 ②腺様嚢胞癌 ③腺房細胞癌 ④多形腺癌 ⑤明細胞癌 ⑥基底細胞癌 ⑦管内癌 ⑧腺癌 NOS ⑨唾液腺導管癌 ⑩筋上皮癌 ⑪上皮筋上皮癌 ⑫多形腺腫由来癌	⑬分泌癌 ⑭脂腺癌 ⑮癌肉腫 ⑯低分化癌 　未分化癌 　大細胞神経内分泌癌 　小細胞神経内分泌癌 ⑰リンパ上皮癌 ⑱扁平上皮癌 ⑲オンコサイト癌 ⑳唾液腺芽腫	①硬化性多嚢胞性腺症 ②結節性オンコサイト過形成 ③リンパ上皮性唾液腺炎 ④介在導管過形成 **4. 良性軟組織病変** ①血管腫 ②脂肪腫／唾液腺脂肪腫 ③結節性筋膜炎 **5. 血液リンパ系腫瘍** ① MALT リンパ腫

4）主な唾液腺腫瘍

(1) 多形腺腫　pleomorphic adenoma 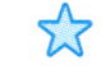

唾液腺の介在部導管に類似する良性上皮性腫瘍で、腺上皮と筋上皮への分化を示す細胞の混在からなり、これらに加え粘液腫様や軟骨様の間葉様成分がみられる。

①発生頻度

- 唾液腺腫瘍のうちで最も発生頻度が高く、全唾液腺腫瘍の 60 ～ 70％を占める。

②好発部位・年齢・性別

- 多形腺腫の 70 ～ 80％は耳下腺に発生し、残りの半数ずつを顎下腺と小唾液腺が占める。
- 小唾液腺では口蓋腺に多く認める（図 7-21）。
- 好発年齢は 30 ～ 40 歳代であるが幅広い年代に発症する。
- 女性にやや多い。

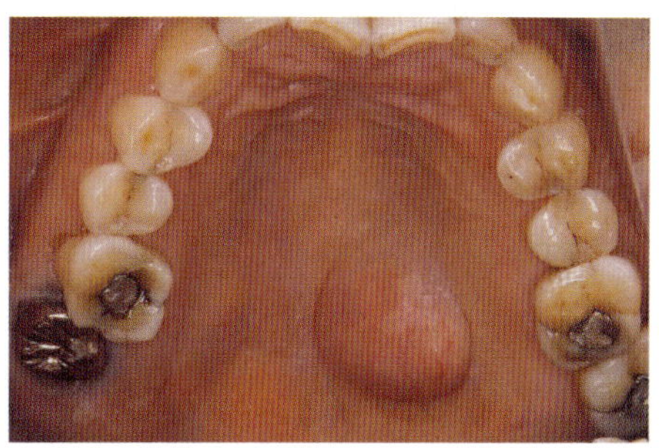

図 7-21　口蓋腺原発の多形腺腫
表面は口蓋粘膜で覆われた膨隆を認める。辺縁の立ち上がりが急で凸型の膨隆を示すのが唾液腺良性腫瘍の特徴である（悪性ではなだらかな山型を呈する）。

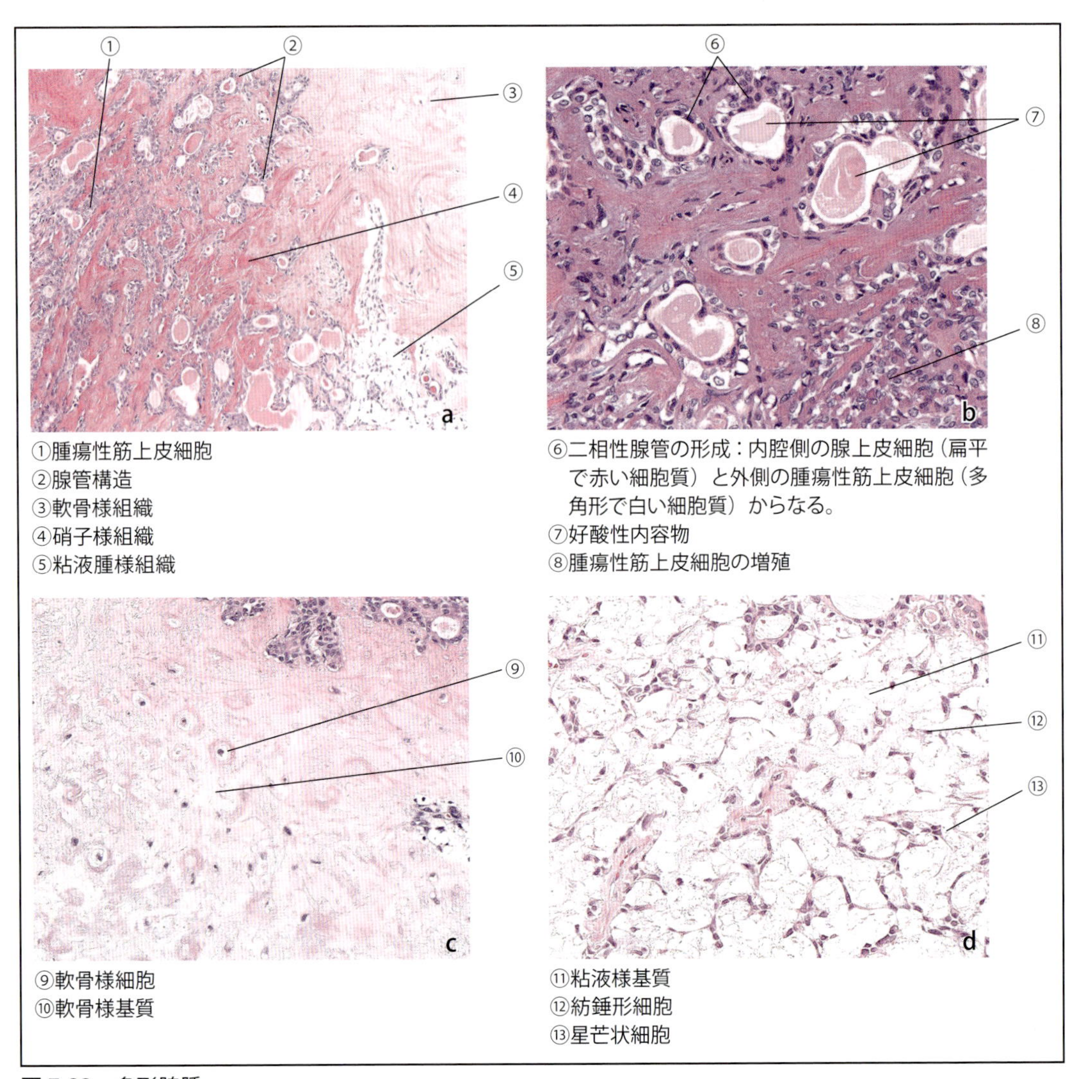

①腫瘍性筋上皮細胞
②腺管構造
③軟骨様組織
④硝子様組織
⑤粘液腫様組織

⑥二相性腺管の形成：内腔側の腺上皮細胞（扁平で赤い細胞質）と外側の腫瘍性筋上皮細胞（多角形で白い細胞質）からなる。
⑦好酸性内容物
⑧腫瘍性筋上皮細胞の増殖

⑨軟骨様細胞
⑩軟骨様基質

⑪粘液様基質
⑫紡錘形細胞
⑬星芒状細胞

図 7-22　多形腺腫

③症状

・発育は緩慢で弾性硬の膨隆を呈する。
・大きさは通常 2 ～ 5 cm 大であるが、放置されると巨大化する。
・治療されずに 10 年以上経過している場合や再発例では悪性化することがある（多形腺腫由来癌）。

④切除組織の肉眼所見

・境界明瞭な充実性腫瘤である。
・多くは周囲に被膜を有するが、小唾液腺原発例では被膜を欠くことがある。
・割面では灰白色調を呈する。
・腫瘍が大きい場合には嚢胞がみられることがある。

⑤病理組織学的所見（図 7-22）

・内腔側の**腺上皮細胞**と周囲の**腫瘍性筋上皮細胞**からなる二相性の腺管構造が特徴である。
・腔内に好酸性内容物を認める。

・腺上皮細胞は導管上皮様の好酸性細胞質と円形核を有する立方状細胞であるが、管腔が拡張した部分では扁平な細胞となる。
・腫瘍性筋上皮細胞は腺上皮の外周を形成し、充実性、索状や網状に増殖する部分では多角形、紡錘形をなす。
・形質細胞様細胞や扁平上皮化生をみる。
・間葉様成分は上皮性成分に連続移行し、粘液腫様、軟骨様、線維性ないし硝子様の成分を認める。軟骨様成分は多形腺腫以外の唾液腺腫瘍では認めない。
・腫瘍細胞が周囲の線維性被膜内への侵入や被膜外へ進展することがある。
・腫瘍周囲の被膜外に進展する場合には再発の可能性がある。

(2) Warthin 腫瘍（ワルチン腫瘍） Warthin tumor ☆

オンコサイトを主体とする上皮細胞の乳頭状増殖とリンパ組織からなる良性腫瘍である。

①発生頻度

・多形腺腫に次いで発生頻度が高い。

②好発部位・年齢・性別

・耳下腺下極に好発し、しばしば両側性に発生する。
・中高年の男性に多い。

③症状

・発育は緩徐で表面は平滑、弾性硬で、時に波動を触知する。

④画像診断所見

・$^{99m}TcO_4^-$ 唾液腺シンチグラフィで集積像を示すことが特徴である。

⑤切除組織の肉眼所見

・周囲に被膜を有する境界明瞭な腫瘤である。
・割面では充実性の部分と中に黄褐色調内溶液を入れた嚢胞様の部分を認める。

⑥病理組織学的所見（図 7-23）

・好酸性顆粒状細胞質をもつ上皮細胞とリンパ組織からなる。

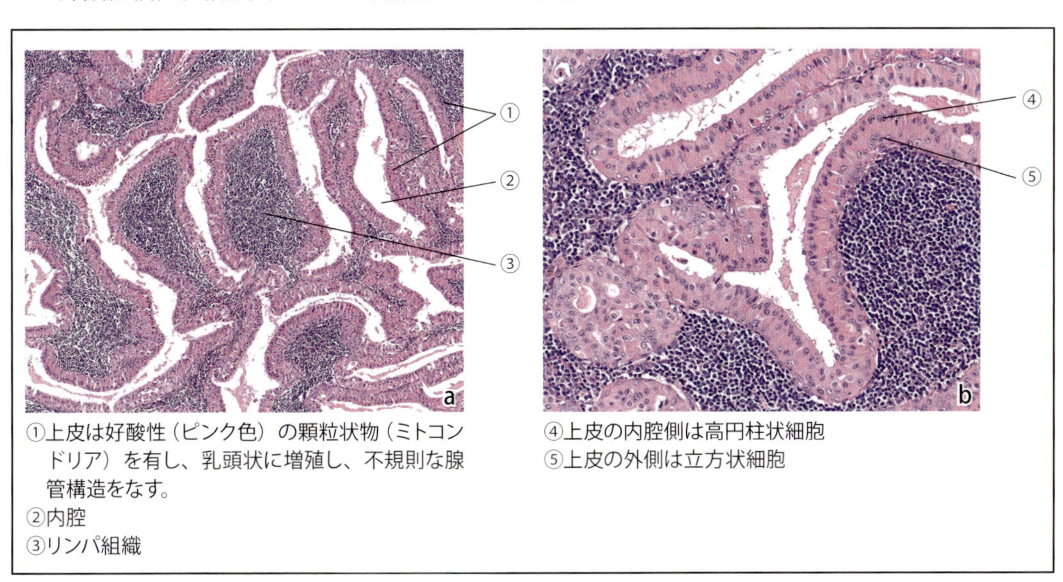

①上皮は好酸性（ピンク色）の顆粒状物（ミトコンドリア）を有し、乳頭状に増殖し、不規則な腺管構造をなす。
②内腔
③リンパ組織

④上皮の内腔側は高円柱状細胞
⑤上皮の外側は立方状細胞

図 7-23　Warthin 腫瘍

・上皮は内層の高円柱状細胞と外層の立方状細胞が２列に配列し、管腔、囊胞腔を囲み、腔内に乳頭状に増殖する。
・上皮細胞の細胞質は腫大したミトコンドリアが充満し、オンコサイトと同様の細胞とされる。
・リンパ組織は反応性で胚中心を伴う**リンパ濾胞**を認める。
・唾液腺内リンパ節に封入された唾液腺に由来するといわれているが、真の腫瘍でないとする報告もある。
・オンコサイトーマ、乳頭状囊胞腺腫やリンパ上皮性囊胞に類似する。

(3) 腺様囊胞癌 adenoid cystic carcinoma ☆

唾液腺の**介在部導管**に類似する悪性腫瘍で、**腺上皮**と**筋上皮**への分化を示す細胞の混在からなる。

①好発部位・年齢・性別

・大唾液腺では耳下腺に最も多い。
・発生数は耳下腺よりも少ないが顎下腺における発生率は高い。
・舌下腺腫瘍では最も多い。
・小唾液腺では口蓋に最も多くみられる。
・高齢者にみられ性差はない。

②症状

・発育緩慢で弾性硬の膨隆を示す。
・**神経周囲浸潤**しやすく**疼痛**や運動障害（特に顔面神経麻痺）を認める。
・腫瘍の進展に伴い潰瘍が認められる。
・遠隔臓器転移、特に肺転移をきたす。

③切除組織の肉眼所見

・周囲の被膜を欠き、境界は明瞭な部分の他に不明瞭な部分がある。
・割面は充実性で、白色調を呈する。

④病理組織学的所見（図 7-24）

・腺上皮細胞と腫瘍性筋上皮細胞からなり、周囲浸潤性で被膜を認めない。
・**篩状**（ふるい）（シリンダー状、レンコン状、スイスチーズ状）、腺管形成や充実性胞巣の混在がみられ、それぞれの構造パターンの占める割合により篩状型 cribriform type、管状型 tubular type および充実型 solid type に分けられる。
・充実型は予後不良とされる。
・神経周囲浸潤が高頻度にみられ、神経に沿って進展する。
・篩状の部分では、腺上皮で囲まれる真の腺腔のほかに腫瘍性筋上皮細胞が形成する**偽腺腔**（偽囊胞）を認める。
・管状をなす部分の腺管は、内腔側の腺上皮細胞と外側の腫瘍性筋上皮細胞の二相構造からなる。
・充実性増殖の部分では、腫瘍性筋上皮細胞、腺細胞の他に分化が不明な細胞からなる大型の胞巣を認める。
・周囲浸潤性である。

(4) 粘表皮癌 mucoepidermoid carcinoma ☆

唾液腺の**排出管**に類似する悪性腫瘍である。

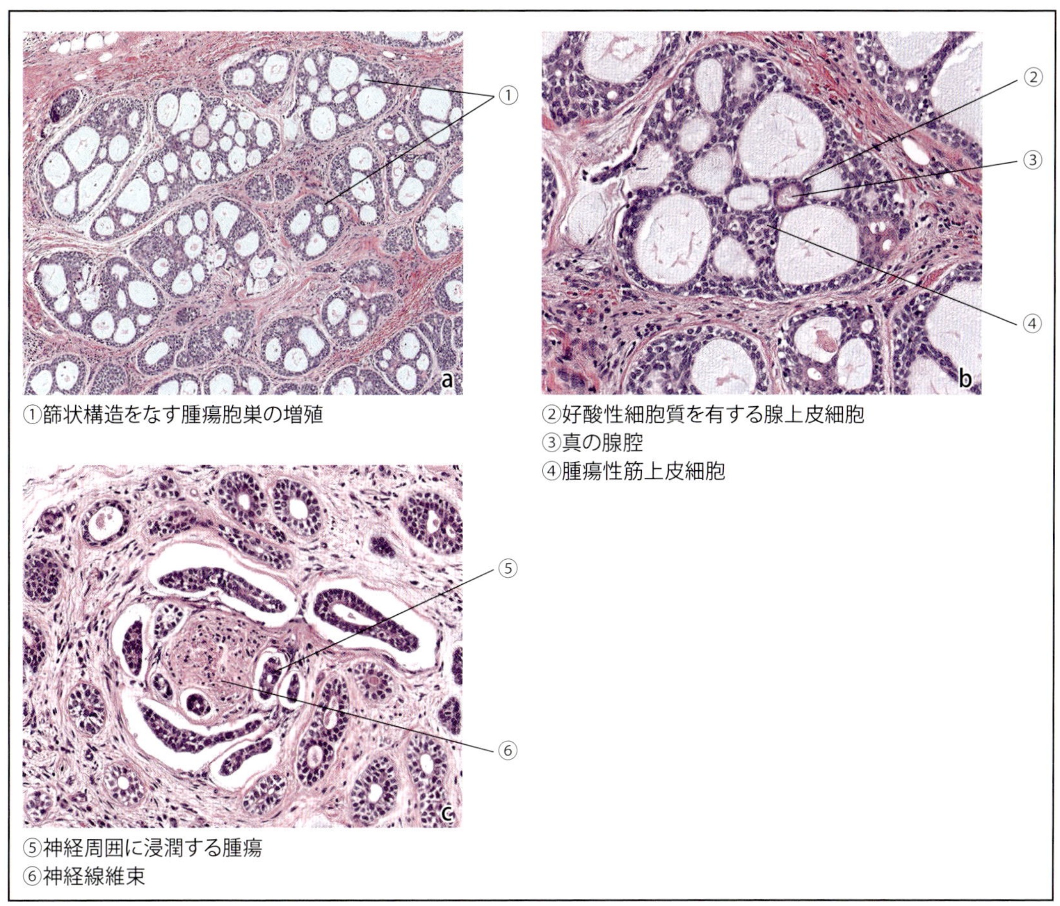

図 7-24　腺様嚢胞癌
a：間質の線維性組織の硝子化を伴い、篩状をなして増殖する腫瘍。b：篩状構造の中には腺上皮で囲まれる真の腺腔のほかに、腫瘍性筋上皮細胞が形成する偽腺腔（偽嚢胞）を認める。c：腫瘍は神経線維束の周囲や内部に浸潤する。

①好発部位・年齢・性別

- 大唾液腺では耳下腺に最も多く、小唾液腺では口蓋腺に多い。まれに下顎骨内に発生する（顎骨中心性癌）。
- 中高年にみられ女性にやや多い。

②症状

- 発育緩慢な弾性硬の無痛性膨隆を示す。

③切除組織の肉眼所見

- 周囲との境界は明瞭であることが多い。
- 割面では嚢胞腔がみられる場合や充実性の場合もある。

④病理組織学的所見（図 7-25）

- **粘液産生細胞**、**扁平上皮様細胞**（**類表皮細胞**）および小型の**中間細胞**の混在からなる。
- 腺腔や嚢胞腔を形成する部分や充実性の部分が混在して増殖する。
- 嚢胞壁は内腔側に杯細胞様の粘液産生細胞や円柱上皮が配列し、外側に扁平上皮様細胞や中間細胞が配列する。
- 粘液産生細胞は核が偏在し、細胞質が淡明である。

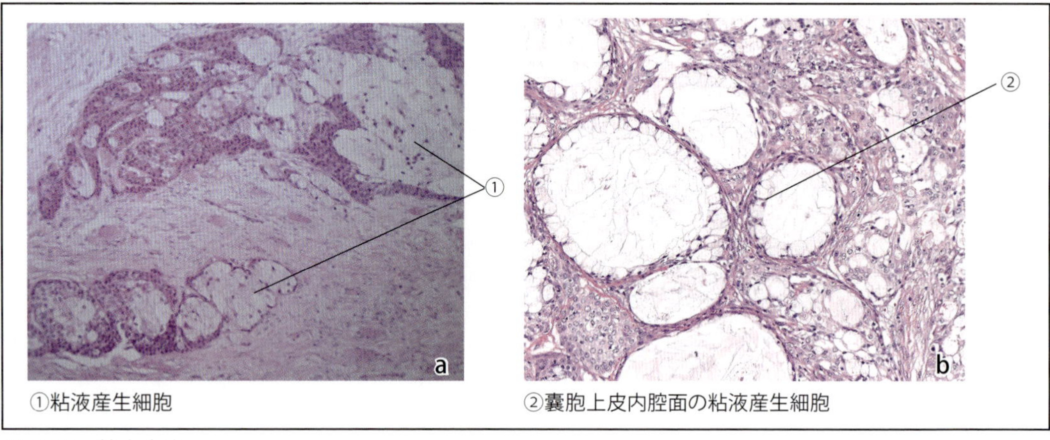

図 7-25　粘表皮癌
a：嚢胞腔を欠き、粘液産生細胞や扁平上皮様細胞、中間細胞が混在する部分が主体をなす。
b：嚢胞上皮内腔面に粘液産生細胞を認め、その外側には扁平上皮様細胞や中間細胞が混在する。

- 扁平上皮様細胞は細胞間橋がみられる棘細胞であるが、角化や癌真珠は認めない。
- 中間細胞は小型で、分化が不明の細胞である。
- 粘液産生細胞に富み、嚢胞形成傾向が強い型は低悪性で、扁平上皮様細胞が優位で充実性の型は高悪性の傾向がある。

(5) 腺房細胞癌　acinic cell carcinoma ☆

唾液腺の漿液性腺房細胞への分化を示す細胞を含む悪性腫瘍である。

①好発部位・年齢・症状

- ほとんどが耳下腺で、次いで小唾液腺に発生する。
- 若年者から高齢者まで比較的均等に発生する。
- 緩慢な発育を示し、境界は明瞭であることが多い。

②病理組織学的所見（図 7-26）

- 漿液性腺房細胞に類似する好塩基性顆粒をもつ細胞の増殖からなる。
- 充実性、微小嚢胞状、乳頭－嚢胞状、濾胞状、腺管状があるが、充実性と微小嚢胞状に増殖するものが多い。
- 漿液性腺房細胞型の腫瘍細胞は大型の類円系の偏在する核を有する。
- 細胞質内の好塩基性顆粒は PAS 陽性のチモーゲン顆粒である。

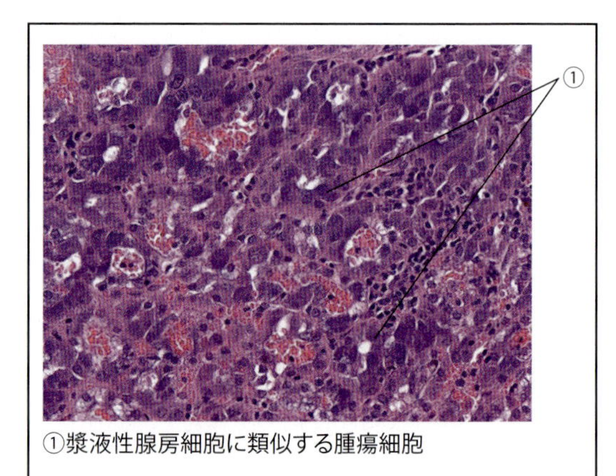

図 7-26　腺房細胞癌

(6) 多形腺腫由来癌腫　carcinoma et pleomorphic adenoma ☆

良性の多形腺腫内に癌腫が発生した悪性腫瘍である。

①好発年齢と臨床経過

- 50 歳以上に発生することが多い。
- 数年以上前から腫瘤があり、数か月以

内に急激な発育を示す。

②**病理組織学的所見**

- 多形腺腫と癌腫が同一の腫瘤内に存在する。
- 癌腫の成分は、腺癌 NOS、唾液腺導管癌など種々である。
- 癌腫が占める割合は例によって異なる。

（岡田康男、大野淳也）

11. 口腔粘膜の潜在的悪性疾患（前癌病変と前癌状態）

1）口腔粘膜の潜在的悪性疾患 oral potentially malignant disorders (OPMD) ☆

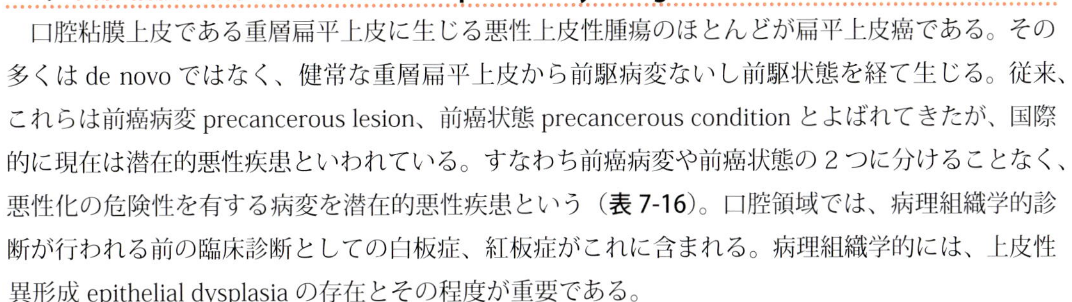

口腔粘膜上皮である重層扁平上皮に生じる悪性上皮性腫瘍のほとんどが扁平上皮癌である。その多くは de novo ではなく、健常な重層扁平上皮から前駆病変ないし前駆状態を経て生じる。従来、これらは前癌病変 precancerous lesion、前癌状態 precancerous condition とよばれてきたが、国際的に現在は潜在的悪性疾患といわれている。すなわち前癌病変や前癌状態の 2 つに分けることなく、悪性化の危険性を有する病変を潜在的悪性疾患という（**表 7-16**）。口腔領域では、病理組織学的診断が行われる前の臨床診断としての白板症、紅板症がこれに含まれる。病理組織学的には、上皮性異形成 epithelial dysplasia の存在とその程度が重要である。

上皮性異形成は悪性腫瘍を生じる可能性が高い形態的変化を口腔粘膜上皮にみるもので（**表**

表 7-16 口腔潜在的悪性疾患（WHO、2017 年）

紅板症	Erythroplakia
紅白板症	Erythroleukoplakia
白板症	Leukoplakia
口腔粘膜下線維症	Oral subcutaneous fibrosis
先天性角化不全症	Dyskeratosis congenita
咬みタバコ関連角化症	Smokeless tobacco keratosis
リバーススモーキングによる口蓋病変 *	Palatal lesions associated with reverse smoking
慢性カンジダ症	Chronic candidiasis
扁平苔癬	Lichen planus
円板状エリテマトーデス	Discoid lupus erythematosus
梅毒性舌炎	Syphilitic glossitis
光線角化症（口唇のみ）	Actinic keratosis (lip only)

* リバーススモーキング（逆タバコ）の誤解
これまで口蓋角化症の原因のひとつとされてきた逆タバコは、フィルターが付いていないタバコで喫煙する際に、燃殻を吸い込まないように、時々、逆にくわえ、中に溜まった燃殻を吹き出すことが目的であり、火のついているほうを常に口腔内に入れて吸うわけではないため原因とは考えにくい。したがって、フィルターが付いていないタバコでの喫煙による病変と考えられる。

表 7-17 上皮性異形成の病理組織学的特徴（WHO、2017 年）

構造異型	細胞異型
・不規則な上皮の重層化	・核の大きさの不整
・基底細胞の極性の消失	・核形態の不整
・滴状の上皮脚	・細胞の大きさの不整
・核分裂像の増加	・細胞形態の不整
・表層での異常な核分裂像	・核・細胞質化（N/C 比）の増大
・単一細胞の未成熟角化	・異常な核分裂像
・細胞内角化	・核小体の増加と増大
・上皮脚内の角化真珠	・核クロマチン量の増加

7-17)、腫瘍発生段階の一部として捉えられている。程度により、軽度、中等度、高度に分類されるが、高度な場合には、上皮内癌との鑑別が困難である。

(1) 白板症 leukoplakia ☆

口腔粘膜の白色の板状、斑状の角化性病変で、擦過により除去できない。臨床的にも病理組織学的にも、他の疾患に分類されない白色病変である。

臨床的な白板症は、生検や切除後の病理組織学的診断（図7-27）では、上皮性異形成を伴わない角化亢進（これが確定診断としての白板症）（図7-28a、b）と、上皮性異形成を伴う角化亢進（図7-29）が多いが、上皮内癌（図7-30）や浸潤癌もある。

①好発部位・年齢・性別

- 舌、口底、歯肉、頬粘膜、口蓋粘膜に好発する。
- 中年以降の男性に多い。

②誘因

- 局所的：慢性機械的刺激、喫煙、飲酒やカンジダ症などがある。
- 全身的：貧血、ビタミンA欠乏、糖尿病、脂質異常症やエストロゲン欠乏などがある。

③症状、臨床病型

- 灰白色、白色板状あるいは斑状を呈する。
- 均一型：平坦型、波型、しわ型。
- 不均一型：疣贅型、結節型、潰瘍型、紅斑混在型。

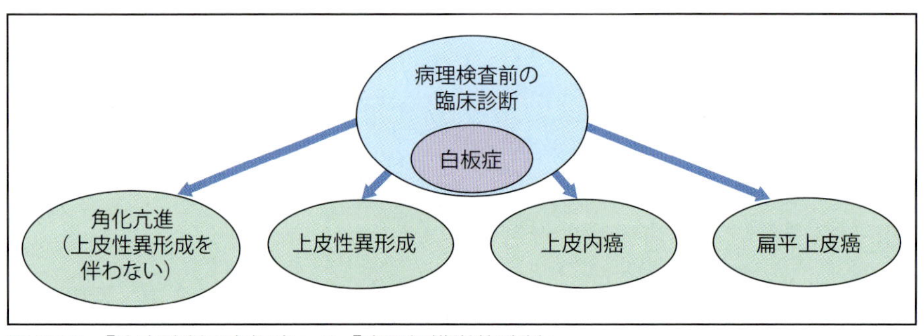

図7-27 「臨床診断の白板症」の「病理組織学的診断」

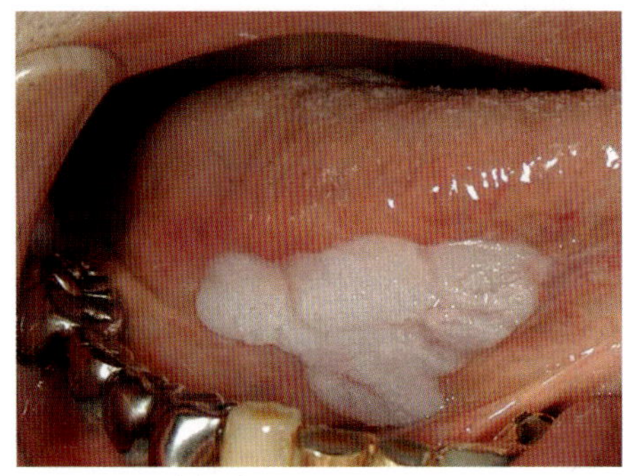

図7-28a 白板症
舌縁部に白色斑状の病変を認める。

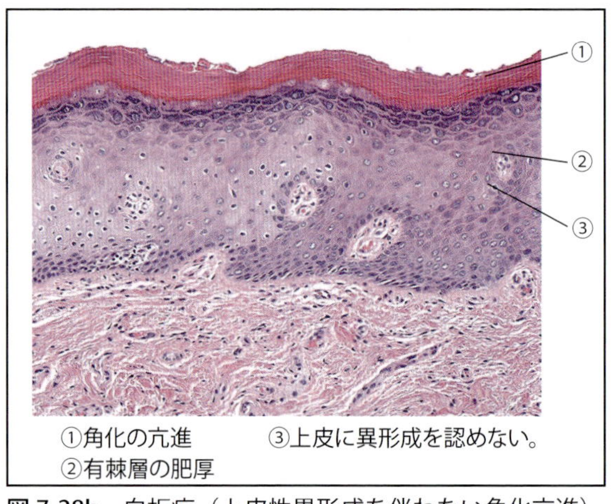

図7-28b 白板症（上皮性異形成を伴わない角化亢進）

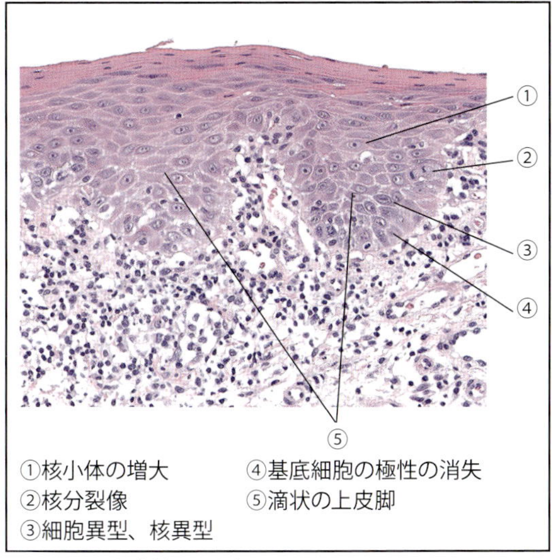

図 7-29　上皮性異形成

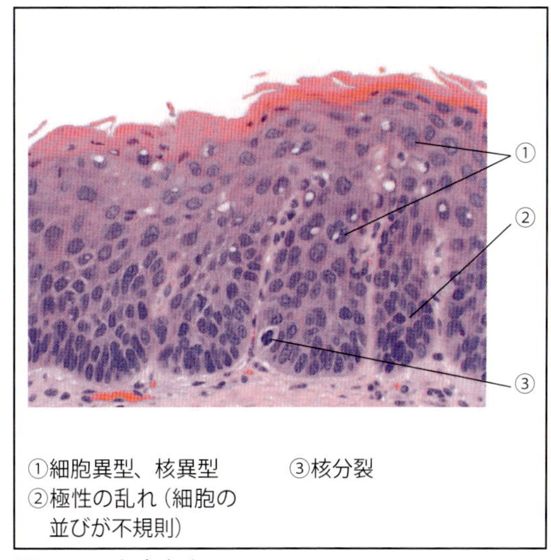

図 7-30　上皮内癌
（松本歯科大学口腔病理学講座 教授　長谷川博雅先生提供）

④がん化

・がん化率は約 5%で、不均一型はがん化しやすいとされる。

・病理組織学的な上皮性異形成ががん化すると考えられる。

⑤病理組織学的所見（図 7-28b、図 7-29）

・角化亢進（正角化、錯角化や両者混在）

・基底細胞の増殖による層状化

・類滴状の上皮脚

・有棘層の肥厚

・細胞内角化

・上皮直下のリンパ球浸潤

⑥治療

・大きなものでは生検を行い、診断確定後に切除術を行う。

・小さなものは切除（全切除生検）を行う。

・切除組織は必ず病理検査を行い、がん化の有無、切除断端の状態（取り残しの有無）について確認する。

（2）紅板症 erythroplakia ☆

口腔粘膜の鮮紅色ビロード様の斑状病変に対する臨床診断名で、前癌病変のひとつである。

①好発部位・年齢・性別

・舌、口底、頬粘膜、臼歯部歯肉や口蓋粘膜に発生する。

・50 ～ 60 歳に好発する。

・性差はない。

②症状

・肉眼的には、境界明瞭な赤色斑としてみられる。

・白斑の混在やびらん、顆粒状隆起を呈する場合もある。

③病理組織学的所見

・上皮は角質層を欠き、菲薄化している（図7-31）ことから、赤くみえる。
・上皮脚が棍棒状を呈する場合がある。
・病理組織学的診断では、上皮性異形成が多いが、上皮内癌や浸潤癌もある。
・上皮性異形成をみるものは、約40％が扁平上皮癌へ移行するとされる。

④治療

・生検を行い、診断確定後に切除術を行う。

(3) 口腔扁平苔癬 oral lichen planus（p.114 CHAPTER 6「13）口腔扁平苔癬」参照）

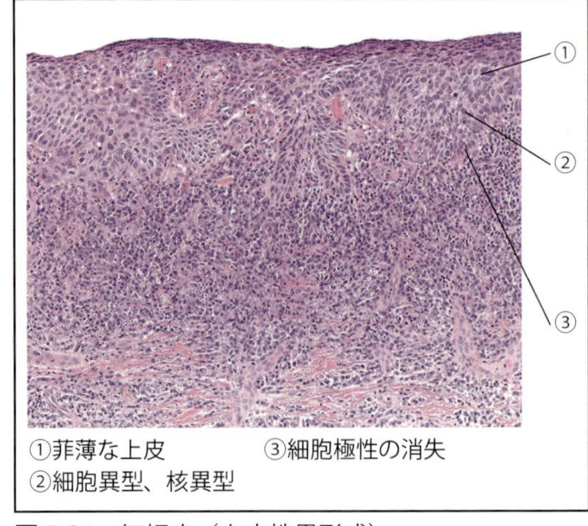

図7-31　紅板症（上皮性異形成）

(4) 口腔粘膜下線維症 oral submucous fibrosis

・口腔粘膜の萎縮と変性を認める病変で、潜在的悪性疾患（前癌状態）のひとつである。
・アジア南部諸国で多くみられる。原因は噛みタバコがほとんどである。
・3～7.6％が悪性化するとされている。

①症状

・両側頬粘膜から軟口蓋粘膜に帯状に連続した病変を認める。
・白色調を呈し、弾力を失い硬いのが特徴である。
・初期には口腔灼熱感、小水疱、潰瘍、唾液分泌過多、鼻共鳴音や舌運動障害を認める。
・進行すると軟口蓋～臼後三角部の瘢痕をきたし、開口障害を生じる。

②病理組織学的所見

・粘膜上皮は菲薄化し萎縮性で、しばしば上皮性異形成を伴う。
・上皮下では線維性結合組織の硝子化や慢性炎症細胞浸潤を認める。

（岡田康男）

12. 口腔粘膜の腫瘍、腫瘍類似疾患

1）口腔粘膜の主な腫瘍

(1) 扁平上皮乳頭腫（乳頭腫）squamous papilloma ☆

上皮がその下の結合組織を伴って、外向性に乳頭状、樹枝状に増殖する良性上皮性腫瘍である。

①好発部位

・舌、歯肉、頬粘膜、口蓋に好発する。

②症状

・発育は緩慢である。
・有茎性、広基性、乳頭状、ポリープ状やカリフラワー状を呈する。
・時に悪性化することもある。

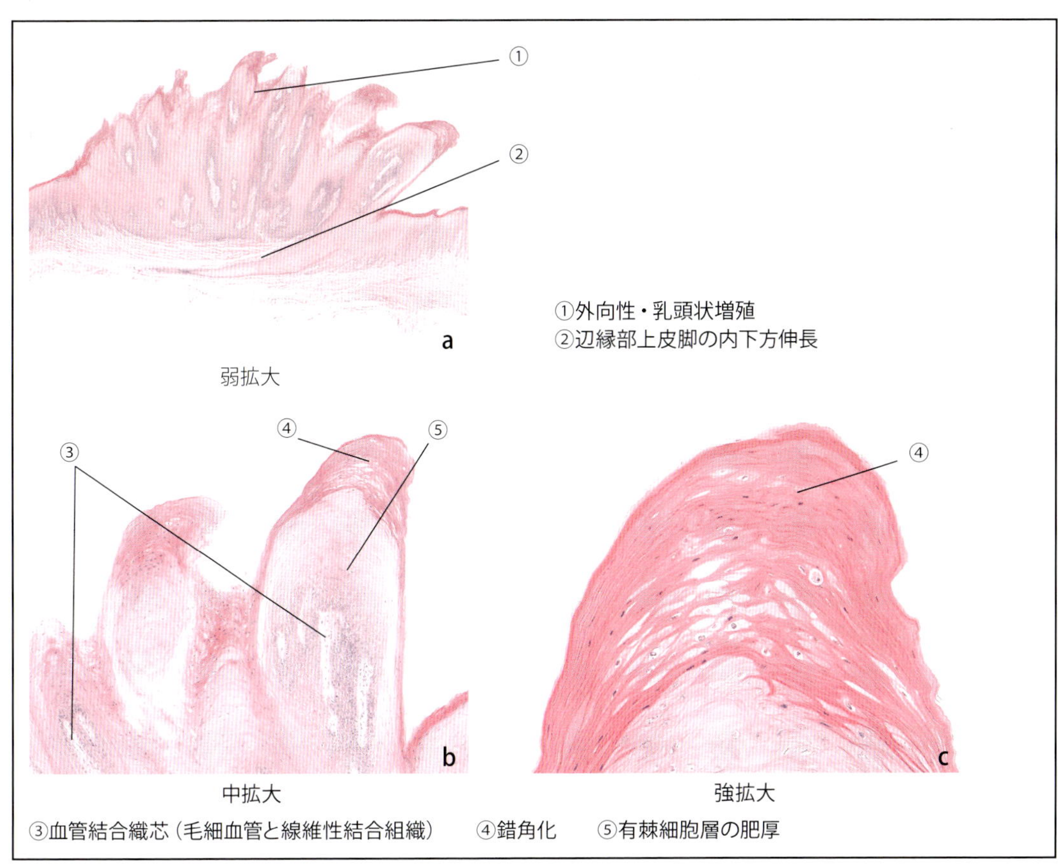

図 7-32　扁平上皮乳頭腫

③病理組織学的所見（図 7-32）

- 重層扁平上皮が過角化や錯角化を示す。
- 上皮はその直下の血管結合織芯を伴い、外向性に乳頭状に増殖する。
- 上皮にはコイロサイトーシスを認めることがある。
- コイロサイトーシスはヒトパピローマウイルス（HPV）感染の根拠とされる。
- 辺縁の上皮脚は、内下方に索状伸長する。
- 上皮下には、慢性炎症細胞浸潤がみられる。

(2) 扁平上皮癌 squamous cell carcinoma：scc ☆

口腔粘膜上皮である重層扁平上皮に生じる悪性上皮性腫瘍（癌腫）で、口腔癌の 80 ～ 90％を占める。

①好発部位

- 舌側縁部（**図 7-33**）、頰粘膜、歯肉に好発する。

②症状

- 肉眼的に隆起状、乳頭状、白斑状、紅斑状、潰瘍状を呈する。
- 周囲に硬結を触知し、中央部は壊死に陥る。
- 進展すると、感染、出血を伴い、疼痛、悪臭、機能障害をきたす。
- 頸部リンパ節に転移をきたす。
- 遠隔転移は、肺、骨、肝の順に多い。

③病理組織学的分類

・分化度により、高分化型、中分化型、低分化型に分類される。

・高分化型が多い。

④病理組織学的所見（図 7-34 ～ 7-36）

・腫瘍は索状や胞巣状をなして増殖する。

・**癌真珠** cancer pearl を形成する。

・癌真珠の胞巣の外層は基底細胞様細胞からなり、中心に向かうに従い扁平化する。

・細胞や核の異型、大小不同がみられる。

・核分裂像がみられる。

・**核・細胞質比**（N/C 比）の高い細胞、明瞭な核小体が認められる。

・間質反応としてのリンパ球浸潤がみられる。

⑤治療

・外科療法（腫瘍切除術、頸部郭清術）、放射線療法（陽子線を含む）、化学療法（動注、全身）の単独あるいは併用療法が行われる。

・化学療法：CDDP、TXT、5FU の併用あるいは単独で全身投与または選択的動注療法が行われる。分子標的治療薬 Cetuximab が用いられるようになった。

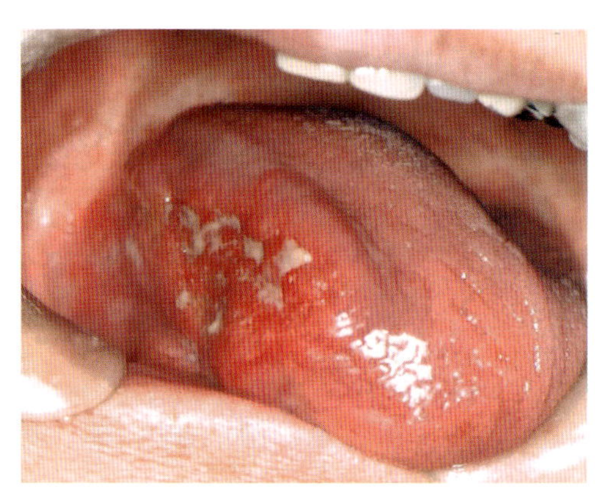

図 7-33　舌癌（扁平上皮癌）
舌縁部に易出血性の病変を認める。中央部には潰瘍がみられ、周囲は堤防状に隆起する。

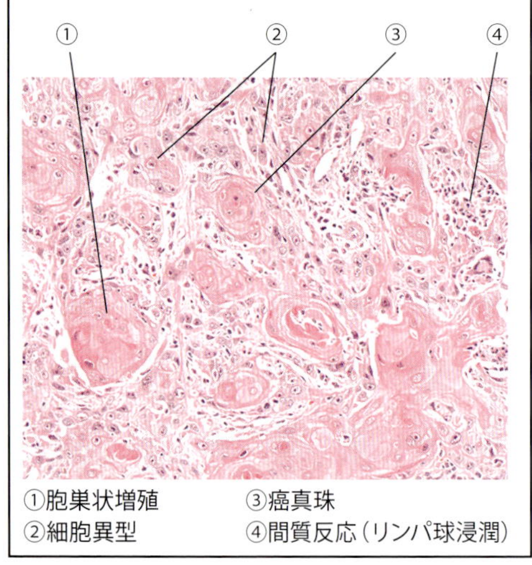

①胞巣状増殖　③癌真珠
②細胞異型　④間質反応（リンパ球浸潤）

図 7-34　高分化型扁平上皮癌

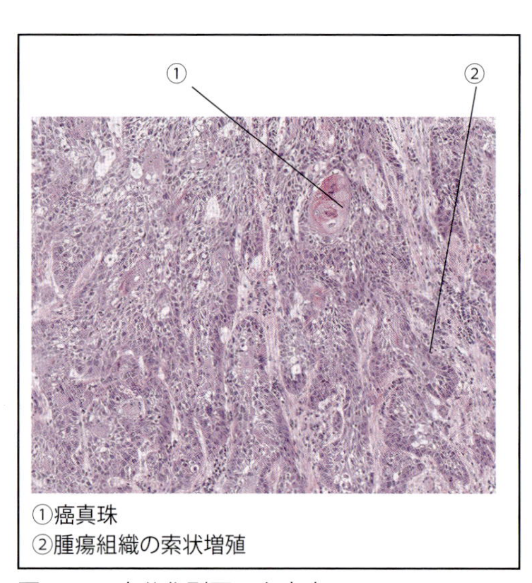

①癌真珠
②腫瘍組織の索状増殖

図 7-35　中分化型扁平上皮癌

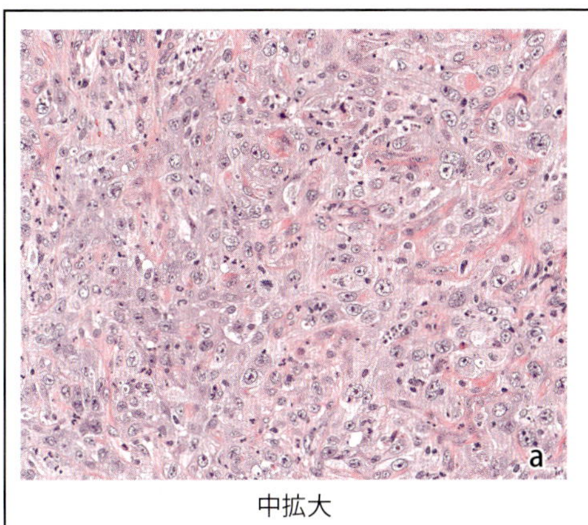

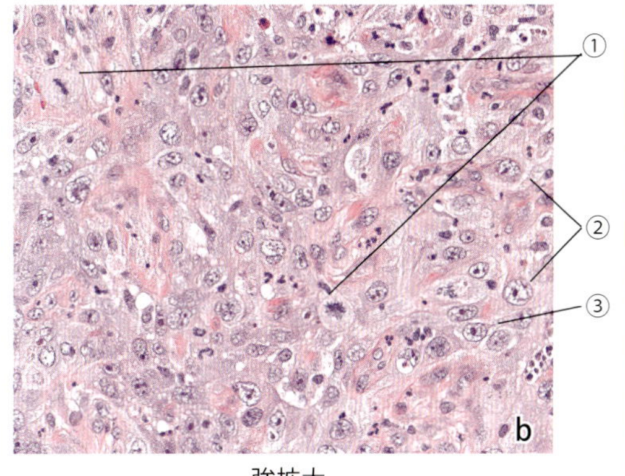

中拡大
癌真珠はみられず、腫瘍はシート状に増殖する。

強拡大
① 異常核分裂
② 細胞異型、核異型、核・細胞質比の増大
③ 核小体の明瞭化

図 7-36　低分化型扁平上皮癌

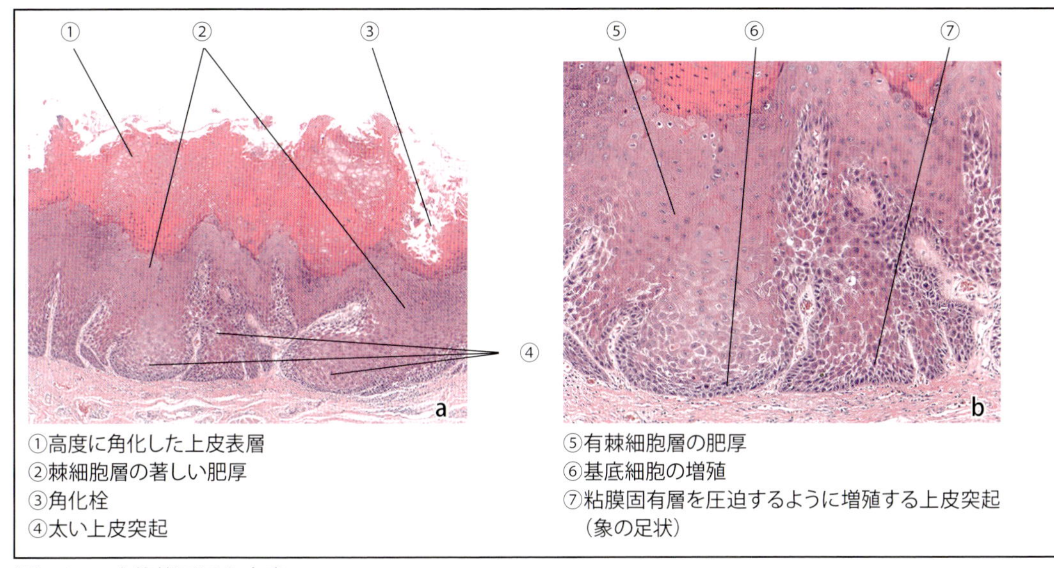

①高度に角化した上皮表層
②棘細胞層の著しい肥厚
③角化栓
④太い上皮突起

⑤有棘細胞層の肥厚
⑥基底細胞の増殖
⑦粘膜固有層を圧迫するように増殖する上皮突起（象の足状）

図 7-37　疣贅状扁平上皮癌

(3) 特殊型（亜型）

疣贅状扁平上皮癌（疣贅性癌）、紡錘細胞扁平上皮癌（紡錘細胞癌）、類基底扁平上皮癌、腺扁平上皮癌、孔道上皮癌、リンパ上皮癌、乳頭状扁平上皮癌および棘融解型扁平上皮癌がある。

①疣贅状扁平上皮癌（疣贅性癌 verrucous carcinoma）☆

扁平上皮癌の特殊型（亜型）のひとつである。

A. 好発年齢・性別

・通常の扁平上皮癌より約 10 歳年長に発生し、男性に多い。

B. 症状

・肉眼的に乳頭状隆起を呈する。

・深部浸潤がないため周囲の硬結は少ない。

C. 病理組織学的所見（図 7-37）

・外向性に疣贅状や乳頭状に増殖する。

・角化亢進を示す。

・有棘層は肥厚し、上皮突起は太い索状を呈する。

・粘膜固有層への浸潤はみられない。

・腫瘍細胞と核は異型性に乏しい。

・異常核分裂像は少ない。

②紡錘細胞扁平上皮癌（紡錘細胞癌）spindle cell carcinoma ☆

扁平上皮癌の特殊型（亜型）である。

A. 好発年齢・性別・症状

・主に 60 歳代の男性に好発する。

・ポリープ状の隆起性病変である。

B. 病理組織学的所見

・扁平上皮癌の胞巣と紡錘形の肉腫様の細胞が増殖する。

・紡錘形の腫瘍細胞はケラチンとビメンチンなどの上皮系と間葉系の双方のマーカーが陽性となりうる。

（4）色素性母斑 pigmented nevus ☆

神経堤由来の**メラノサイト**（**母斑細胞**）の過誤腫的増殖よりなる結節状組織奇形である。母斑のなかで最も頻度が高く、皮膚によく認めるが、口腔粘膜では比較的まれである。

①好発部位

・頰粘膜、口蓋に多い。

②症状

・黒色調を呈するが、メラニンの形成量によりその濃度はさまざまである。

③分類

・母斑細胞の増生する部位により、接合性母斑、粘膜内母斑（皮膚では真皮内母斑）、複合性母斑に分けられる。

・口腔では粘膜内母斑が多い。

④病理組織学的所見（図 7-38、7-39）

・類円形の明調核を有する境界明瞭な母斑細胞が集簇する。

・母斑細胞はメラニン顆粒を有する。

・メラノサイトへの分化が未成熟な場合にはメラニンが産生されず、黒色調を示さない。

・深部で母斑細胞は、神経系細胞に分化することがある。

⑤治療

・切除術が行われる。

（5）悪性黒色腫 malignant melanoma ☆

メラノサイト由来の悪性腫瘍で、悪性度はきわめて高い。わが国では足底に好発し、口

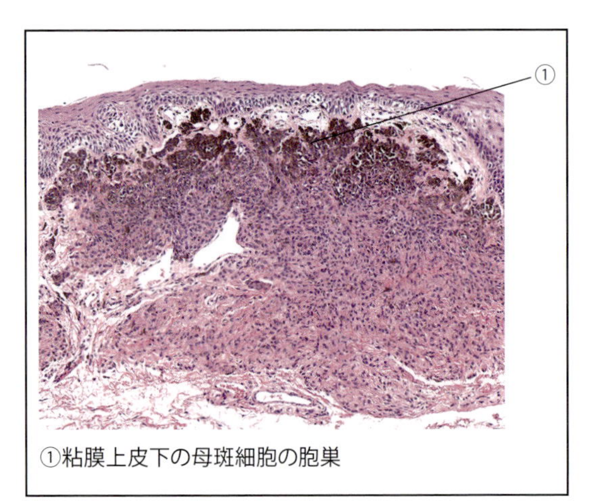

①粘膜上皮下の母斑細胞の胞巣

図 7-38　粘膜内母斑

腔粘膜に生じるのはまれである。

①症状

- 肉眼的には、辺縁不整で左右非対称の形態の黒色色素斑が特徴である。

②病理組織学的所見（図 7-40）

- 左右非対称の形態をとる。
- 細胞質内にメラニン顆粒を含有した異型の強い類円形、多角形、紡錘形細胞の密な増殖からなる。
- 深部では小胞巣状になり進展する。
- まれにメラニン顆粒を含まない無色素性悪性黒色腫の場合もある。

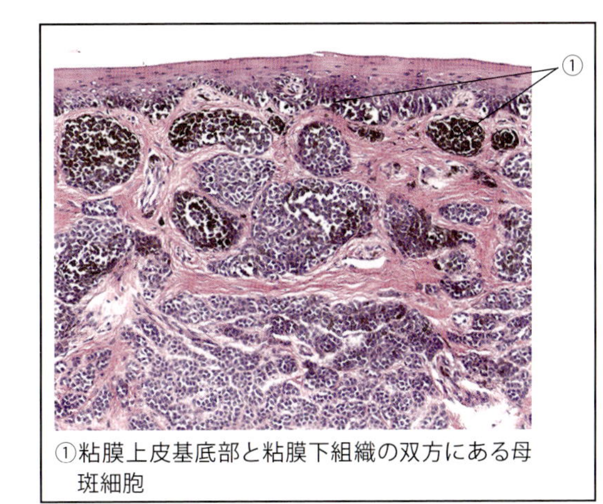

①粘膜上皮基底部と粘膜下組織の双方にある母斑細胞

図 7-39　複合性母斑

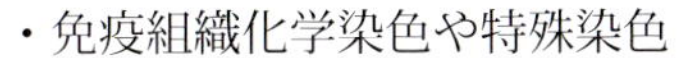

- 免疫組織化学染色や特殊染色
  S100、HMB45、Melan A、マッソン・フォンタナ法に陽性である。
  過マンガン酸カリウムシュウ酸法によりメラニンは漂白される。

③遺伝子変異

- *NRAS*、*BRAF*、*KIT* などの遺伝子変異が報告されている。

④治療

- 腫瘍切除と化学療法が行われる。
- 化学療法は、一般に多剤併用による DAV Feron 療法、*BRAF* 遺伝子変異には Vemurafenib、*KIT* 遺伝子変異には Imatinib、Dasatinib、切除不能例には Nivolumab が用いられる。

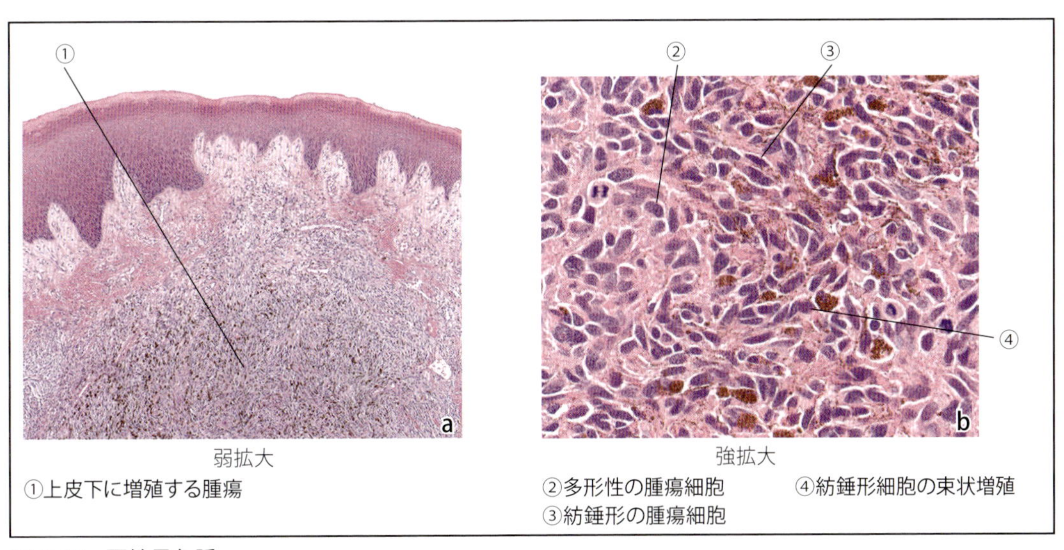

弱拡大　　強拡大

①上皮下に増殖する腫瘍

②多形性の腫瘍細胞
③紡錘形の腫瘍細胞
④紡錘形細胞の束状増殖

図 7-40　悪性黒色腫

（岡田康男、東理賴亮）

2）口腔粘膜の腫瘍類似疾患

（1）歯肉線維腫症　gingival fibromatosis ☆

・遺伝性に幼児期より全顎性にびまん性の**歯肉肥大**をきたすまれな疾患である。

・一種の発育異常とされている。

・しばしば家族性にみられる。

・特発性歯肉線維腫症、遺伝性歯肉線維腫症、歯肉象皮症ともいわれる。

・多毛症、てんかん、精神発達遅滞を伴う際には常染色体優性遺伝であることが多く、原因遺伝子として *GINGF1*（2p21-p22）、*GINGF2*（5q13-q22）が報告されている。

①病理組織学的所見（図 7-41）

・上皮は肥厚し、上皮脚は索状に伸長する。

・上皮下に膠原線維の密な増生を認める。

（2）薬物性歯肉増殖症　drug induced gingival hyperplasia ☆

薬物の副作用による歯肉の増殖である。

①種類

・ニフェジピン歯肉増殖症：高血圧や狭心症の治療薬であるカルシウム拮抗薬による。

・フェニトイン歯肉増殖症：ヒダントイン系の抗てんかん薬による。

・シクロスポリン A 歯肉増殖症：免疫抑制薬のシクロスポリン A による。

②病理組織学的所見

・上皮下に膠原線維の密な増生を認める。

（3）**義歯性線維腫**　denture fibroma ☆

義歯の床縁や床下の慢性機械的刺激により生じる線維性の反応性過剰増殖物である。

①症状

・ひだ状に増殖した組織が義歯床縁を覆うように隆起し、中央に溝を認める。

②病理組織学的所見（図 7-42）

・粘膜上皮は肥厚する。

・上皮下に膠原線維の密な増生、リンパ球や形質細胞の浸潤を認める。

・溝の部分では潰瘍を認める。

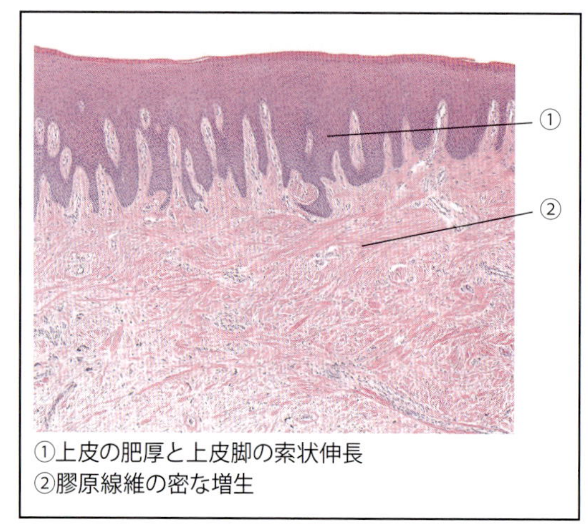

①上皮の肥厚と上皮脚の索状伸長
②膠原線維の密な増生

図 7-41　歯肉線維腫症

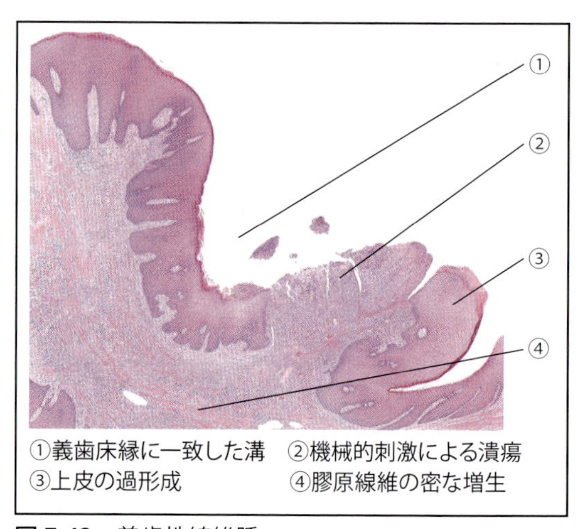

①義歯床縁に一致した溝　②機械的刺激による潰瘍
③上皮の過形成　④膠原線維の密な増生

図 7-42　義歯性線維腫

(4) エプーリス epulis ☆

歯間乳頭部歯肉に炎症性・反応性に生じる限局性腫瘤。多くは限局性反応性増殖物で、真の腫瘍ではない。歯肉の**結合組織**、歯槽骨、歯槽骨膜、歯根膜などから発生する。

①誘因

- 不適合な補綴物による慢性機械的刺激
- 歯周炎などの慢性炎症性刺激
- ホルモンなどの内分泌異常

②好発部位・性別

- 上顎前歯部の歯間乳頭部に有茎性腫瘤として好発する。
- 女性に多い。

③症状

- 表面は平滑で、半球状・結節状・分葉状を呈する。
- 発育は緩慢である。
- 腫瘤の増大により歯槽骨の圧迫吸収、歯の傾斜、離開や動揺を認める。

④治療

- 骨膜含めて切除術を行う。
- 歯槽骨の一部とともに切除することがある。

⑤分類

A. **肉芽腫性エプーリス** epulis granulomatosa(図 7-43)

- 腫瘤が炎症性肉芽組織からなるものである。
- 上皮下にはリンパ球や形質細胞を主体とした慢性炎症細胞浸潤、毛細血管の増生、線維芽細胞の増殖を伴う肉芽組織を認める。
- 時間の経過とともに炎症細胞が消退して線維化が進み、線維性エプーリスへ移行する。
- 妊婦に血管が豊富な肉芽腫性エプーリスが生じることが知られ、その発症にホルモンバランス異常が考えられている。

B. **線維性エプーリス** epulis fibrosa(図 7-44)

- 肉芽腫性エプーリスが時間の経過とともに陳旧化、線維化し移行したものである。

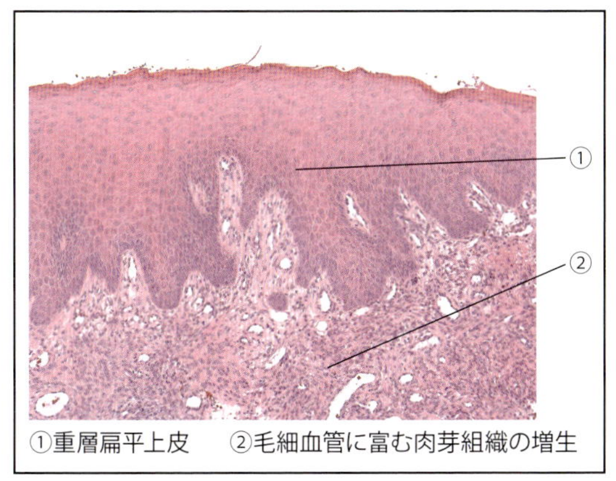

①重層扁平上皮 ②毛細血管に富む肉芽組織の増生

図 7-43 肉芽腫性エプーリス
腫瘤は重層扁平上皮に被覆され、腫瘤内部に毛細血管に富む肉芽組織が増生している。

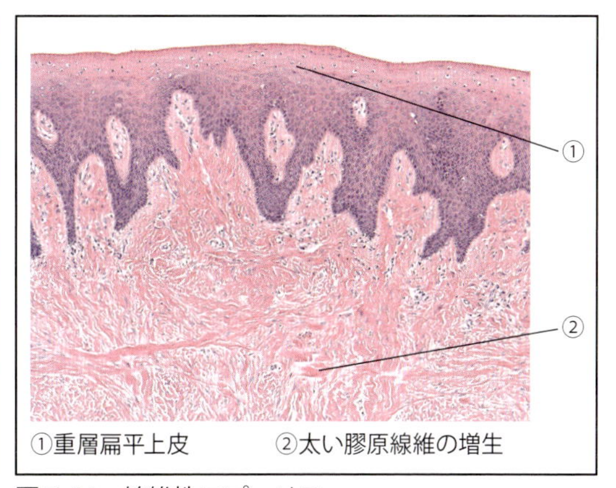

①重層扁平上皮 ②太い膠原線維の増生

図 7-44 線維性エプーリス
腫瘤は重層扁平上皮で被覆され、腫瘤内部に太い膠原線維が増生している。

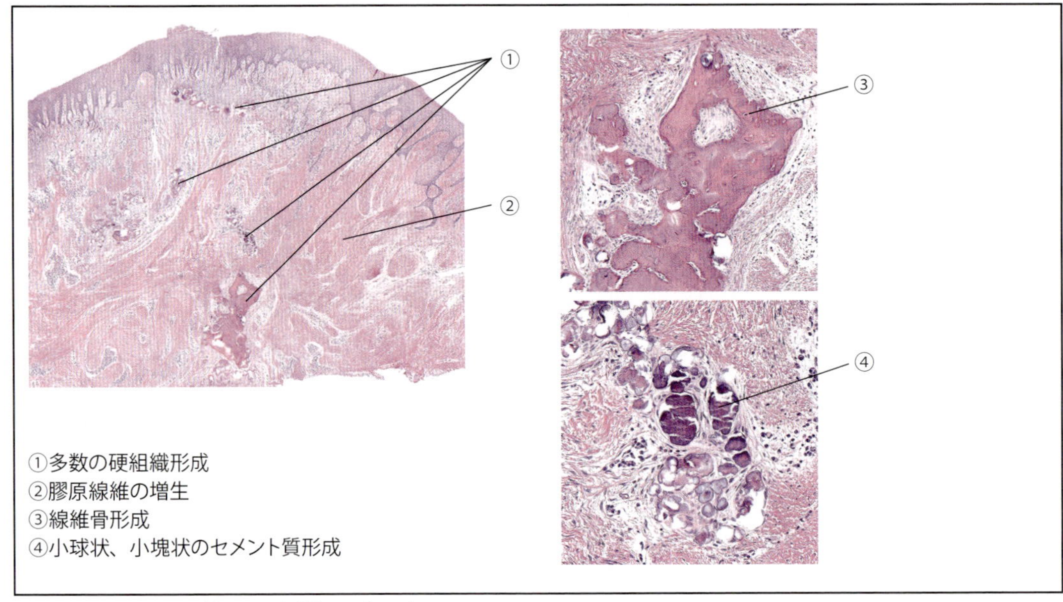

図 7-45　セメント質・骨形成性エプーリス

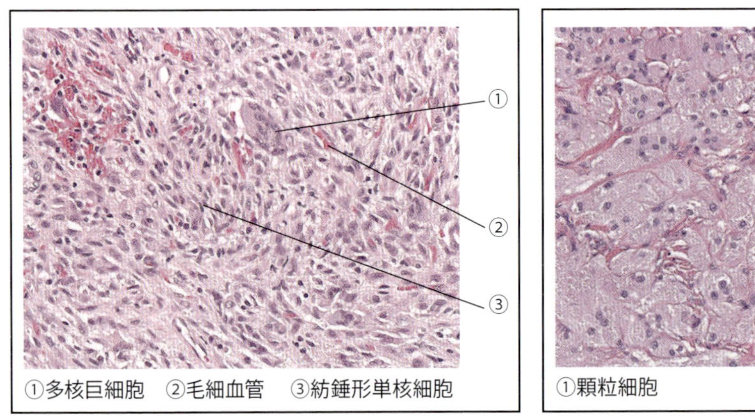

図 7-46　巨細胞性エプーリス

図 7-47　先天性エプーリス

- 上皮下には線維芽細胞の増殖と膠原線維の密な増生を認める。
- 血管周囲性に慢性炎症細胞浸潤をみる。

C. **骨形成性エプーリス**　epulis osteoplastica

セメント質・骨形成性エプーリス **epulis cementoplastica et osteoplastica**（**図 7-45**）

- 線維性エプーリスに骨やセメント質の形成を認めるものである。
- 形成される骨は線維骨が多く、骨片様のものから骨梁形成するものまである。
- 形成されるセメント質は小球状や小塊状である。

D. **巨細胞性エプーリス**　giant cell epulis（**図 7-46**）

- 多数の巨細胞が出現するものである。
- 若年者の下顎前歯部にみられることが多い。
- 多核巨細胞と毛細血管に富んだ肉芽組織からなる。
- 巨細胞間には紡錘形ないし多角形の単核細胞の増殖を認める。

E. 先天性エプーリス congential epulis（図 7-47）

- 生下時にみられるものである。
- 顆粒細胞腫に類似する型が多い。
- 線維性や肉芽腫性のこともある。

（岡田康男）

13. 顎骨の腫瘍と腫瘍類似疾患

(1) 骨増生（骨隆起） exostosis ☆

骨増生は、骨組織の過剰増殖ないし反応性の過形成性病変である。

①好発部位

- 口蓋隆起：硬口蓋正中縫合部に発生する。
- 下顎隆起：下顎骨小臼歯部舌側面に発生する。

②病理組織所見

- 外側は層板状に肥厚した緻密骨を認める。
- 内部は不規則で疎な骨梁が存在する。
- 骨梁間は脂肪組織や線維性組織がみられる。

(2) 骨腫 osteoma ☆

骨腫は、骨組織の限局性増殖を呈する良性非上皮性腫瘍である。

①発生部位

- 中心性骨腫：顎骨内部に発生する。
- 周辺性骨腫：骨膜に発生する。
- 軟部組織：舌盲孔部や下顎部の軟部組織に発生する。

②関連疾患

- Gardner 症候群 ☆

③病理組織所見（図 7-48）

- 成熟した層板骨の増殖を認める。

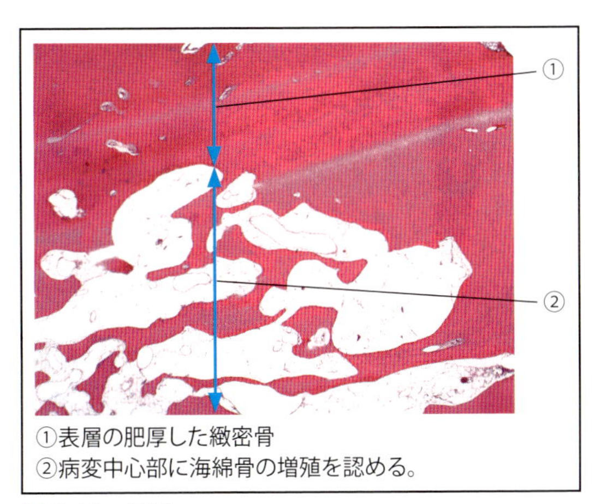

図 7-48　骨腫

・周辺は肥厚した緻密骨がみられる。

・中心部は成熟した海綿骨で、骨梁間は脂肪組織が存在する。

（3）骨形成線維腫 ossifying fibroma（セメント質骨形成線維腫 cemento-ossiying fibroma）☆

骨形成線維腫は、骨やセメント質の形成を伴う顎骨に生じる線維性組織の良性腫瘍である。

①エックス線写真所見

・境界明瞭な種々の程度のエックス線不透過像を呈する。

②病理組織所見（図 7-49a、b）

・周囲組織とは境界明瞭である。

・紡錘形細胞と膠原線維の増殖をみる。

・病変内に種々の量の骨組織形成を認める。

・セメント質様硬組織を認める場合は歯原性腫瘍に分類される。

・骨組織は不規則で、網状なものから点状の小骨梁までさまざまである。

・骨組織周囲には骨芽細胞が縁取る。

（4）線維性異形成症 fibrous dysplasia ☆

線維性異形成症は、不規則な梁状骨組織の形成を伴う増殖性病変である。

①原因

・*GNAS* 遺伝子の異常によって生じる。

②関連疾患

・McCune-Albright 症候群

③エックス線写真所見

・境界不明瞭なすりガラス様のエックス線像を呈する。

④病理組織所見（図 7-50a、b）

・周囲組織との境界不明瞭で、周囲の皮質骨と移行的となる。

・多数の骨組織形成があり、形態は不規則でアルファベット様（C 字や Y 字）を呈する。

・骨組織間には紡錘形細胞と膠原線維の増生を認める。

・骨組織周囲に骨芽細胞の縁取りを欠く。

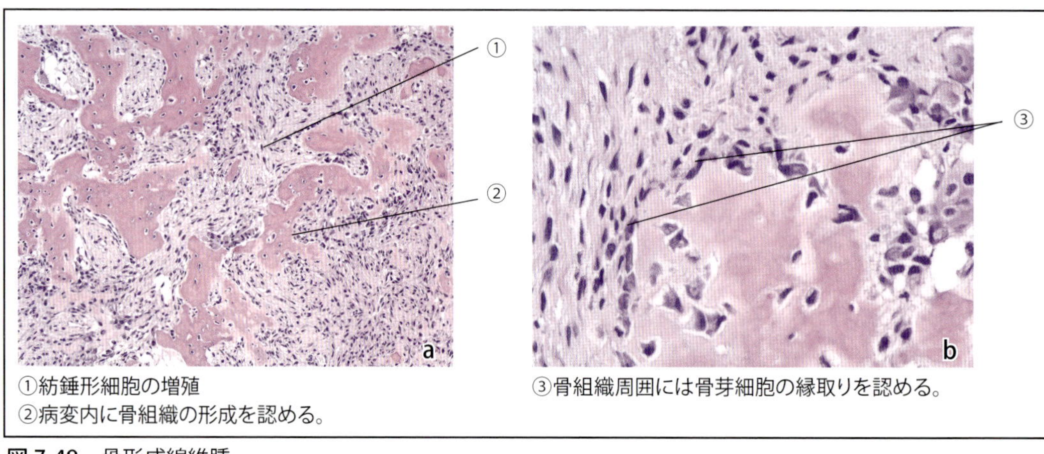

①紡錘形細胞の増殖
②病変内に骨組織の形成を認める。
③骨組織周囲には骨芽細胞の縁取りを認める。

図 7-49　骨形成線維腫

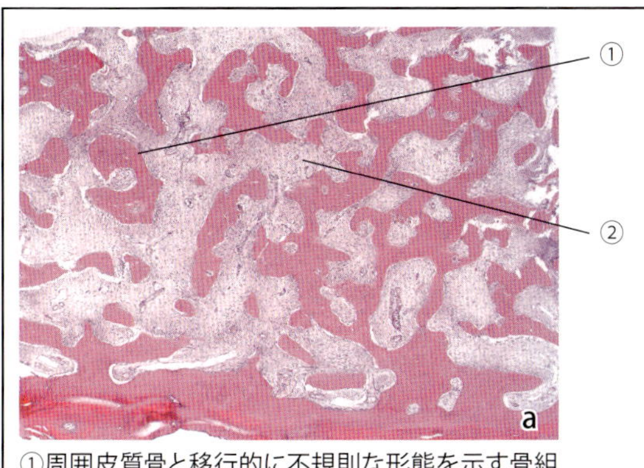

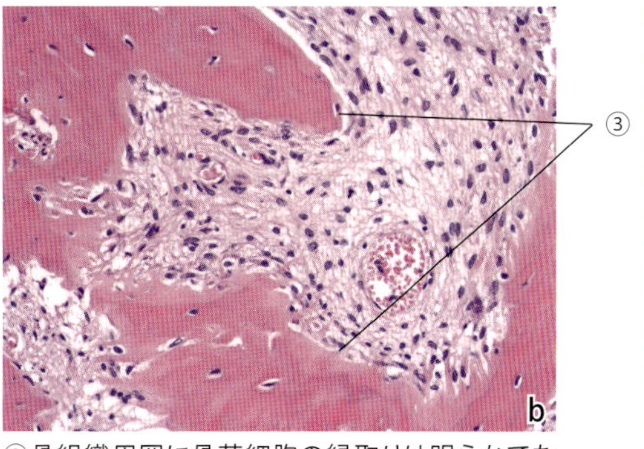

①周囲皮質骨と移行的に不規則な形態を示す骨組織が存在し、一部で C 字形を呈する。
②骨組織間は線維性組織で構成される。

③骨組織周囲に骨芽細胞の縁取りは明らかでない。

図 7-50　線維性異形成症

(5) Langerhans 細胞組織球症　Langerhans cell histiocytosis ☆

Langerhans 細胞に由来する腫瘍性病変である。発症年齢の早い順で以下の 3 種類に分類される。

- Letter-Siwe 病
- Hand-Schüller-Christian 病 ☆
- 好酸球性肉芽腫 ☆

①病理組織所見

- ラグビーボール状ないし腎形核を示す Langerhans 細胞の増殖をみる。
- Langerhans 細胞は電子顕微鏡的に Birbeck 顆粒を認める。
- Langerhans 細胞は免疫染色で CD1a と S100 タンパク陽性となる。

(6) 巨細胞性病変

①顎骨中心性巨細胞肉芽腫　central giant cell granuloma of jaw

多数の多核巨細胞の出現をみる肉芽腫で、創傷に対する修復過程で生じる疾患である。顎骨周辺部に発生するものは、周辺性巨細胞肉芽腫とよばれる。

A. 病理組織所見

- 紡錘形ないし類円形の単核細胞の増生が認められる。
- 単核細胞内に多核巨細胞が不均一に出現する。
- 膠原線維が比較的豊富である。

②ケルビズム　cherubism

常染色体優性遺伝の巨細胞の出現をみる多発性の顎骨病変である。加齢に伴い症状が沈静化する傾向を示す。

A. 病理組織所見

- 巨細胞肉芽腫と同様の組織像を呈する。
- 単核の紡錘形ないし類円形細胞の増生を認める。
- 単核細胞に混じて巨細胞が出現する。

14. 口腔顎顔面に症状を表す腫瘍・腫瘍類似疾患

(1) McCune-Albright 症候群 McCune-Albright syndrome ☆

①原因

・*GNAS* 遺伝子の変異による疾患である。

②症状

・**多発性線維性（骨）異形成症**☆：顎顔面の変形や病的骨折を生じる。

・色素沈着症：**カフェオレ斑**☆が認められる。

・内分泌病変：思春期早発症や甲状腺機能亢進が生じる。

(2) 基底細胞母斑症候群 basal cell nevus syndrome ☆

多発性基底細胞癌と多発性歯原性角化嚢胞を主徴とする常染色体優性の遺伝性疾患である。

①原因

・*PTCH1* 遺伝子の変異による常染色体優性の遺伝性疾患である。

②症状

・皮膚の**基底細胞癌**☆

・**手掌足底の小陥凹**（点状小窩、ピット）☆

・顎骨の多発性**歯原性角化嚢胞**

・**二分肋骨**☆

・**大脳鎌の石灰化**☆

(3) Peutz-Jeghers 症候群 ☆

Peutz-Jeghers 症候群は、色素沈着と**腸管ポリポーシス**☆を徴候とする遺伝性疾患である。

①原因

・*LKB1/STK11* に原因がある常染色体優性の遺伝性疾患である。

②症状

A. 色素沈着

・口腔：口唇、特に下口唇に点状から棒状の点状色素斑が多発する。

・全身：手掌足底に帽針頭大から小豆大の褐色ないし黒褐色調の小色素斑が多発する。

B. 消化管症状

・胃腸、特に小腸に多数のポリープ形成（ポリポーシス）を生じる。腸管ポリポーシスの一部が悪性化する。

(4) von Recklinghausen 病 ☆

①原因

・***NF1* 遺伝子**の異常によって生じる常染色体優性の遺伝性疾患である。

②症状

・**カフェオレ斑**☆：淡褐色の色素斑が皮膚に生じる。

・**神経線維腫症**☆：神経線維腫が多発性に全身に生じる。

・虹彩小結節

・脊椎側彎症

(5) Sturge-Weber 症候群 ☆

片側性の血管腫が生じる疾患である。

①症状

・顔面領域では、三叉神経第 1 枝領域の片側性多発性血管腫を生じる。

・中枢神経：痙攣発作、知能障害、片麻痺、血管腫および脳実質石灰化が生じる。

(6) 造血・リンパ系腫瘍

①白血病 leukemia ☆

造血幹細胞に由来する悪性腫瘍である。

A. 急性骨髄性白血病（図 7-51a、b）

・未熟白血球の増加が生じる。

・赤血球の減少による貧血がみられる。

・**血小板**の減少による出血傾向が生じ、口腔内の**歯肉出血**などがみられる。

・**急性前骨髄性白血病** ☆ではトロンボプラスチン様物質による **DIC** ☆の発生による出血傾向がみられる。

・正常な白血球減少による易感染性が生じる。

・血液像にて**白血病裂孔** ☆がみられる。

・腫瘍細胞内に **Auer 小体** ☆が観察される。

B. 慢性骨髄性白血病

・22 番染色体の長腕と 9 番染色体の長腕の相互転座による 22 番染色体の異常である。

・**フィラデルフィア染色体**（Ph1）を認める。

②悪性リンパ腫 malignant lymphoma ☆

リンパ球に由来する悪性腫瘍である。腫瘍となる細胞によって分類され、病理組織像も発生した組織型でさまざまである。

A. B 細胞性リンパ腫

・びまん性大細胞型 B 細胞リンパ腫：口腔領域で最も発生頻度の高い悪性リンパ腫であり、大型異型リンパ球の増殖を主体とする。

・**MALT リンパ腫**：Sjögren 症候群で発症頻度が高くなる。唾液腺の腺上皮の破壊像であるリ

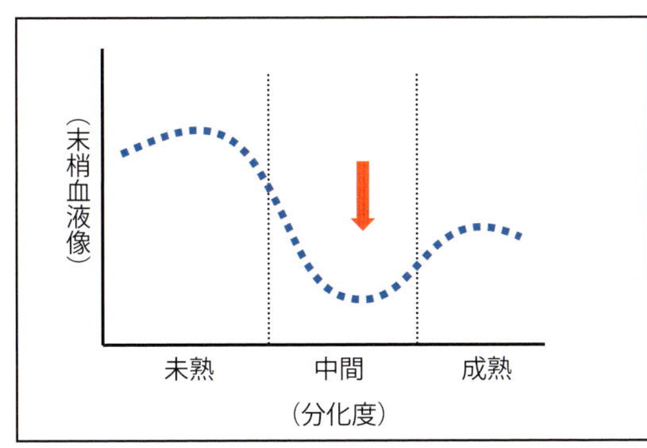

図 7-51a　急性骨髄性白血病の末梢血液像
中間の成熟白血球が著減（矢印）して白血病裂孔とよばれる。

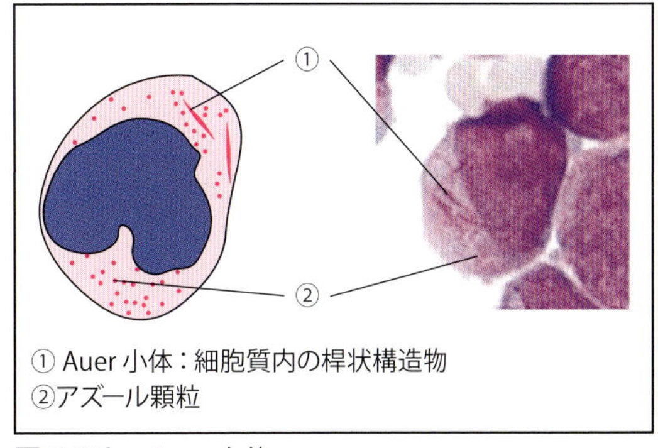

図 7-51b　Auer 小体

ンパ上皮性病変をみる。

B. T/NK 細胞性リンパ腫

・鼻型 T/NK 細胞リンパ腫：広範な壊死を伴う小型から中型細胞の増殖をみる病変である。EB **ウイルス**が高頻度に検出される。

C. ホジキンリンパ腫 ☆（図 7-52）

・発生の原因に **EB ウイルス**☆が関与する、主にリンパ節に生じる疾患である。

・大型の核小体を有する単核の**ホジキン細胞**が認められる。

・２つの核が左右対称性に配列する **Reed-Sternberg 巨細胞**☆（RS 細胞）がみられる。

③**多発性骨髄腫** multiple myeloma ☆

形質細胞の単クローン性増殖をみる悪性腫瘍である。

A. 検査所見

・エックス線写真で**骨打ち抜き像**☆を認める。

・尿中に **Bence-Jones タンパク**☆が検出される。

・血清中に **M タンパク**が検出される。

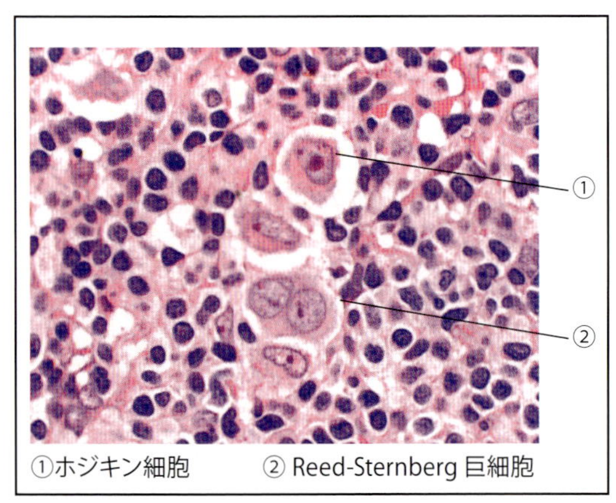

①ホジキン細胞　　② Reed-Sternberg 巨細胞

図 7-52　ホジキンリンパ腫

B. 病理組織所見（図 7-53）

・車軸状の偏在核を有する異型形質細胞様細胞のびまん性増殖をみる。

・腫瘍細胞は核周囲明庭を認め、形質細胞に類似し、ラッセル小体を伴うこともある。

・舌などの組織内に**アミロイド沈着**を認め、証明には **Congo-Red 染色**☆が用いられる。

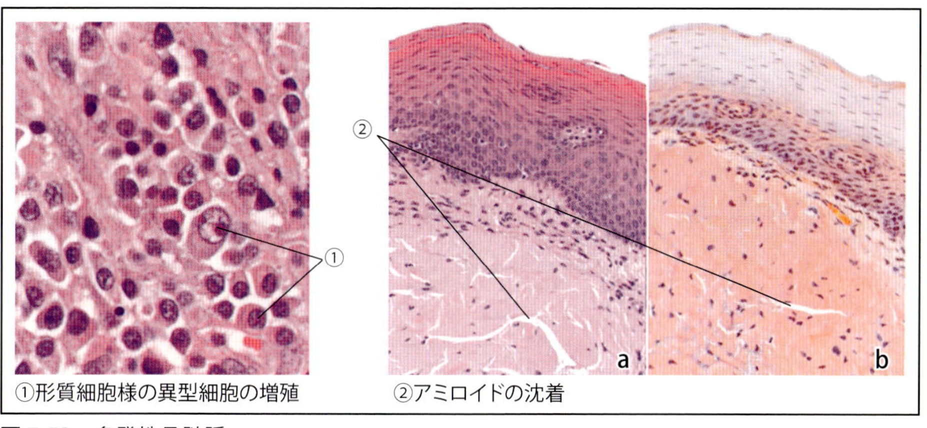

①形質細胞様の異型細胞の増殖　②アミロイドの沈着

図 7-53　多発性骨髄腫
a：多発性骨髄腫患者の舌アミロイド症　b：Congo-Red 染色

（落合隆永）

TOPICS

EWSR1-融合遺伝子とがん細胞

昨今の病理診断では、遺伝子解析が重要な位置を占めている。たとえば、22 番染色体にある *EWSR1*（Ewing sarcoma breakpoint region1）遺伝子は Ewing 肉腫の発生に関わる遺伝子として有名である。この *EWSR1* はさまざまな遺伝子と融合（キメラ）遺伝子を形成して多様な悪性腫瘍の発生に関わる。中でも 12 番染色体上の *ATF1*（Activating transcription factor 1）遺伝子と融合した *EWSR1-ATF1* 遺伝子は、筋上皮腫／筋上皮癌、明細胞肉腫、上皮様の血管肉腫などの軟部肉腫だけでなく、唾液腺の硝子化明細胞癌や歯原性明細胞癌（図）など、口腔領域の腫瘍発生にも関与する。発生部位や起源が異なるにもかかわらず、多くの腫瘍細胞の細胞質が明るいというのは興味深い。

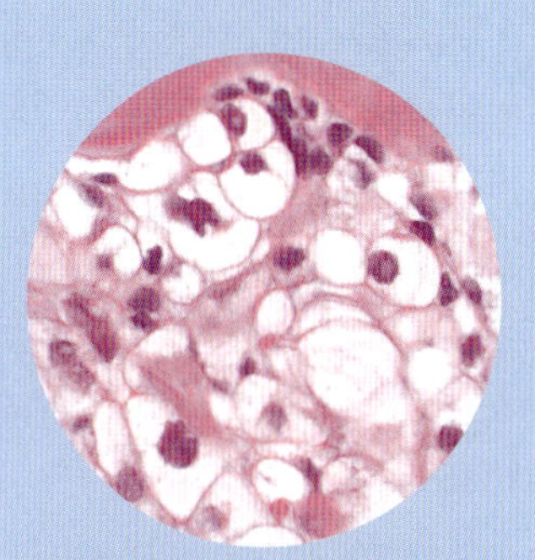
図　歯原性明細胞癌の病理組織像
大小の明るい細胞質をもった腫瘍細胞から構成される胞巣

CHAPTER 8

遺伝子異常・先天異常・発育異常

1．先天異常 congenital anomaly

受精から出生するまでの過程で生じた疾患を示す。

・先天異常の分類

①機能的異常：酵素の欠損など機能異常を示す。先天性代謝異常が主として生じる。

②形態的異常：肉眼的に形態や構造に異常を伴う異常を先天奇形という。

2．遺伝性疾患の分類

①染色体異常による疾患

②単一遺伝子による疾患

③複数の遺伝子による疾患

＊②と③は、染色体に異常はないが、遺伝子に異常がある。

1）染色体異常の種類と代表的な疾患 

(1) 数的異常

①モノソミー monosomy

・1つの染色体が1本のみになる異常。

・常染色体には生じない。

・ターナー症候群 Turner's syndrome は、性染色体にモノソミーが生じる。

②トリソミー trisomy

・1つの染色体が3本になる異常。

・ダウン症候群 Down's syndrome は、21番染色体にトリソミーが生じる。

③その他

・モノソミーやトリソミー以外にも、数的異常による疾患がある。

・クラインフェルター症候群 Klinefelter's syndrome は、X染色体が2本以上になる。

(2) 構造異常（図 8-1）

①欠失 deletion

・染色体の一部が欠損。大量の遺伝子が喪失。

・猫鳴き症候群（5 番目染色体の短腕に部分失欠）。
・悪性腫瘍でも認める。

②転座 translocation

・染色体の一部が他の部位に接合する。
・慢性骨髄性白血病のフィラデルフィア染色体 Philadelphia chromosome；Ph1。
・22 番目の染色体の欠損部が 9 番染色体の長腕に転座。
・悪性リンパ腫などの悪性腫瘍でも認める。

③その他

・逆位、重複、イソ染色体がある。

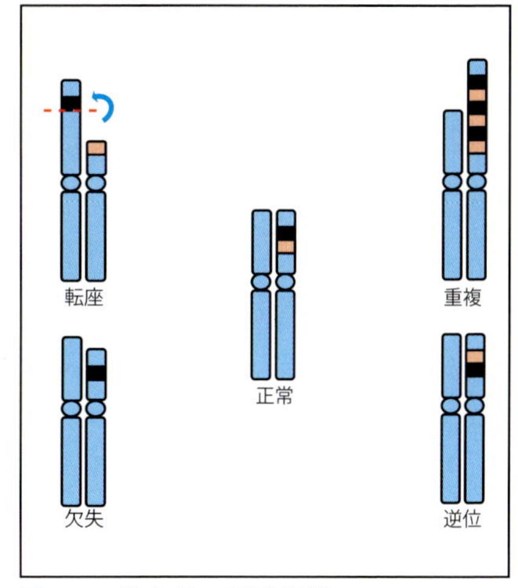

図 8-1　染色体の構造異常

2）単一の遺伝子異常による疾患の種類と代表的な疾患 ☆

・常染色体性……変異を示す遺伝子が常染色体上に存在。

(1) 常染色体優性遺伝疾患（図 8-2）

・対立遺伝子の一方が異常遺伝子で、優性であれば発症する。
・形質発現に男女差はない。
・種類：マルファン症候群 Marfan's syndrome
　多発性神経線維腫症 Recklinghausen's syndrome
　基底細胞母斑症候群 basal cell nevus syndrome
　ガードナー症候群 Gardner's syndrome
　歯肉線維腫症 gingival fibromatosis
　鎖骨頭蓋異骨症 cleidocranial dysostosis
　家族性大腸ポリポーシス familial adenomatous polyposis

(2) 常染色体劣性遺伝疾患（図 8-3）

・対立遺伝子の両方が異常遺伝子で発症する。血族結婚で多発。
・先天性代謝異常の多くがこのタイプの遺伝子異常で発症する。
・形質発現に男女差はない。
・種類：フェニルケトン尿症 phenylketonuria
　先天性ポルフィリン尿症 congenital porphyria
　ファンコニー貧血 Fanconi's syndrome
　パピヨン・ルフェーブル症候群 Papillon-Lefèvre syndrome
　チェデイアック - ヒガシ症候群 Chédiak-Higashi syndrome

(3) 伴性劣性遺伝疾患（図 8-4）

・X 染色体上の遺伝子異常で生じる。
・男子に主に発症する。

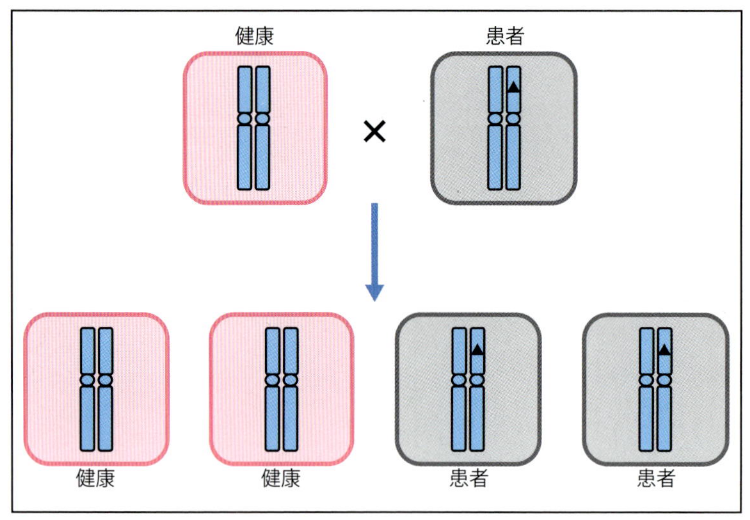

図 8-2　常染色体優性遺伝 autosomal dominat inheritance

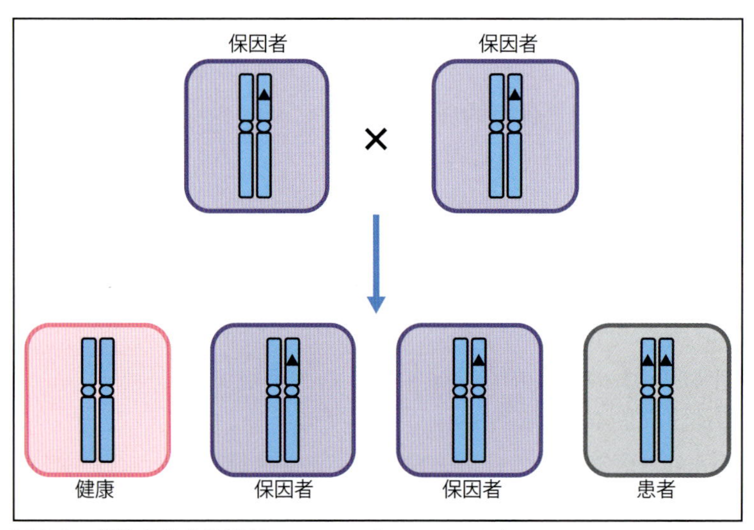

図 8-3　常染色体劣性遺伝 autosomal recessive inheritance

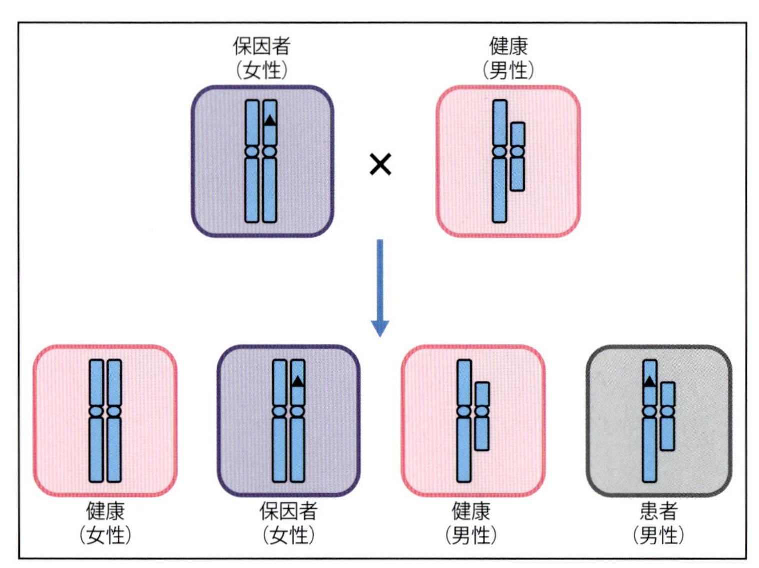

図 8-4　伴性劣性遺伝 sex-linked recessive inheritance

・種類：血友病A・B hemophilia A・B

(4) 伴性優性遺伝疾患

きわめてまれである。

3）複数の遺伝子異常による疾患の概要と種類

・複数の遺伝子異常や環境因子の総和により発生する疾患。

・単一遺伝子異常より頻度が高い。

・性差を示す疾患がある。

・種類：口唇口蓋裂
　　高血圧症
　　先天性心奇形
　　無脳症
　　2型糖尿病

3．奇形 malformation

1）奇形の原因

遺伝的要因と環境要因があり、また、それらの複合要因で発生するが、不明な場合も多い。

(1) 内因

染色体異常や遺伝子異常により生じる。

(2) 外因

生物学的要因（感染）、物理的要因（放射線・酸素欠乏・外力）、化学的要因（薬剤）がある。

①感染

・風疹ウイルス→先天性風疹症候群

・サイトメガロウイルス→巨大細胞封入体症

・トキソプラズマ原虫→トキソプラズマ症

・梅毒スピロヘータ→先天性梅毒

②放射線

妊娠3か月以内の放射線の被曝は奇形の原因となる。

③薬剤など

サリドマイド…アザラシ肢症、水銀…脳性麻痺など。

2）催奇形性要因による奇形発生の特徴

・催奇形性物質に対する感受性には個体差がある。

・催奇形性物質に対する感受性には成長時期による違いがある。

・催奇形性物質は、その種類により一定の傾向がある。

・催奇形性物質の作用は、用量依存的である。

・催奇形性物質は、胎児死亡、奇形、成長遅延などを引き起こす。

3）奇形の発生と成立時期

(1) 奇形の臨界期（表 8-1）

妊娠３か月までの器官形成期は、外因の影響を受けやすく重篤な奇形が生じる時期のこと。この時期を過ぎると重大な奇形は発生しない。

表 8-1　奇形の臨界期

胎齢（日）	発生	奇形
17 ～ 40	頭神経口の閉鎖	無脳症
20 ～ 43	上肢芽	上肢低形成
21 ～ 50	下肢芽	下肢低形成
21 ～ 54	大動脈ー肺動脈分離	総動脈幹、Fallot 四徴
25 ～ 54	耳介の形成	無耳症、小耳症
26 ～ 52	手の指放線	手の欠指、合指、多指
29 ～ 54	心室中隔	心室中隔欠損症
29 ～ 54	足の指放線	足の欠指、合指、多指
29 ～ 58	口唇の形成	兎唇
40 ～ 100	口蓋の閉鎖	口蓋裂

(2) 作用時期による分類

①遺伝子病 gene disorder

精子や卵子の遺伝子異常で生じる。早期に死となる。

②配偶子病 gametopathy

精子や卵子の遺伝子は正常なのに、染色体に異常があるため発現する。一般的に染色体異常による疾患を示すことが多い。

③胎芽病 embryopathy

受精後から妊娠３か月までの器官に生じる奇形のこと。

④胎児病 fetopathy

胎生４か月から出生までの期間に生じる奇形のこと。

4）奇形の発生形式

(1) 形成の抑制

- 無形成：器官が存在しない。
- **形成不全**：器官の原器は形成されるが、正常な器官が形成されず欠損した状態。
- 低形成：器官の原基は形成され発育を示すが、発育不全により、正常の器官は形成されず、大きさが小さい状態。

(2) 融合の閉鎖不全

融合の不全により破裂が生じる（例：口唇口蓋裂）。

(3) 分化不全

通常はアポトーシスにより分離するはずの構造が結合したままの状態。

(4) 遺残（退縮不全）

生後も胎児期の構造物が残存する状態。

・遺残歯原性上皮→歯原性囊胞・腫瘍
・鰓裂遺残→鰓囊胞
・甲状舌管遺残→甲状舌管囊胞

(5) 閉鎖（開通不全）

管腔形成が不完全で開通が異常な状態。

(6) 過形成

器官が過剰に形成される状態。

(7) 重複

器官が正常数以上に形成された状態。

(8) 位置異常

臓器の左右が入れ替わるなど、正常な位置にない状態。

5）奇形の種類

(1) 単体奇形

身体の一部が形成異常を示す（例：口蓋裂、馬蹄腎）。

(2) 重複奇形（二重体）

受精卵が発育異常により、完全あるいは不完全に２つに分かれた状態。

4．小児の腫瘍

小児の悪性腫瘍はまれだが、血液系、神経系、軟部組織を起源に発生するものが多い。また、これらの腫瘍は、先天性発育異常の部分症として生じる。

1）良性腫瘍

・種類：血管腫、リンパ管腫が多い。
・過誤腫 hamartoma：良性腫瘍と奇形の中間的な性状を示し、成熟組織の過剰発育を認める。

2）悪性腫瘍

・種類：急性リンパ性白血病が最も多い。その他、神経芽腫、網膜芽細胞腫、Wilms 腫瘍が認められる。

（槻木恵一、東　雅啓）

5．口腔領域の発育異常と関連疾患

1）歯の奇形 tooth abnormality

歯の形成過程で何らかの傷害が加わると、歯の数、形態、大きさ、色などに異常がみられることがある。

(1) Hutchinson 歯 ☆（図 8-5）

Treponema pallidum が胎盤を通じて胎児に感染すると**先天性梅毒**になる。先天性梅毒では、**歯**

の形態異常、実質性角膜炎、聴覚低下（内耳性難聴）の３徴候がみられる。歯の形態異常には、前歯部にみられるHutchinson歯と、臼歯部にみられる**Moon歯**（**桑実状臼歯**、**Fournier歯**）がある。Hutchinson歯は図のように、切縁隅角の角が緩やかになり（**図8-5**矢印）、切端部が陥凹している（**図8-5**矢頭）形態を呈する。

（2）Turner歯 ☆（図8-6）

乳歯の根尖病巣が原因で、後続永久歯の歯冠の形態形成が傷害され、後継歯（代生歯）の歯冠形態に異常がみられる。

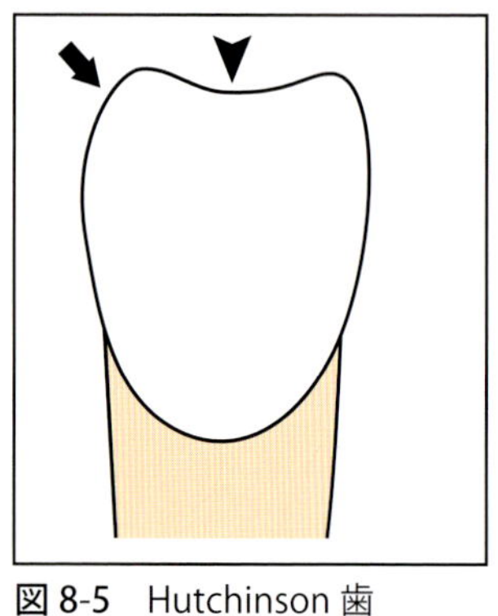
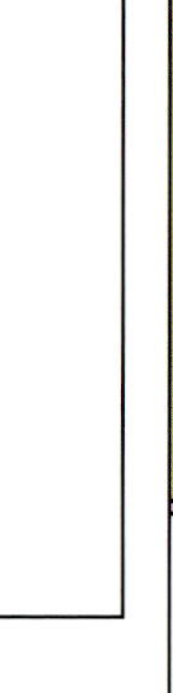

図8-5　Hutchinson歯

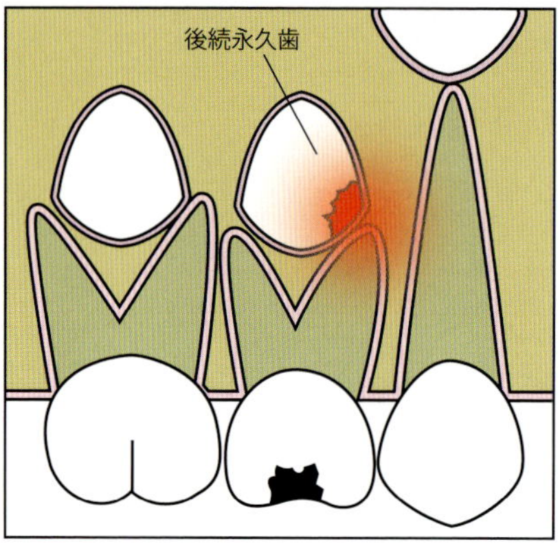

図8-6　Turner歯

（3）歯内歯 dens invaginatus ☆（図8-7）

エナメル質や象牙質などが歯髄に向かって陥凹することにより、あたかも歯の中に歯がもう１本あるかのごとくみられる。

（4）融合（癒合）歯 fused teeth ☆（図8-8）

歯の形成過程で別々の歯胚から形成された歯が癒合することにより、エナメル質、象牙質、セメント質などが連続した状態である。歯髄まで癒合する場合と歯髄の癒合がみられない場合とがある。

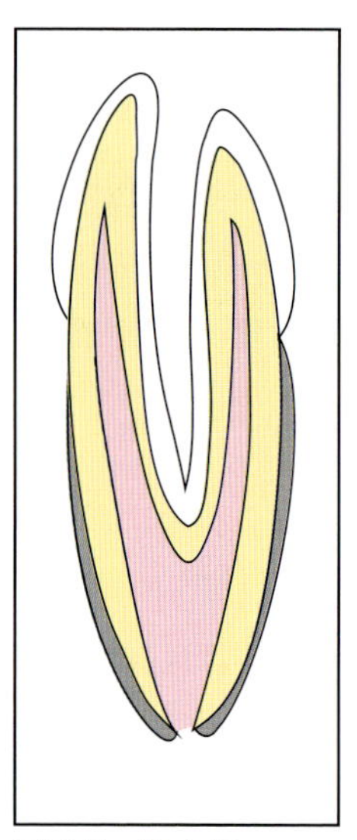
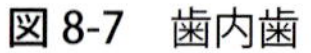

図8-7　歯内歯

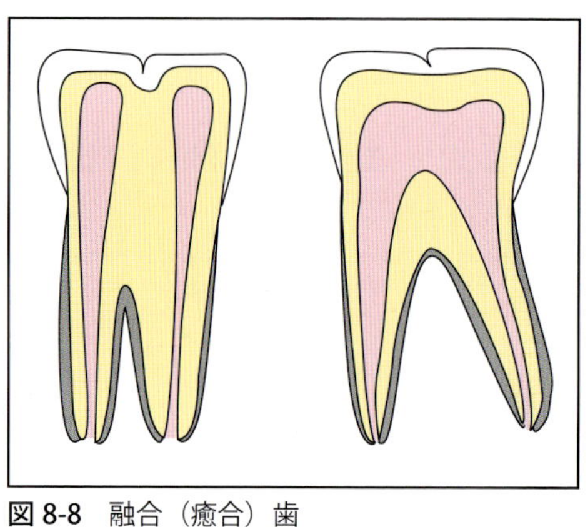

図8-8　融合（癒合）歯

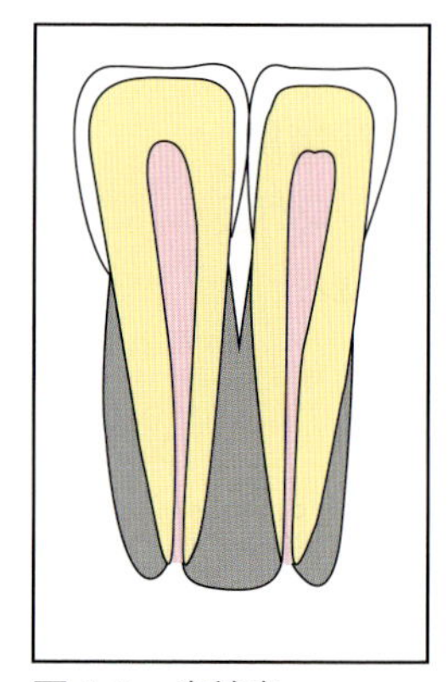

図8-9　癒着歯

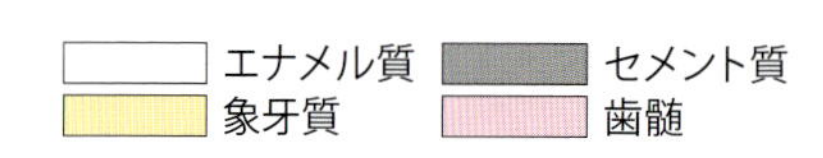

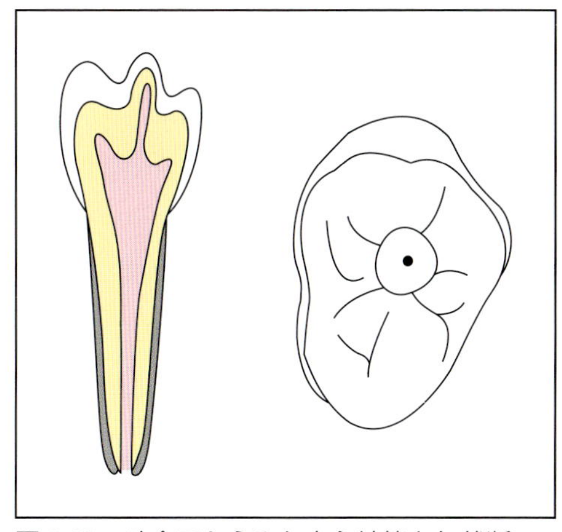

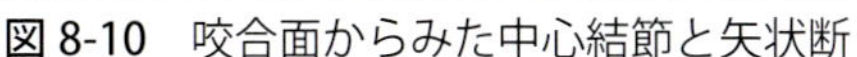

図 8-10　咬合面からみた中心結節と矢状断

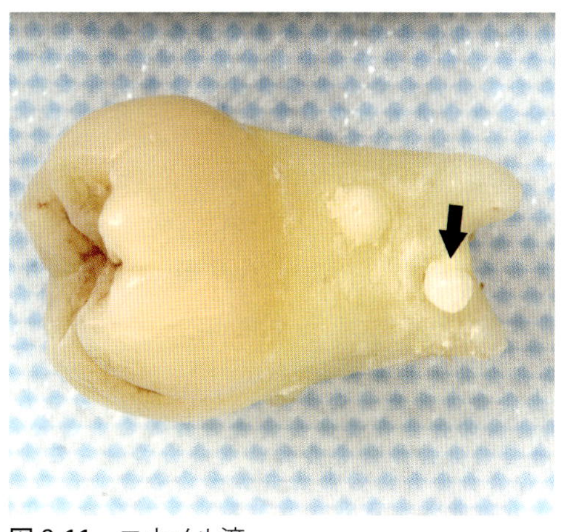

図 8-11　エナメル滴

(5) 癒着歯 concrescent teeth ☆（図 8-9）

別々の歯胚から形成された歯が、萌出後にセメント質同士で癒着した状態である。

(6) 中心結節 central tubercle ☆（図 8-10）

咬合面に突起状に突き出た形態を呈する結節である。この結節の中には、歯髄が陥入していることがある。そのため、物理的障害によって結節が破折した場合は、露髄をきたすことがある。

(7) エナメル滴 enamel drop（エナメル真珠、エナメル結節） ☆（図 8-11）

歯根部の表面にみられることがある球状を呈する異所性のエナメル質である（図の矢印）。内部には、象牙質や歯髄が陥入していることがある。由来に関しては、エナメル器、Hertwig の上皮鞘、Malassez の上皮遺残など諸説みられるが、いまだ明らかにされていない。

（久山佳代、末光正昌）

2）歯の発育異常と萌出異常

歯の発育過程において何らかの要因が加わると、歯の大きさ、歯数、形、構造などの発育異常や萌出異常が起こる。要因としては、遺伝的因子や環境因子などの全身的なものと局所的なものがある。

(1) 歯の大きさの異常

①矮小歯 microdontia ☆

正常な歯の大きさよりも小さい歯を矮小歯という。上顎側切歯や第三大臼歯、過剰歯にみられる。矮小歯にはコルクや栓に似た形の**栓状歯**や**円錐歯**、蕾状の形の**蕾状歯**がある。下垂体機能低下症や、Down 症候群、外胚葉異形成症、先天性梅毒、口蓋裂に関連してみられる。

②巨大歯 macrodontia

正常な歯の大きさよりも大きい歯を巨大歯という。上顎中切歯や上顎犬歯にみられる。下垂体機能亢進症や遺伝性疾患に関連してみられることがある。

(2) 歯数の異常

①無歯症 anodontia（先天欠如）

1 歯ないし数歯が部分的に欠如する**部分的無歯症** partial anodontia と、乳歯と永久歯のすべての歯が欠如する**完全無歯症** complete anodontia がある。

完全無歯症は、遺伝的要因（**先天性外胚葉異形成**）、内分泌障害や栄養障害が要因とされる。部分的無歯症（**欠如歯**）は、系統発生的な退化現象と捉えられており、永久歯では上顎側切歯、上下顎第二小臼歯、第三大臼歯（智歯）に好発する。歯の萌出遅延を主訴としてみつかるケースも多い。

②過剰歯 supernumerary tooth ☆

歯胚の過形成や分裂によって過剰に生じた歯で、乳歯より永久歯に多くみられる。過剰歯の形態は小さく、栓状、円錐、蕾状など退化傾向を示すことが多い。

発生部位により、**正中歯** mesiodens、**臼後歯** paramolar、**臼傍歯** distomolar がある。口唇・口蓋裂にも関連して発生する。

（3）歯の形の異常

p.177「１）歯の奇形」の項参照。

（4）歯の構造の異常（形成不全）

歯の形成期の歯胚に障害が生じることで、形態異常や組織構造の異常が生じる。石灰化度が低い状態を**低石灰化（石灰化不全）**という。要因には、局所的なもの（外傷、炎症、放射線障害など）と、全身的なもの（遺伝、栄養障害、ホルモン異常、薬物など）がある。

①局所的な原因

- 外傷による：乳歯の打撲、特に上顎前歯が転倒などにより障害されると後続永久歯の形成不全が起こる。
- 炎症による：乳歯の根尖性歯周炎が、後続永久歯の歯胚に波及し**エナメル質形成不全**が生じたものを **Turner の歯** ☆という。永久歯の小臼歯の咬合面と上顎前歯の唇側に好発。
- 放射線による：悪性腫瘍の放射線治療による影響で、発育途中の歯胚が放射線被曝し、歯の形成不全が生じる。

②全身的な原因

- 栄養障害：カルシウム、リン、ビタミン A、ビタミン C、ビタミン D の欠乏症や内分泌障害（甲状腺機能疾患、副甲状腺機能疾患など）が原因で全身的な症状とともに歯の形成不全を生じる。**ビタミン D 欠乏症** ☆では、小児では**くる病**、成人では**骨軟化症**をきたす。くる病では象牙質の石灰化不全、広い歯髄腔や髄角の鋭い突出がみられる。また、ビタミン D とともに Ca 代謝を調節している副甲状腺ホルモンが低下すると歯の形成不全が生じる。出産時の栄養環境の激変により、エナメル質と象牙質の胎生期と出生後の発育線に一致した石灰化不全が生じる。これを新産線 neonatal line ☆といい、第一大臼歯、乳中切歯、第二乳臼歯にみられる。
- **先天性梅毒** ☆：**Hutchinson 歯**、**Moon 歯**（**Fournier 歯** ☆、**桑実状歯**）→ p.76「【付記】先天性梅毒」の項、p.177「１）Hutchinson 歯」の項参照。
- **歯のフッ素症**：歯の硬組織形成期に、フッ化物を継続的に過剰に摂取（2ppm 以上）することでエナメル質形成不全や石灰化不全が生じる。歯冠が特徴的な白濁を呈すので**斑状歯** mottled tooth といわる。抗齲蝕効果がある。
- 遺伝性疾患：**エナメル質形成不全症**、**象牙質形成不全症**（骨形成不全症と関連）☆、**象牙質異形成症**がある（**表 8-2**）。
- 薬剤の影響：抗菌薬のテトラサイクリンや鉛などの金属が血中に入ると歯の形成期の成長線に沿った石灰化不全や歯の着色が生じる。

表 8-2　遺伝による歯の形成不全

種類	遺伝形式	特徴
エナメル質形成不全症 amelogenesis imperfecta		エナメル質の基質形成障害や石灰化不全を伴う病型がある（低形成型／低石灰化型／低成熟型）。 外胚葉組織に異常を呈す疾患に伴ってみられることがある。先天性表皮水疱症の劣性栄養障害型ではエナメル質形成不全がみられる。
象牙質形成不全症 dentinogenesis imperfecta	常染色体優性	歯冠の色調異常（透明感のあるオパール様の灰紫色）と形態異常（歯冠歯頸部の狭窄）。 咬耗や摩耗が著明で、エナメル質は脆弱。 歯根の短小化（短根歯）。歯髄腔は狭窄あるいは消失。 骨形成不全症と関連。
象牙質異形成症 dentin dysplasia	常染色体優性	歯冠の色調や形態は正常に近い。 歯根は短く歯の動揺、早期脱落。 歯髄腔および根管は萌出前より狭窄・消失するタイプと、歯髄腔が大きく根管が狭窄するタイプあり。

表 8-3　歯の位置異常の種類と状態

位置異常の種類	状態
転位	歯列の正常位置から、歯が唇（頬）舌側や、近遠心側へ移動したもの
捻転	歯の長軸を中心に回転したもの
傾斜	歯軸が唇（頬）舌側あるいは近遠心側へ傾いたもの
高位と低位	高位歯は、咬合平面より高い位置に挺出した状態。低位歯は、咬合平面に達していない状態
移転（位置交換）	隣在する歯の位置が互いに入れ換わったもの
逆生	正常のとは逆方向に発育、萌出したもの
正中離開	両中切歯間の接触がなく間隙が生じたもの
叢生	数歯がジグザグに不正に配列したもの。歯と顎骨のサイズの不調和により唇側や舌側に転位することによる

(5) 歯の萌出時期の異常

①乳歯

- **先天歯** congenital tooth ☆：生後 1 か月以内の早期萌出歯をいい、出産歯 natal tooth（出生時に萌出している歯）と新生（児）歯 neonatal tooth（生後 1 か月以内に萌出した歯）がある。下顎乳中切歯に多い。
- **リガ・フェーデ病** Riga-Fede disease：先天歯の刺激により舌下面に生じた外傷性潰瘍。
- 萌出遅延：歯胚の位置異常や歯肉の肥厚による局所的な要因や、くる病、クレチン病、先天性梅毒など全身的な要因がある。

②永久歯

- 早期萌出：原因として、乳歯の早期萌出や喪失、甲状腺や副腎皮質の内分泌腺の機能亢進がある。
- 萌出遅延：全身的には、ビタミン欠乏症、くる病、クレチン病、先天性梅毒、**鎖骨頭蓋（骨）**

異形成症☆などがある。局所的なものでは、先行乳歯の晩期残存、永久歯胚の位置異常、萌出部位の不足があり、歯列不正や**埋伏歯**の原因となる。埋伏歯は、永久歯列にしばしばみられ、上顎犬歯と下顎第三大臼歯に好発する。歯原性腫瘍や顎骨嚢胞の発生にも関連して生じる。

(6) 歯の位置の異常

歯の萌出異常や顎骨の発育異常に伴い、歯が歯列弓の正常位置から偏位することがある(**表8-3**)。

(安彦善裕、西村学子)

3) 裂奇形 (表8-4)

顎顔面の発生(**図8-12**)において、関与する諸突起の癒合不全によって破裂を生じる。その病態を裂奇形という。

(1) 裂奇形の特徴 ☆ (**図8-13**)

- 顔裂は他の奇形を合併した症候群の部分症として発症することが多い。
- 唇裂は片側の側方上唇裂(兎唇)が多く、女性より男性に多い(1:4)。
- 口蓋裂は男性より女性に多い(1:2)。

4) 唾液腺・舌・顎の奇形の種類

(1) 唾液腺の奇形

唾液腺は外分泌腺のひとつで、分泌物を産生する腺房と、分泌物を口腔まで運ぶ導管系からなる。唾液腺の奇形や発育異常はまれであるが、導管系と腺房を含む唾液腺自体に発症することがある。

①導管系の異常

憩室、副導管、先天性導管閉鎖、開口部位の位置異常などがある。

②異所性唾液腺

副唾液腺(分泌能を有する)、迷入唾液腺(分泌能をもたない)があり、唾液腺腫瘍(Warthin腫瘍)や**リンパ上皮性嚢胞**の発生と関連するとされる。

(2) 舌の奇形

舌自体の奇形と舌小帯の形態および位置異常とが存在する。

①無舌症・小舌症

舌の低形成・形成不全

②大舌症

局所の病因としては、血管腫、リンパ管腫、舌アミロイド症が関係する。全身性には、クレチン病、巨端症(末端肥大症、アクロメガリー)、**Down症候群**の際に認められる。

③舌癒着症(舌強直症)(図8-14)

舌小帯が舌尖部にまで高位付着し、舌の発育や運動を障害する。

5) 顎の奇形

低形成ないし無形成、発育不全症と過剰発育とが存在し、歯の異常や不正咬合などの原因にもなる。

①無顎症

上顎、下顎、あるいは上下両顎が欠損することがある。

表 8-4　裂奇形の種類と癒合が障害される突起

種類		癒合障害
顔面裂	斜顔裂	内・外側鼻突起と上顎突起
	横顔裂、巨口症、小口症	上顎突起と下顎突起
	（正中）下顎裂	左右側下顎突起
口唇裂	側方上唇裂（兎唇）	内側鼻突起と上顎突起
	正中下唇裂	左右側下顎突起
口蓋裂・口蓋垂裂		左右側口蓋突起（上顎突起）
顎口蓋裂・唇顎口蓋裂		内側鼻突起と上顎突起と左右側口蓋突起

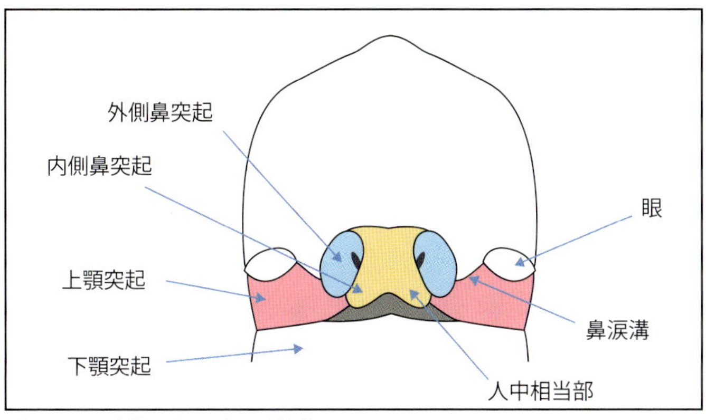

図 8-12　胎生 7 週の顔面模式図

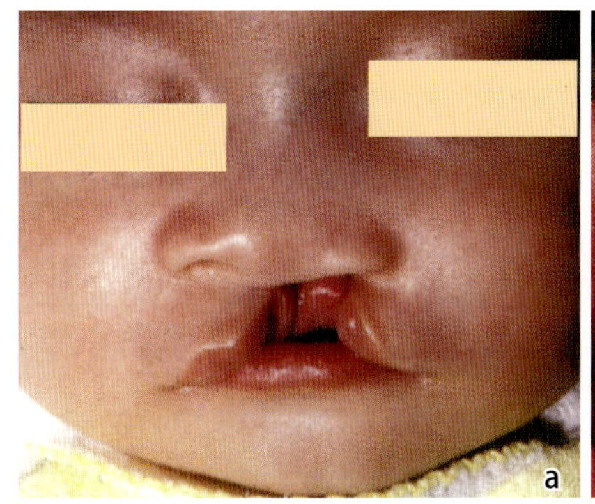

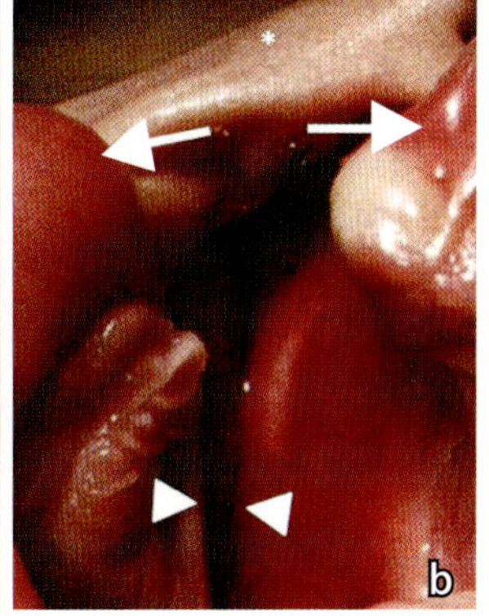

図 8-13　片側唇口蓋裂口腔内写真
a：顔貌写真　b：矢印…唇裂部、矢頭…口蓋裂部。
（日本大学松戸歯学部顎顔面矯正学講座 教授　大峰浩隆先生 提供）

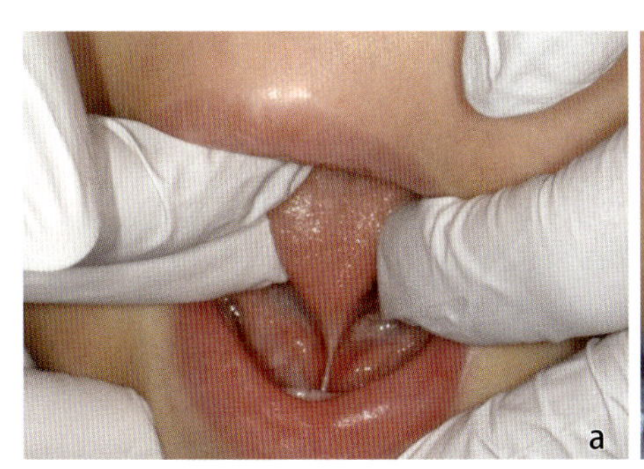

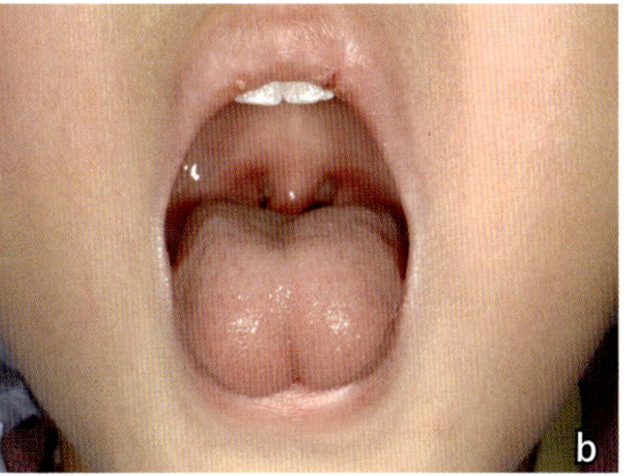

図 8-14　舌小帯高位付着
（日本大学松戸歯学部小児歯科学講座 教授　清水武彦先生 提供）

②**半顎症**

第一鰓弓と第二鰓弓の発育異常によって、片側の耳、側頭骨、舌、口蓋あるいは筋組織の形成不全をきたし、顔面の非対称を生じる。

③**小顎症**

上顎骨では**鎖骨頭蓋異形成症**、胎児性軟骨異栄養症、頭蓋顔面異骨症が関係し、下顎骨では**Pierre Robin 症候群**（**Robin シークエンス**ともよばれる）☆と関連する。

Pierre Robin 症候群の 3 主徴：小顎症、口蓋裂、舌下垂

④**大顎症**

下垂体腺腫などにおける下垂体成長ホルモンの過剰分泌によって生じる巨端症（末端肥大症、アクロメガリー）と関係する。

6）発育性嚢胞 ☆

嚢胞は、生体内に生じる病的空洞であり、その成り立ちは多様である。組織発生ないし成長発育の異常に伴って生じるものは発育性嚢胞と総称され、口腔・顎・顔面領域では歯の発生に関わる歯原性嚢胞と、歯の発生に関連しない非歯原性嚢胞に大別される。また、それぞれに顎骨内に生じるもの（顎骨嚢胞）と、軟組織に生じるもの（軟組織嚢胞）とが存在する。

(1) 歯原性嚢胞 odontogenic cysts ☆

歯胚に由来する嚢胞で、主に顎骨内に発生するが、時に歯肉などの軟組織に発生するものも存在する。

①顎骨嚢胞 cysts of the jaw bone

A. **含歯性嚢胞** dentigerous cyst（**図 8-15**）

埋伏歯の歯冠を囲む嚢胞である。歯冠の形成を終えた歯胚から形成されると考えられている。

病理組織学的に、嚢胞壁は内腔面に非角化性重層扁平上皮ないし歯堤様の立方状ないし円柱状の上皮細胞の被覆がみられ、その下層に炎症細胞浸潤の乏しい線維性結合組織が存在する。線維性結合組織には粘液基質や線維硝子化を認めることが多い。

（久山佳代、宇都宮忠彦）

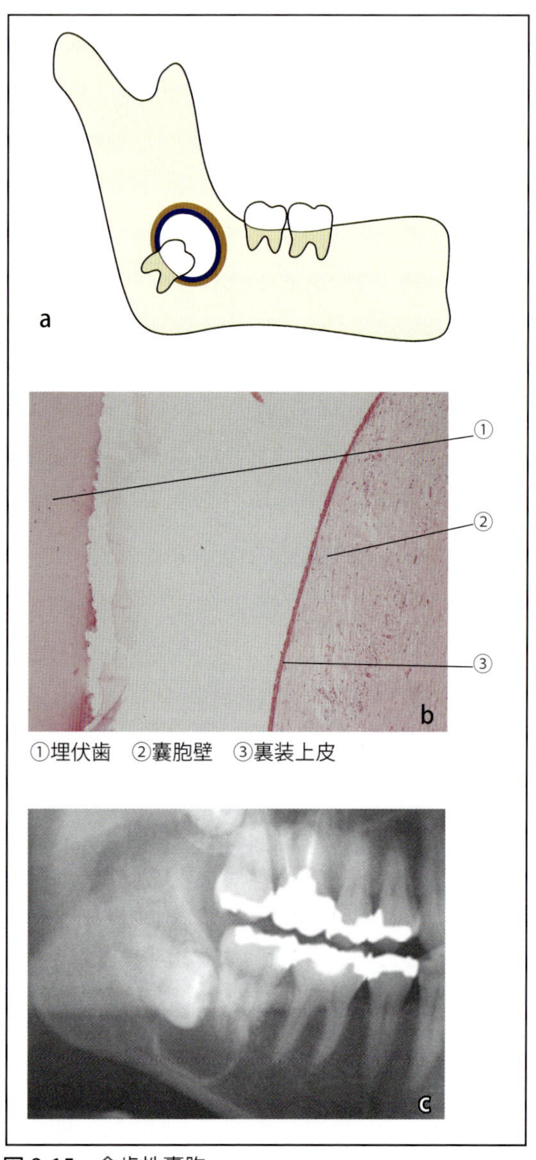

図 8-15　含歯性嚢胞
a：含歯性嚢胞模式図　b：病理組織画像　c：エックス線像

B. 歯原性角化嚢胞 odontogenic keratocyst

（旧：角化嚢胞性歯原性腫瘍 keratocystic odonto-genic tumor）

歯原性の発育嚢胞で、歯原性上皮に由来し顎骨内に発生する。顎骨内に多発する場合は**基底細胞母斑症候群**が考えられ、*PTCH1* の遺伝子異常を認める。

2017 年 WHO 分類では、歯原性腫瘍から歯原性嚢胞に分類が変更された。

a. 好発部位・年齢・性別

・下顎大臼歯部〜下顎枝部に多い。

・10 〜 30 歳代の男性にやや多い。

b. 症状

・発育は緩慢である。

・増大すると顎骨の無痛性膨隆をきたす。

・皮質骨の菲薄化により羊皮紙様感を触知する。

・手術後の再発率が高い。

c. 画像診断所見

・境界明瞭な単胞性ないし多胞性の透過像を示す。

d. 病理組織学的所見（図 8-16）

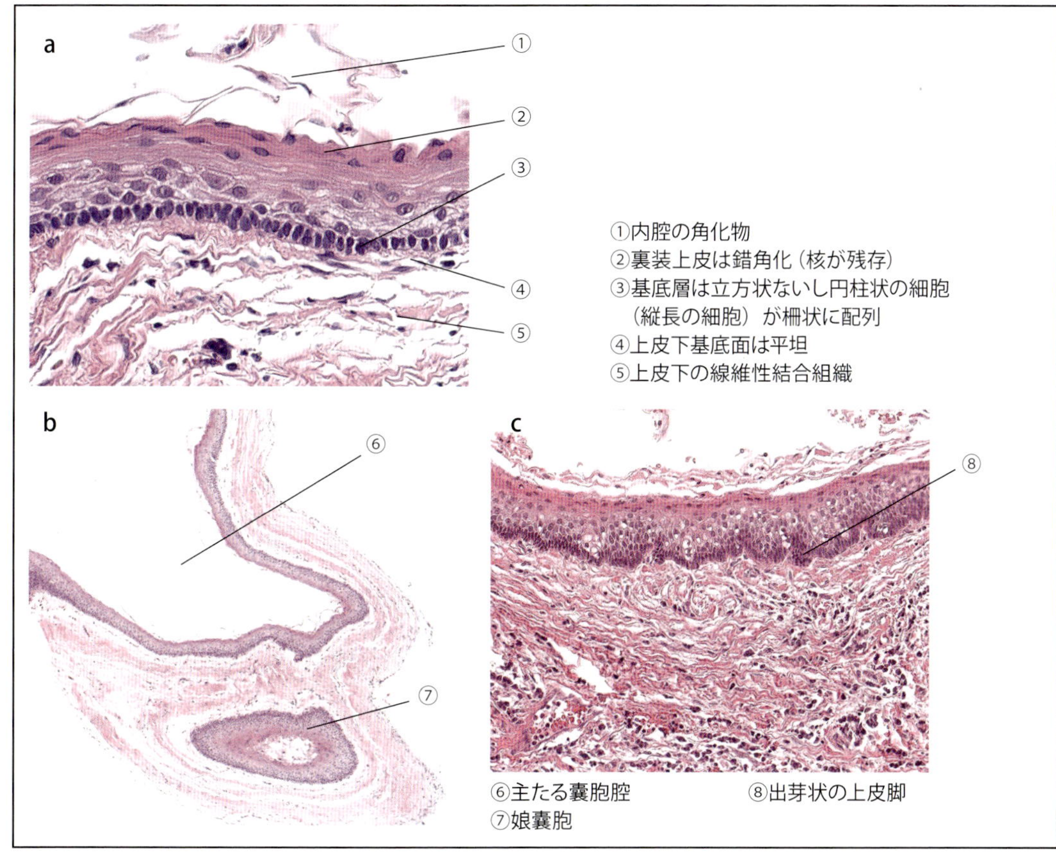

図 8-16 歯原性角化嚢胞

a：錯角化重層扁平上皮と線維性結合組織からなる典型的な嚢胞壁を認める。b：主たる嚢胞壁から離れた位置に小嚢胞（**娘嚢胞**）を認める。c：裏装上皮に出芽状上皮脚（蕾状下方増殖）を認めることがある。

（日本歯科大学新潟生命歯学部病理学講座 教授 岡田康男先生 提供）

CHAP.8 遺伝子異常・先天異常・発育異常

5. 口腔領域の発育異常と関連疾患

・**錯角化重層扁平上皮**で裏装され、その外側が線維性結合組織からなる（二層構造）。
・裏装上皮の基底層細胞は立方状ないし円柱状細胞からなり、柵状に配列する。
・通常、基底面は平坦だが、蕾状下方増殖を示す上皮脚（出芽状上皮脚）をみることがある。
・内腔には**角化物**（裏装上皮角質層が剝離したもの、オカラ状物）を認める。
・**娘嚢胞**を認める。

e. 治療

・病変の摘出搔爬術が行われる。

（安彦義裕、西村学子）

C. **側方性歯周嚢胞** lateral periodontal cyst（図 8-17）

萌出した歯の歯根側方部の顎骨内に発生する嚢胞である。成り立ちについては、含歯性嚢胞と関連する歯が萌出を完了した後にも嚢胞が残留したと考えられている。

病理組織学的に、嚢胞壁の構造は含歯性嚢胞と類似するが、嚢胞壁内面の上皮の一部が肥厚し、上皮性プラークとよばれる構造を形成するのが特徴的である。

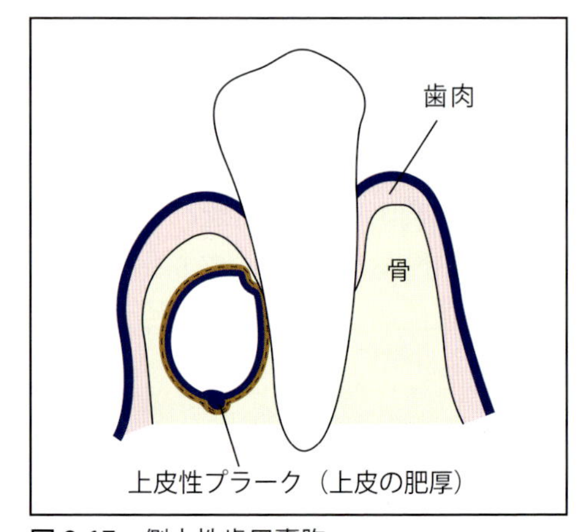

図 8-17　側方性歯周嚢胞

（久山佳代、宇都宮忠彦）

D. **石灰化歯原性嚢胞** calcifying odontogenic cyst☆

（旧：石灰化嚢胞性歯原性腫瘍 calcifying cystic odontogenic tumor）

顎骨内に発生する歯原性の発育嚢胞で、嚢胞状を呈し、**幻影細胞** ghost cell と**石灰化**を特徴とする。

2017 年 WHO 分類では、歯原性腫瘍から歯原性嚢胞に分類が変更された。

a. 好発年齢・性別

・10 ～ 20 歳代と 50 ～ 60 歳代に好発し、性差はない。

b. 症状

・発育は緩慢である。
・増大すると顎骨の無痛性膨隆をきたす。
・若年者では、埋伏歯や複雑性歯牙腫を伴うことがある。

c. 画像診断所見

・不透過物を中に入れた境界明瞭な嚢胞状透過像を呈する。

d. 病理組織学的所見（図 8-18）

内側は基底層が立方状ないし円柱状細胞からなる上皮で裏装され、外側が線維性結合組織からなる嚢胞状病変である。

・裏装上皮の内層にはエナメル上皮腫の濾胞に類似した星状網様組織を認める。

・嚢胞壁中や内腔に**幻影細胞**の集塊を認める。

・幻影細胞は、好酸性の膨大した胞体と輪郭だけの核を特徴とする角化細胞で、**石灰沈着**を伴うこともある。

・多核巨細胞をみることがある。

e. 治療

・病変の摘出掻爬術が行われるが、大きなものでは顎骨切除が行われる。

（安彦善裕、西村学子）

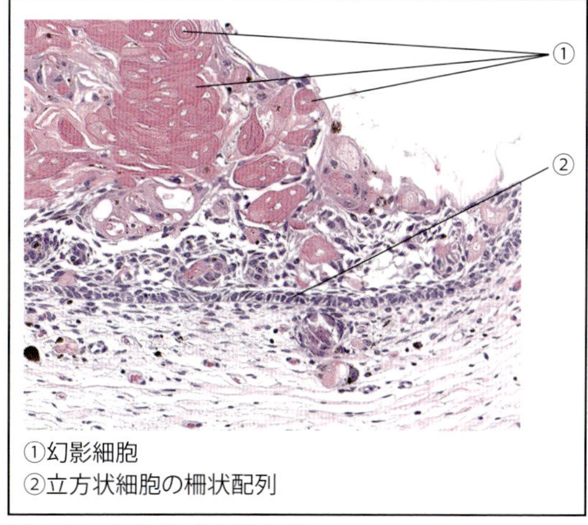

図 8-18　石灰化歯原性嚢胞
裏装上皮には幻影細胞を認め、上皮基底層には立方状細胞が柵状に配列する。
（日本歯科大学新潟生命歯学部病理学講座 教授　岡田康男先生 提供）

②軟組織嚢胞 cysts of the soft tissues

A. **歯肉嚢胞** gingival cyst（ボーンの結節 Bohn nodule）

歯肉粘膜下に形成される嚢胞で、歯堤上皮の遺残から生じるとされる。小児に発生するものと、成人に発生するものとがある。

a. 小児の歯肉嚢胞（図 8-19）

新生児から生後数か月の小児の歯槽堤粘膜に生じ、正中口蓋縫線上に存在するものは **Epstein（エプスタイン）真珠**ともよばれる。直径が 1 ～数 mm の白色調の小球状隆起としてみられ、多発することが多く、時に単発性のものもある。成長に伴って退縮あるいは剝離して自然消失する。

病理組織学的に、嚢胞腔内には角質物が充満し、嚢胞壁内面は角化性重層扁平上皮で被覆されている。上皮下には炎症細胞浸潤の乏しい線維性結合組織が存在する。

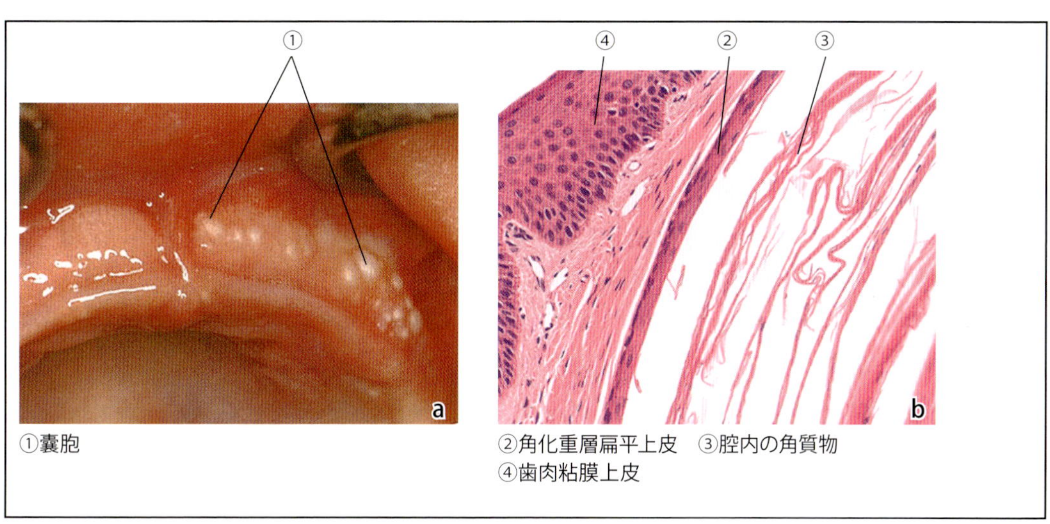

図 8-19　小児の歯肉嚢胞（Epstein 真珠）

b. 成人の歯肉囊胞

永久歯の萌出が完了した成人の歯肉に生じる囊胞で、歯堤上皮ないしエナメル器、Malassez（マラッセ）の上皮残遺に由来すると考えられている。下顎の犬歯～第一小臼歯部の頰側歯肉に好発する。

病理組織学的に、囊胞壁内面は主として非角化性の菲薄な重層扁平上皮ないし立方上皮、時に角化を伴うものもある。上皮下には炎症細胞浸潤の乏しい線維性結合組織が存在する。

B. **萌出囊胞** eruption cyst（図 8-20）

含歯性囊胞の一種で、萌出途中の歯の歯冠を囲む囊胞である。病理組織所見は含歯性囊胞と類似するが、粘膜に近接するため囊胞壁に炎症性変化を認めることが多い。

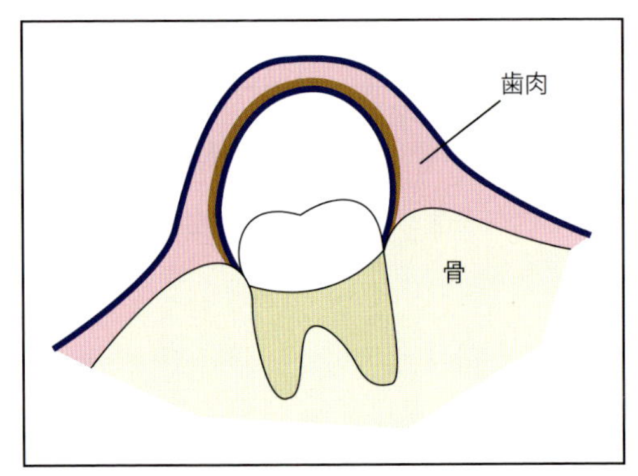

図 8-20　萌出囊胞

（2）非歯原性囊胞 non-odontogenic cysts 

①顎骨囊胞

A. **鼻口蓋管囊胞** nasopalatine duct cyst（図 8-21a ～ c）

胎生期の鼻口蓋管上皮の遺残に由来する囊胞で、**切歯管囊胞**ともよばれる。上顎中切歯間の顎骨内に生じるが、切歯乳頭部の軟組織に生じるものもあり、口蓋乳頭囊胞ともよばれる。エックス線写真で、口蓋前方正中部にハート形ないし類円形の透過像として認められるのが特徴的である。

病理組織学的に、囊胞壁内面は主として呼吸上皮である（多列）線毛円柱上皮で裏装されているが、時に立方上皮、扁平上皮、移行上皮など多種の上皮形態をとることもある。上皮下には線維性結合組織が存在し、しばしば二次的な炎症性変化を随伴する。囊胞壁の最外層に既存の末梢神経や小動脈を伴うことが多い。

②軟組織囊胞

A. **鼻歯槽囊胞** nasoalveolar cyst（図 8-22a ～ c）

鼻翼の付け根の軟組織に発生する囊胞である。肉眼的に当該部の膨隆として認められ、**Gerber 隆起**とよばれる。成り立ちについては、従来、顔裂性の機序が考えられていたが、現在は否定的である。鼻涙管原基に由来するとの説もあるが確定されていない。

病理組織学的に、囊胞壁内面は通常、（多列）線毛円柱上皮に被覆されており、上皮内に杯細胞を認める。時に化生扁平上皮や立方上皮がみられることがある。上皮下には線維性結合組織が存在し、その中に粘液腺組織を認めることもある。

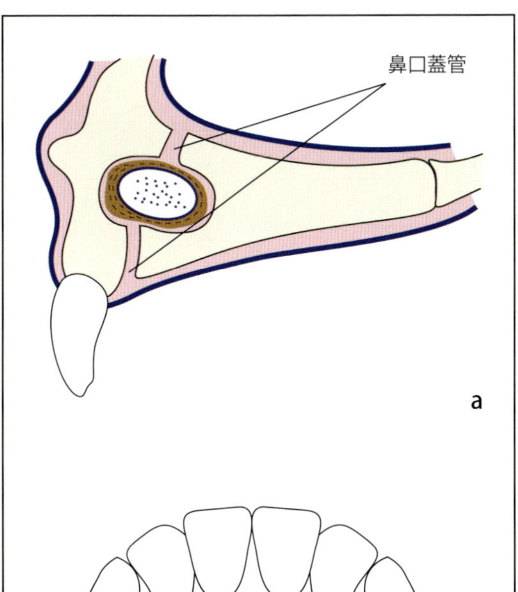

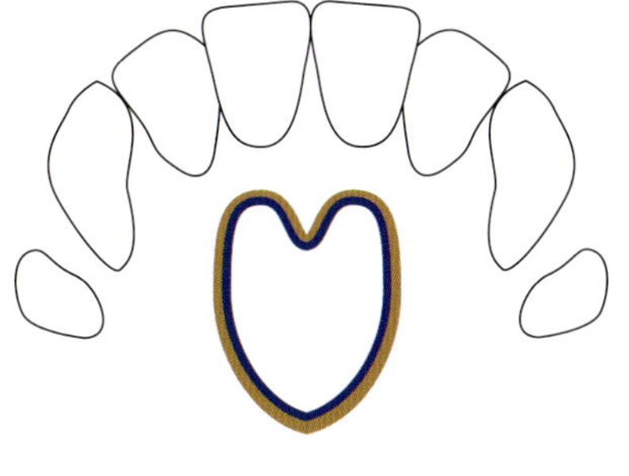

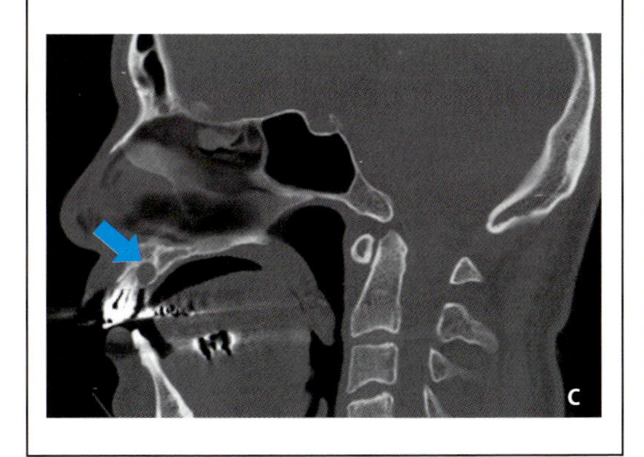

図 8-21　鼻口蓋管嚢胞
a：前ー後方向　b：咬合面方向　c：エックス線像（矢印）

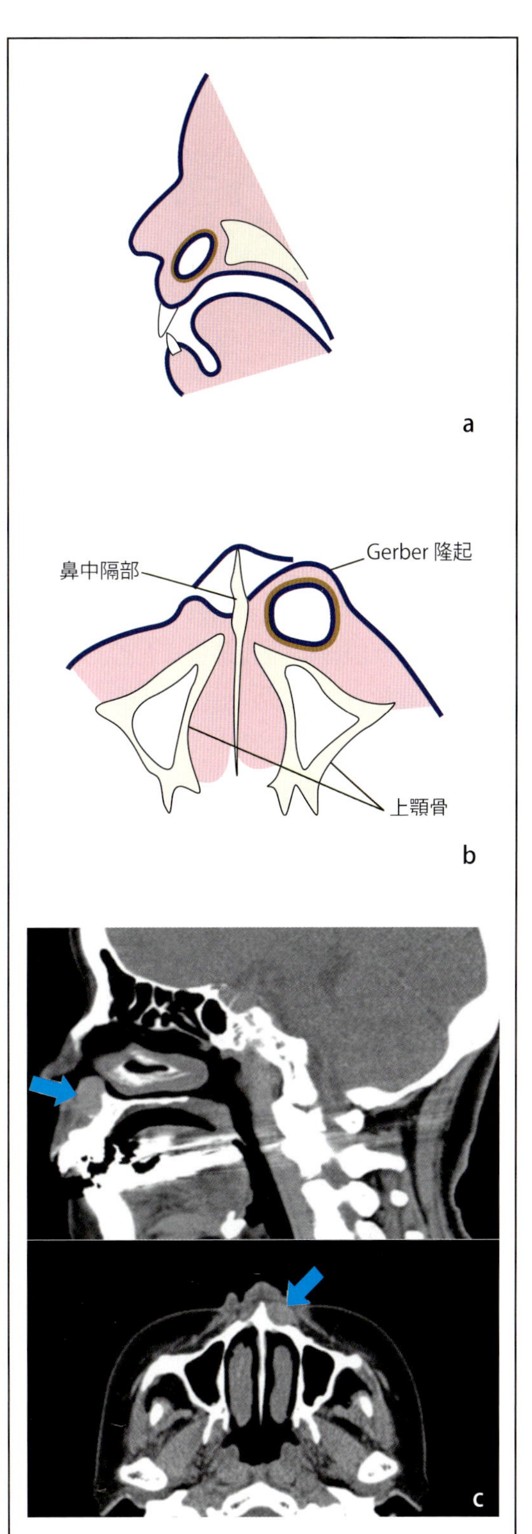

図 8-22　鼻歯槽嚢胞
a：前ー後方向　b：水平断方向　c：上は矢断状、下は水平面のエックス線画像。鼻翼基部で骨表面のため偏在していることがわかる（矢印）。

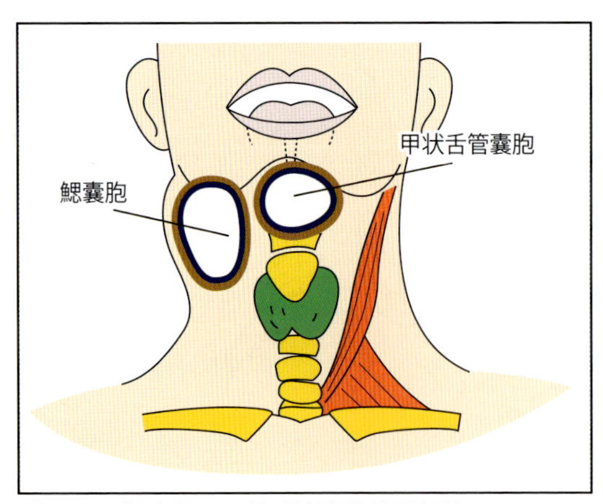

図 8-23　鰓嚢胞、甲状舌管嚢胞発現部位

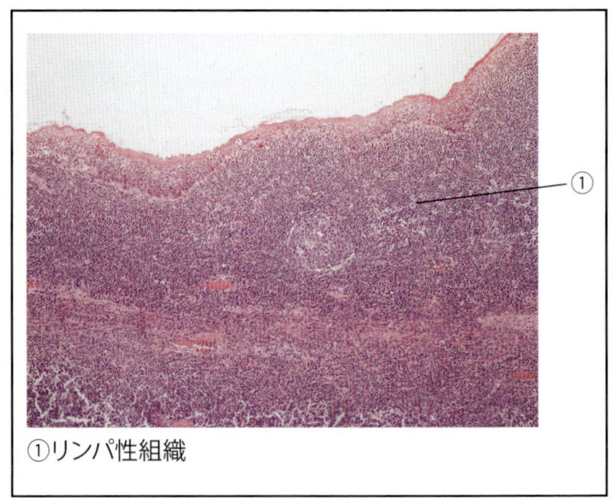

①リンパ性組織

図 8-24　鰓嚢胞の病理組織像

B. **鰓嚢胞** branchial cyst（**リンパ上皮性嚢胞** lymphoepithelial cyst）（**図 8-23**）

胎生期の鰓弓（裂）に由来するとされる嚢胞で、下顎角下部の側頸部に発生することが多いので側頸嚢胞 lateral cervical cyst ともよばれる。

病理組織学的に、嚢胞壁内面は多くの場合非角化性重層扁平上皮に被覆されるが、時に角化を示したり、あるいは円柱上皮、立方上皮、線毛上皮がみられることもある。上皮下にはリンパ性組織が存在し、胚中心をもつ濾胞構造を随伴することもある（**図 8-24**）。同様の病理組織像を呈する嚢胞は、口底部や舌などの口腔内に発生することもあり、リンパ上皮性嚢胞の名称が用いられる。

C. **甲状舌管嚢胞** thyroglossal duct cyst（**図 8-23**）

胎生期にみられる甲状腺と舌（**舌盲孔**）の間に存在する甲状舌管に由来する嚢胞で、発生部位がこれに該当する正中頸部であることから、正中頸嚢胞 median cervical cyst ともよばれる。舌骨付近で発生するものが多いが、オトガイ下部や口底部に発生することもある。

病理組織学的に、嚢胞壁内面は（多列）線毛円柱上皮に被覆されるが、口腔に近い部位に発生した場合には重層扁平上皮に被覆されることがある。上皮下には線維性結合組織が存在し、時に迷入した甲状腺組織もみられる。

D. **類皮嚢胞** dermoid cyst（**図 8-25a、b**）、**類表皮嚢胞** epidermoid cyst（**図 8-26a、b**）

胎生期の外胚葉の陥入によって生じる先天的な発生機序が一般的に考えられているが、後天的に外傷などの刺激で表皮や粘膜上皮が陥入する機序も想定されている。

嚢胞壁に皮膚付属器である皮脂腺や汗腺、毛嚢、爪などが認められる嚢胞は類皮嚢胞、皮膚付属器を認めないものが類表皮嚢胞である。好発部位は口底部で、主として第一・第二鰓弓の正中縫合部に生ずるとする説が有力である。嚢胞腔内には灰白色のオカラ状・泥状の角質物が多く含まれている。

病理組織学的に、嚢胞腔内に角質物が充満し、嚢胞壁内面が正角化性ないし錯角化性の重層扁平上皮に被覆されている。類皮嚢胞の場合は嚢胞壁に前記の皮膚付属器を随伴しているが、類表皮嚢胞では存在しない。

(3) その他の嚢胞 ☆

A. **単純性骨嚢胞** simple bone cyst（**図 8-27**）

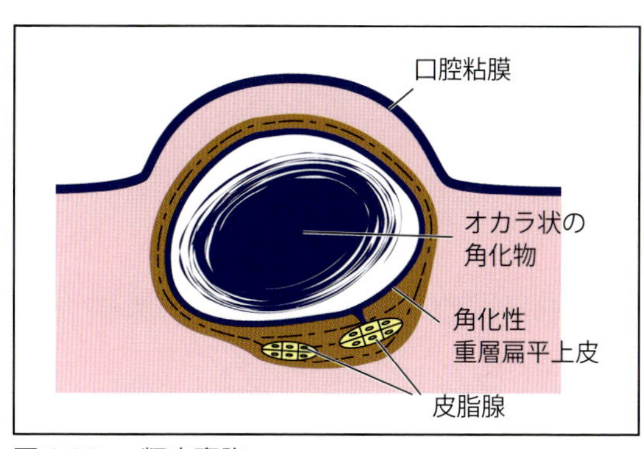

図 8-25a　類皮嚢胞

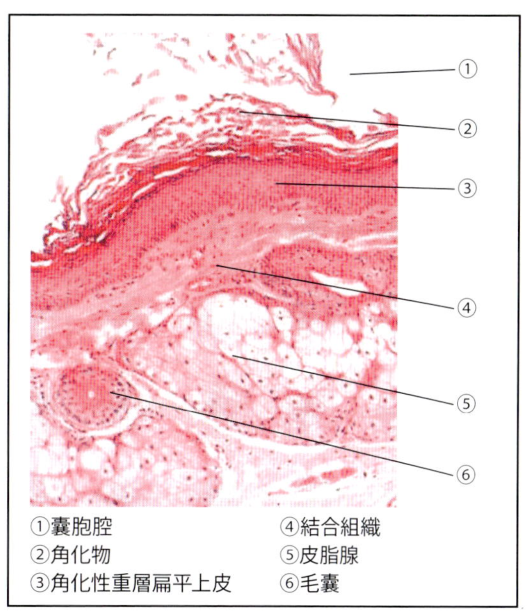

図 8-25b　類皮嚢胞の病理組織像

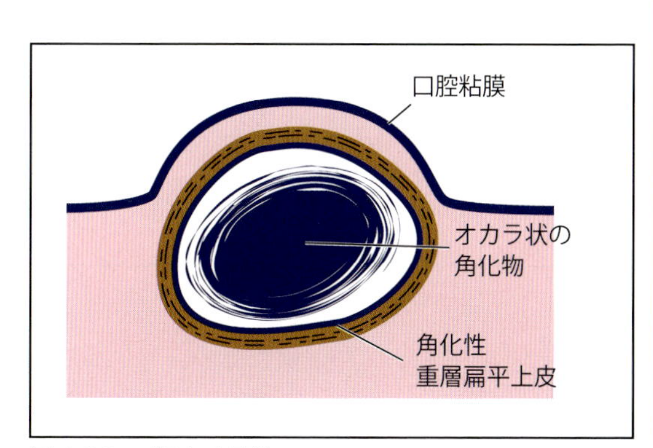

図 8-26a　類表皮嚢胞

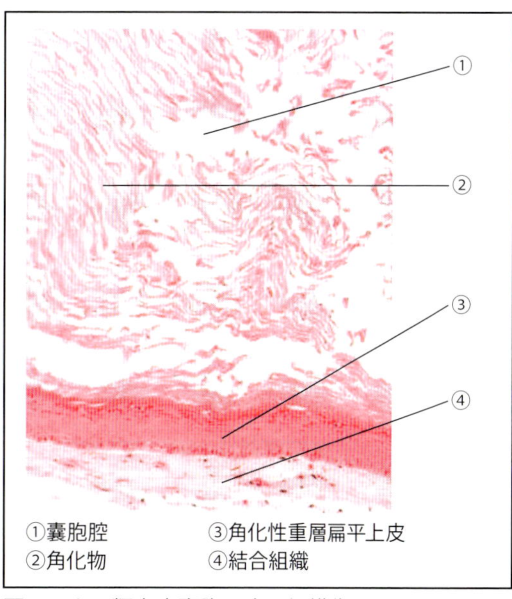

図 8-26b　類表皮嚢胞の病理組織像

顎骨内に生じる嚢胞で、嚢胞壁内面に上皮裏装を認めない**偽嚢胞**である。成り立ちについては諸説あるが、外傷の既往のあるものは**外傷性骨嚢胞**、出血によるものは**出血性骨嚢胞**とよばれる。エックス線写真では歯根の外周を包含する透過性の**ホタテの貝殻状**所見が特徴的であるが、類円形透過像として認められることも多い。

病理組織学的に、嚢胞壁は血管に富んだ線維性結合組織からなっており、前記のとおり上皮はない。嚢胞の外周は骨に裏打ちされている。

B.　**動脈瘤様骨嚢胞** aneurysmal bone cyst（図 8-28）

顎骨内に生じる**偽嚢胞**である。エックス線像は主として単胞性、時に多胞性蜂窩状ないし石鹸

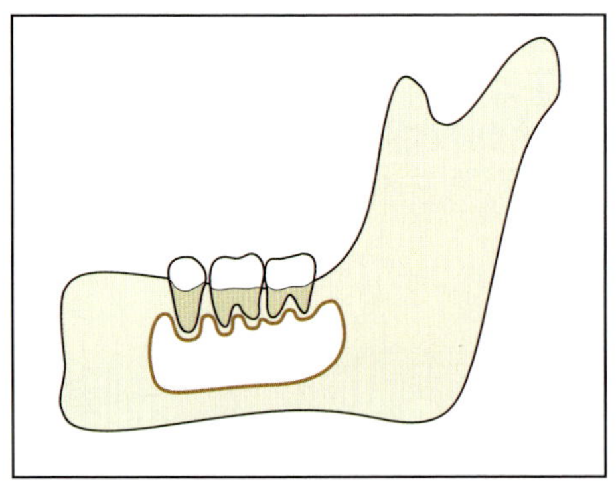
図 8-27　単純性骨嚢胞（ホタテの貝殻状）

の泡状の透過像として認められる。成り立ちは局所の循環障害が関連するとの見解もある。また線維骨性病変ないし巨細胞性病変に随伴することもある。

病理組織学的に、嚢胞腔内には血液を含有しており、嚢胞壁が多核巨細胞の出現や線維骨性病変と類似した結合組織からなる。血管も豊富であるが、腔の壁面に内皮細胞の裏装は認めず、嚢胞自体は血管（脈管）の形態をとらない。

C. 静止性骨空洞 sstatic bone cavity（図 8-29）

エックス線写真で、下顎管よりも下方に位置する単胞性の透過像として認められるので一見、嚢胞にみえるが実際には充実性で空洞ではなく、下顎骨の発育異常による骨欠損で既存の組織が存在する。

病理組織学的に、欠損部は唾液腺を含むことが多いとされ、症例によっては脂肪組織、リンパ性組織、あるいは筋組織などが含まれることもある。

（久山佳代、宇都宮忠彦）

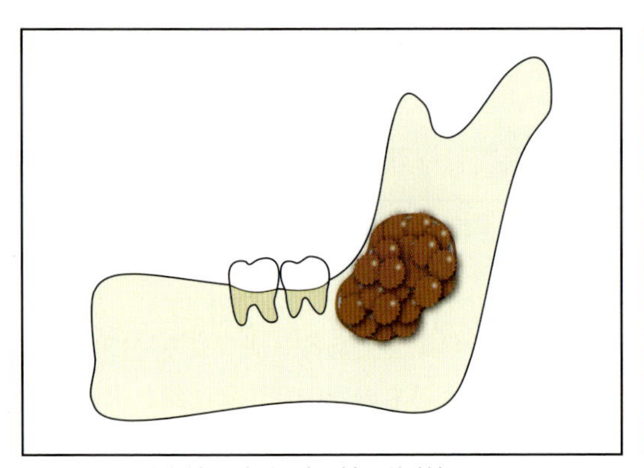
図 8-28　脈瘤性骨嚢胞（石鹸の泡状）

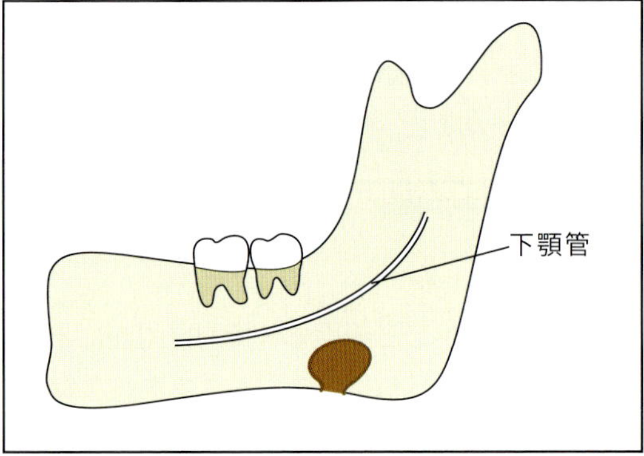

図 8-29　静止性骨空洞

7）口腔領域の嚢胞性疾患の分類（表 8-5）

表 8-5　口腔領域の嚢胞性疾患の分類

	歯原性嚢胞		非歯原性嚢胞	
	顎骨発生	軟組織発生	顎骨発生	軟組織発生
発育性嚢胞	・含歯性嚢胞 ・側方性歯周嚢胞 （亜型：ブドウ状歯原性嚢胞） ・腺性歯原性嚢胞 ・歯原性角化嚢胞 * ・石灰化歯原性嚢胞 * ・正角化性歯原性嚢胞	・萌出嚢胞 ・歯肉嚢胞 （ボーンの結節［Bohn 結節］）	・鼻口蓋管嚢胞 （切歯管嚢胞）	・鼻歯槽嚢胞（鼻唇嚢胞） ・類皮嚢胞 ・類表皮嚢胞 ・鰓嚢胞（側頸嚢胞、リンパ上皮性嚢胞） ・甲状舌管嚢胞（正中頸嚢胞）
炎症性嚢胞	・歯根嚢胞（根尖性、根側性） ・炎症性傍側性嚢胞 付：残留嚢胞（残存性嚢胞）		・術後性上顎嚢胞	
その他			・単純性骨嚢胞 （外傷性骨嚢胞、出血性骨嚢胞、孤立性骨嚢胞） ・動脈瘤様骨嚢胞 付：静止性骨空洞 （Stafne の骨空洞、特発性骨空洞）	・粘液嚢胞（粘液瘤） ・ブランダン・ヌーン（Blandin-Nuhn）嚢胞 ・ラヌーラ（ガマ腫）

*2017 年 WHO 分類により新たに分類（腫瘍の項参照）

（長谷川博雅、橋本修一）

TOPICS

染色体異常の出生前診断

高齢出産に伴い、胎児の染色体異常のリスクが上昇することから、近年では出生前の遺伝子検査を徐々に導入されてきている（図）。検査法としては、羊水や臍帯血などの胎児・胎盤由来組織を用いて、染色体や病理組織などを調べる遺伝学的・病理学的方法がある。この検査の導入について、日本産婦人科学会は「出生前に行われる遺伝学的検査および診断に関する見解」を出し、胎児の生命に関わる社会的・倫理的課題があることを示している。

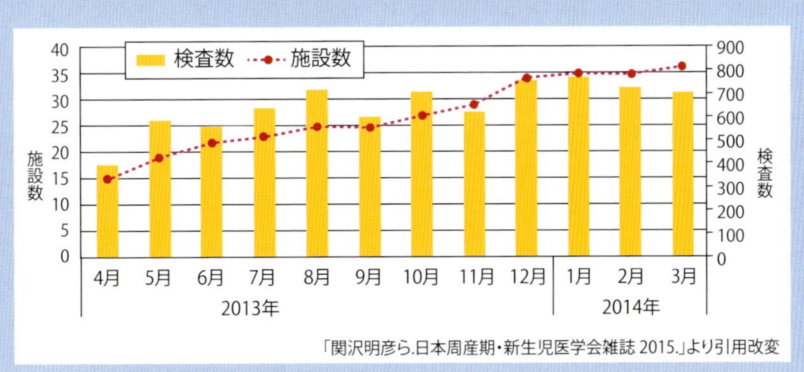

図　出生前遺伝子検査数と施設数の推移

索引

欧文

R・S

T・V・W・Z

数字

和文

あ

い

う

え・お

か

索引

さ

し

す

な・に

ね・の

は

ひ

ふ

へ・ほ

編集委員／執筆者一覧

【編集主幹】

井上　孝	東京歯科大学臨床検査病理学講座 教授
田中 昭男	大阪歯科大学病理学室 教授
長谷川 博雅	松本歯科大学口腔病理学講座 教授

【編集委員】

浅野 正岳	日本大学歯学部病理学講座 教授
安彦 善裕	北海道医療大学歯学部生体機能・病態学系臨床口腔病理学分野 教授
岡田 康男	日本歯科大学新潟生命歯学部病理学講座　教授
草間　薫	明海大学歯学部病態診断治療学講座病理学分野 教授
久山 佳代	日本大学松戸歯学部口腔病理学講座 教授
槻木 恵一	神奈川歯科大学大学院歯学研究科口腔科学講座環境病理学分野 教授
前田 初彦	愛知学院大学歯学部口腔病理学講座 教授
美島 健二	昭和大学歯学部口腔病態診断科学講座口腔病理学部門 教授

【執筆】

浅野 正岳	日本大学歯学部病理学講座 教授
安彦 善裕	北海道医療大学歯学部生体機能・病態学系臨床口腔病理学分野 教授
井上　孝	東京歯科大学臨床検査病理学講座 教授
宇都宮 忠彦	日本大学松戸歯学部口腔病理学講座 准教授
大野 淳也	日本歯科大学新潟生命歯学部病理学講座　助教
岡田 康男	日本歯科大学新潟生命歯学部病理学講座　教授
落合 隆永	松本歯科大学口腔病理学講座 講師
柬理 頼亮	日本歯科大学新潟生命歯学部病理学講座 講師
菊池 建太郎	明海大学歯学部病態診断治療学講座病理学分野 准教授
草間　薫	明海大学歯学部病態診断治療学講座病理学分野 教授
久山 佳代	日本大学松戸歯学部口腔病理学講座 教授
小宮山 一雄	日本大学歯学部歯学科病理学講座 特任教授
末光 正昌	日本大学松戸歯学部口腔病理学講座 助手
添野 雄一	日本歯科大学生命歯学部病理学講座 教授
田中 昭男	大阪歯科大学病理学室 教授
槻木 恵一	神奈川歯科大学大学院歯学研究科口腔科学講座環境病理学分野 教授
東　雅啓	神奈川歯科大学大学院歯学研究科口腔科学講座歯科形態学分野 助教
徳永 ハルミ	明海大学歯学部病態診断治療学講座病理学分野 講師
富永 和也	大阪歯科大学口腔病理学講座 教授
西村 学子	北海道医療大学歯学部生体機能・病態学系臨床口腔病理学分野 講師
橋本 修一	福岡歯科大学生体構造学講座病態構造学分野 教授
長谷川 博雅	松本歯科大学口腔病理学講座 教授
前田 初彦	愛知学院大学歯学部口腔病理学講座 教授
松坂 賢一	東京歯科大学臨床検査病理学講座 教授
美島 健二	昭和大学歯学部口腔病態診断科学講座口腔病理学部門 教授

（五十音順）

この度は弊社の書籍をご購入いただき、誠にありがとうございました。
本書籍に掲載内容の更新や訂正があった際は、弊社ホームページ「追加情報」にてお知らせいたします。下記のURLまたはQRコードをご利用ください。

http://www.nagasueshoten.co.jp/extra.html

第2版 病理学総論にもとづく 口腔病理学

ISBN 978-4-8160-1336-2

編集主幹　井上 孝　田中 昭男　長谷川 博雅
発行者　永末 英樹
印刷所　株式会社サンエムカラー
製本所　新生製本株式会社

発行所　株式会社　**永末書店**

〒602-8446　京都市上京区五辻通大宮西入五辻町 69-2
（本社）電話 075-415-7280　FAX 075-415-7290　（東京店）電話 03-3812-7180　FAX 03-3812-7181
永末書店 ホームページ　http://www.nagasueshoten.co.jp

＊内容の誤り、内容についての質問は、弊社までご連絡ください。
＊刊行後に本書に掲載している情報などの変更箇所および誤植が確認された場合、弊社ホームページにて訂正させていただきます。
＊乱丁・落丁の場合はお取り替えいたしますので、本社・商品センター（075-415-7280）までお申し出ください。